I HAVE SCOLIOSIS;
NOW WHAT?

如果我有脊柱侧凸：
脊柱侧凸完全指南和解决方案

编著 /〔美〕埃琳·迈尔斯（Erin Myers）
主译 / 方仲毅　叶济灵　唐　燕

U0217546

北京科学技术出版社

I Have Scoliosis; Now What?

Copyright © 2022 Erin Myers, Spiral Spine, Inc.

著作权合同登记号　图字：01-2024-0662

图书在版编目（CIP）数据

如果我有脊柱侧凸：脊柱侧凸完全指南和解决方案 /（美）埃琳·迈尔斯 (Erin Myers) 编著；方仲毅，叶济灵，唐燕主译 . — 北京：北京科学技术出版社，2024.7

书名原文：I Have Scoliosis; Now What?

ISBN 978-7-5714-3945-3

Ⅰ.①如… Ⅱ.①埃… ②方… ③叶… ④唐… Ⅲ.①脊柱畸形 – 运动疗法 Ⅳ.①R454

中国国家版本馆CIP数据核字（2024）第100403号

责任编辑：张真真	电　话：	0086-10-66135495（总编室）
责任校对：贾　荣		0086-10-66113227（发行部）
图文制作：北京永诚天地艺术设计有限公司	网　址：	www.bkydw.cn
责任印制：吕　越	印　刷：	北京宝隆世纪印刷有限公司
出 版 人：曾庆宇	开　本：	710 mm × 1000 mm　1/16
出版发行：北京科学技术出版社	字　数：	252千字
社　　址：北京西直门南大街16号	印　张：	19.75
邮政编码：100035	版　次：	2024年7月第1版
ISBN　978-7-5714-3945-3	印　次：	2024年7月第1次印刷

定　　价：89.00元

译者名单

主　译

方仲毅　上海交通大学医学院附属第九人民医院

叶济灵　上海交通大学医学院附属第九人民医院

唐　燕　上海交通大学医学院附属第九人民医院

译　者

姚　远　上海交通大学医学院附属第九人民医院

姜　鑫　上海交通大学医学院附属第九人民医院

杨　洋　上海交通大学医学院附属第九人民医院

张世珍　上海交通大学医学院附属第九人民医院

金　磊　上海交通大学医学院附属第九人民医院

吴超伦　上海交通大学医学院附属第九人民医院

杨海霞　上海交通大学医学院附属第九人民医院

丁园园　上海交通大学医学院附属第九人民医院

特别邀请

李娟娟　中铁十七局集团有限公司中心医院

浦　创　攀枝花学院附属医院

张亚晴　邹平市人民医院

致 谢

这本书我断断续续写了 10 年，为此倾注了大量心血。虽然我很想坐下来连续写好几个月，但我需要指导和照顾我的脊柱侧凸客户，需要辅导我的儿子做数学作业，需要做家庭晚餐，也需要处理我自己的脊柱侧凸。

我从世界各地的人们那里学到了很多有关脊柱侧凸的知识，我努力在这本书中感谢所有为我提供知识的人，但我知道肯定会有所疏漏。我记得有一次去接孩子们放学，在等待孩子的时间里，我坐在车里写了几段内容。后来因为孩子们兴奋地跳上车，向我要零食吃，并给我讲述他们一天的经历，我忘记了标记那几段内容的来源。感谢所有在这本书中没有提到的，曾帮助、启发和激励我对脊柱侧凸产生思考的人。

这本书是那些患有脊柱侧凸的 Spiral Spine 团队成员共同努力的成果，他们热切地希望将这些重要的信息传播给全世界。

这本书的原版封面是由 Katherine Benson 创作的，一位来自 Spiral Spine 普拉提工作室的美丽的脊柱侧凸姑娘。她创造出我脑海中想要的美丽图像，这可能来自最初令人害怕的 X 线片。Katherine：谢谢你把这些想法从我的脑海中解读出来，并把它们变成一件触动灵魂的艺术品。

原版封面上的 X 线片来自 Spiral Spine 勇敢的客户和那些来自世界各地、患有脊柱侧凸的人：你们愿意与世界分享你们可怕的脊柱侧凸照片，希望其他人的生活能被改变；我为你们的勇敢和改变脊柱侧凸的决心感到骄傲；谢谢你们！

Jennifer Stark、Kate Fleming 和 Sarah Case，Spiral Spine：公司出色的工作人员，感谢你们阅读了每一章，填补了我未察觉的所有漏洞。如果没有你们的帮助，我永远也无法完成这本书。

Jennifer：特别感谢你，你在我对这项多年的事业产生厌倦时推动着我。你给我打了无数的电话，帮我简化了脊柱侧凸的复杂世界。当我想停下来的时候，你一直激励我，让我进一步完善一些概念，让世界各地的脊柱侧凸群体更容易理解它们。当我由于个人生活和工作没有任何时间写下哪怕一个字母时，是 Jennifer 帮助我完成了这本书，我感谢她。

Allie Myszka：一位患有脊柱侧凸的普拉提教练，感谢你最初帮助我整理和构建这本书的大体框架；如果没有你的帮助，我真的会淹没在 10 万张小纸片、在线和社交媒体对话的截图、研究文件和无尽的脑力劳动中，所有这些就像飓风一样在我的大脑里旋转着。

Heather Massie：多年来我有幸每周指导纠正你的脊柱侧凸，谢谢你如饥似渴地阅读我过去 10 年收集的数百篇关于造成脊柱侧凸的根本原因的研究文章；我并不是每天都能遇到像你这样的遗传学和表观遗传学爱好者。

感谢我的丈夫 Aaron，还有两个儿子 Levi 和 Asher：感谢你们为我营造安静的环境让我写这本书。我知道你们牺牲了和我在一起的时间，对此我非常感谢。正因如此，我才可以把这本书献给脊柱侧凸世界。

目　录

第一章

无人照管的"脊柱侧凸孤儿"

如果你正在读这本书，就表明你或你爱的人患有脊柱侧凸。

我自己也有脊柱侧凸。我理解你，知道你渴望什么，需要什么。

你生活在恐惧之中——你不知道你的身体面对不同形式的运动会有怎样的反应，害怕未来会发生什么，害怕痛苦，害怕未知。这些我都知道。

你生活在痛苦中，既有身体上的痛苦，也有精神上的痛苦。你想身体更舒服些，生活得更好些。你希望和你背部相关的一切都会好起来。我知道。

你已经准备好改变自己的感觉和形象，而且你可能已经寻求过帮助。我猜你对你见过的大多数人都很失望，因为他们要么没有专业知识来帮助你，要么不能理解你正在经历的事情，要么给你一个支架，要么为你安排手术或药物治疗，但并没有真正解决你的脊柱侧凸。我知道，同时我也感到很遗憾。

我 14 岁时被诊断出患有 17° 的脊柱侧凸。我看过一次骨科医生，他说我的脊柱很好，除非我受伤或需要手术，否则我不需要就医，此后我再也没有预约过脊柱检查。我很快就成了无人照管的脊柱侧凸者，像个孤儿。

15 年前，当我开始教授普拉提时，我并未打算专攻脊柱侧凸。最初，人们听说我患有脊柱侧凸，还在"Radio City Rockettes"舞蹈团跳过舞，于是他们认为我知道如何帮助其他患有脊柱侧凸的人。但其实我没有这种能力。

我在普拉提教师培训中掌握了关于人体运动的知识，除此之外，我没有任何专业知识。我怀着想了解世界真相的强烈愿望，以极其坚强的意志，一头扎进去，试图解决我的客户的困境。

最初，我有一个非常成功的案例，我缓解了一个年轻女孩的脊柱侧凸，这个消息很快传播开来。这个女孩的母亲改变了我的职业道路。当我在 6 个月内将她女儿的脊柱侧凸改善了 9° 后，这位母亲很高兴，她与骨科医生分享她女儿的经历，希望其他人也能得到帮助。当医生看到她女儿的 X 线片上的曲度减少时，他并不想知道这个"医学奇迹"是如何发生的。这种曲度的改善并不是因为坚持医生的"观察和等待"的治疗建议而发生的，所以他对此不屑一顾。改善是因为积极主动干预，但他并不关心这些。

在沮丧和愤怒中，这位母亲问我怎样才能继续帮助她的女儿，因为她和她的女儿都感觉被本该帮助她们的医疗机构遗弃了。我告诉她我要先做些研究。这位母亲是一所著名大学的教授，在我提出要求的一周内，我就得到了一份压缩文件，里面有她能找到的所有与脊柱侧凸有关的医学研究资料。在接下来的 8 年里，我学习、理解和实践了不同的运动理论，并运用这些理论对我的脊柱侧凸客户的身体进行了研究。

在那段时间里，我忽略了我有脊柱侧凸的事实。毕竟，多年前医生告诉我，我的脊柱没有问题。在内心深处，我拒绝承认我也需要被照顾。由于我没有 15 年前的脊柱原始 X 线片，所以当我撰写完第一本有关脊柱侧凸的书时，我打算拍一张我背部的 X 线片放进书里，这样人们就可以看到我的脊柱。我一点也不担心 X 线片会显示什么，我认为我的脊柱侧凸曲度仍然是我 14 岁时最初诊断的 17°。

令我震惊和恐惧的是，现在我脊柱的最大弯弧（主弯）曲度已经上升到 35°，我的腰弯曲度是 24°。我的医生错了——我的脊柱侧凸并不稳定。曲度增加，这样的情况并不好。我很沮丧，感觉自己被医学遗弃，彻底成了无人照管的孤儿。我很气愤，一团火焰在我体内熊熊燃烧，我要纠正错误——既为了我自己，也为了那个被忽视的脊柱侧凸患者的世界。

通过实践我所宣扬的和文献中提到的对脊柱侧凸患者有帮助的方法，成年后的我成功地将主弯曲度降到了20°左右，次弯曲度降到了10°以下，而且在短短几年内，我顺利地生下了两个健康的儿子。由于脊柱侧凸的定义为脊柱侧方弯曲10°或以上，所以我的腰椎已不再被认为有侧凸。

每天我都要倾听我的身体，发现它的需求。当它告诉我它想要什么，我就给它什么，一切就都好了。当我忽视我的身体或不去满足它的需求时，我就是在和我的身体对抗。照顾我的脊柱侧凸使我与身体的每个部分和生活的各个方面更加协调，对此，我很感激。有趣的是，生活中的一些看似糟糕的事情，最后却变成了幸运的事。

当我开设了自己的第3家普拉提工作室——Spiral Spine普拉提工作室，专注于帮助那些脊柱侧凸患者时，这一领域的大门为我打开了。人们开始来到我的工作室，这是在他们对自己之前的治疗感到失望之后。对于他们中的许多人的脊柱侧凸问题，我并没有一个简单的答案。在书本或文献资料中，我从来没有读到过和那些走进我工作室的人一样的故事。

- 一位20多岁的女性，接受了6次脊柱融合术，但依旧疼痛难忍。
- 一位40多岁的女性，因为害怕自己的脊柱侧凸情况恶化，每周向8个以上不同的治疗师求助，并且每天锻炼数小时。
- 一位50多岁的女性，如果她的普拉提或瑜伽教练没有高度警惕地确保她的姿势完美，或者没有确保她不会在训练中陷入对脊柱侧凸的担忧，那么她那使人虚弱的偏头痛就会发作，所以她害怕锻炼和运动。
- 一位60多岁的女性，在20世纪70年代接受了脊柱融合术，融合体连接杆上的金属上方过高、下方过低，尽管顶着皮肤真的很痛，但她找不到一个愿意帮她修复的外科医生。

我可以不停地写这些故事，一页又一页，而你也会像我一样心碎。

就像我对待自己的身体一样，当我为我的脊柱侧凸客户治疗时，我教他们每天积极主动地照顾自己的身体，不要忽视他们那似乎人人都会回避的美丽的身体。我教他们如何倾听并回应身体发出的信号。我们学着一起分析和倾听自己的身体，弄清楚身体需要什么。他们由此获得了力量，笑容多了，笑声也更大了。

当我在工作室接待客户，在世界各地进行脊柱侧凸教学实训，或者进行在线教学，并通过我的网站和社交媒体与人们交流时，我看到了，也深深感受到世界各地许多有脊柱侧凸的人正生活在黑暗的深处。我的工作室、课程、讲习班和媒体渠道就像孤儿院，收留每一个正在流浪的无助和没有方向的人。这些人找不到一个安全的、可以得到爱和指导的家。他们通常是在最后关头才来找我，因为他们尝试过所有其他途径，但都失败了。

几年前我收到过这样一封邮件：

> Erin，现在是凌晨 2 点，我忍不住看了你某篇博客文章所有的评论！我的宝贝女儿一年前被诊断为脊柱侧凸。她快 14 岁了，她有 S 型侧凸，我相信通过适当的锻炼和强化肌肉可以帮助她。我对我们见到的那位专家一点也不满意。他没有给我们任何信息或鼓励，只是想让我们在 6 个月时进行一次随访。

我每周都会收到类似的邮件。这位母亲想要的只是一个可以倾听她的人，一个愿意承认她女儿很珍贵、值得别人花时间去帮助的人。她需要得到指导，因为她非常想帮助她的女儿。她想知道找什么样的专业人士，她的女儿每天应该在家做什么运动，是否需要改变日常活动来防止脊柱侧凸加重。然而，她没有从医生那里得到任何帮助。没有指导，没有鼓励，没有情感支持，没有积极主动的身体上的帮助，她觉得自己很孤独。

关于患有脊柱侧凸的人怎样过充实的生活，我的看法与大多数医生不同。我不会承诺给你一颗神奇药丸让你过上无痛的生活，也不会承诺还你挺直的脊柱。你对我来说太重要了，我不能给你那样空洞的承诺。我没有能够预见你未来的魔法球。

我认为，你需要更多地了解自己的身体，学习可以改善身体状况并缓解疼痛的动作，获得情感支持和指导，并且拥有一个"工具箱"，里面装满了你可以在人生的不同阶段用于照顾自己的工具。

> 我不会承诺给你一颗神奇药丸让你过上
> 无痛的生活，也不会承诺还你挺直的脊柱。
> 相反，你需要对自己的身体有更多的了解。

世界上必须有一场关于脊柱侧凸的革命。如果目前医学界对脊柱侧凸的治疗有效，那么就不会有那么多"脊柱侧凸孤儿"，那些患有脊柱侧凸的人和他们所爱之人就不会感到如此孤独，像被遗弃一样。我们必须以一种全新的方式来看待脊柱问题，希望这本书能教会你使用能够让你从脊柱问题中获得身心自由的方法。我祈祷这本书能撼动脊柱侧凸领域，开启这个领域的复兴。

做脊柱侧凸的主人

我想教你在患有脊柱侧凸时如何将用来照顾自己的"工具箱"填满。如果你的工具箱是空的，你会感到无力、无助且没有方向；如果它是满的，你会觉得有力量，有掌控感，对你改善脊柱侧凸的计划充满信心。

我会把修理房子和治疗脊柱侧凸联系起来。你通常不会只用锤子修理房子。有时，你需要一把锯子、一把扳手或一把螺丝刀。有时，你需要进行一些深度维修，这时就可能需要专业人士帮助你固定支撑结构，安装新的石膏板或重新布线。就像你家漏水的水管不会自动修复（因为漏水而损坏的石膏板、墙漆和地板也不会自动修复）一样，脊柱侧凸也不会因为你忽视它而自行好转。我自己的身体就可以证明这一点。

当你患有脊柱侧凸时，你需要对你的身体有足够的了解，并有足够的"工具"来帮助身体完成所需的调整。这些"工具"可能是拉伸或强化某些肌肉，可能是了解你的极限并重新设定一些目标，或者可能是花时间来释放被束缚的组织和肌肉。有时我们需要专业人士帮助我们做一些我们自己做不到的事情。这些专业人士可能包括普拉提教练、按摩治疗师、物理治疗师、脊柱支具师，偶尔也包括外科医生。

我希望你努力去做脊柱侧凸的主人，而不是让脊柱侧凸成为你的主人。当你成为脊柱侧凸的主人，脊柱侧凸将不再主宰你的生活，它对你生活的影响将会慢慢减弱。

随着时间的推移，你的身体状况可能会发生变化，这没关系。就像房子会慢慢老化，需要根据建造年代和使用过程中的维护情况来进行不同程度的维修，你的身体也是如此。

在你的一生中，有时候你需要更多的身体方面的指导，以找到最适合你的运动，有时候你需要更多的情感支持。有时候你需要别人帮助你来了解的身体，你需要找到你所在地区的专业人士，他们是你所寻求的能帮助你了解脊柱侧凸的人。有时你也需要做血液检查，以确保你的营养水平是最佳的。如果你的脊柱侧凸需要更多的医疗护理，你必须向外科医生、脊柱支具师或矫正医生寻求帮助。我写这本书是为了陪伴你走过生命中所有可能的阶段和场景。

我祈祷这本书能成为你的一种资源，让你从任何束缚你的枷锁中解放出来，让有脊柱侧凸的你也能过最精彩、最快乐的生活。希望这本书能激发你的灵感，让你照顾好自己独特而美丽的身体，让脊柱侧凸带来的挫折感、恐惧和痛苦不再是你生活的中心。

你能从这本书中获得什么

我希望你能大胆而自信地展现自己身体的优雅与美丽。我希望你拥有强健的体魄和坚定的内心。我不想让你生活在害怕运动会伤害你的恐惧中。为了做到这一点,我们必须从基础开始,如果你与我在世界各地接触过的所有患有脊柱侧凸的人一样,那么你对自己身体的了解很可能是错误的。

在这本书中,我将破除错误观念,指导你如何分析自己的身体,并教你如何设定适当的目标。当你明白发生了什么,你就能更冷静地做出更明智的选择,而不会被恐惧所左右。你会掌握医学、运动和康复治疗领域的专业术语,这能让你得到更好的专业照顾。

运动对患有脊柱侧凸的人来说是不可或缺的,所以我专门从几个不同的方面来教你,你可以根据你的身体所处的阶段来进行适当的运动。我在书里提供了许多直观的图片和练习描述,这样你就可以在家里按照自己的节奏来练习。

书中有一个专为各种类型的脊柱侧凸人群和手术人群准备的部分,你可以通过这部分内容学习在锻炼时怎样为你独特的身体放置衬垫。我会提供给你一些家庭练习和一些对身体有益的其他运动形式的建议,并指导你如何与专业的运动训练师配合。在这本书中,你会感受到我对你的理解和关爱。

如果你的孩子患有脊柱侧凸,这本书也适合你。尽管这本书的大部分内容是写给患有脊柱侧凸的人的,但你可以根据自己的情况来解读。为了帮助你更好地保护你的孩子,我甚至专门为你写了一章,描述了一些你最有可能遇到的特殊选择,并指导你在那些充满挑战的时刻做出抉择。你必须在保守治疗、支具治疗和手术之间艰难地做出正确的选择。如果你是一个考虑做手术的成人，也请阅读这一章，因为你可以从我给父母们的手术建议中获得很多信息。我理解你们，理解你们所有人，你们没有被遗弃。

有一章内容是关于脊柱侧凸病因的研究。十多年来，我一直对这个话题很感兴趣。研究表明，脊柱侧凸患者体内缺乏某些营养物质，在这一章中我也分享了自己的发现。基于这些广泛的研究，我分享了解决这些营养缺乏问题的检查方法、补充剂和食物。当你找到脊柱侧凸的发生原因并解决了那些营养不足的问题，你可能会发现生活质量有所提高，甚至可能看到脊柱侧凸得到改善。

最后，由于许多患有脊柱侧凸的人最终成为被忽视的"孤儿"，或者成为科学试验对象，以检验新疗法或手术（其中大多数治疗方法对身体和情感造成的伤害远大于获得的益处）是否有效，因此多数患有脊柱侧凸的人会对自己的身体产生复杂的情绪。当这些情绪被长久压抑，得不到妥善处理时，它们就会对身体产生负面影响。我在书中的一个重要章节里谈到了情绪问题，相信你会感兴趣的。

我祈祷你能在这本书中找到勇气、快乐和宁静，并获得鼓励和指导，勇于尝试与你美丽的身体相关的新事物。我想教你如何帮助自己从内到外获得健康。你的身体比你想象的要神奇得多。你将不再是一个被忽视的"孤儿"。你的旅程并未结束，这场美丽的冒险才刚刚开始。我在倾听你的声音，并且为你，也为我们所有人制订了一个计划。

第二章

破除错误观念

在本章中，我将破除脊柱侧凸领域的十大错误观念，它们引发了令人六神无主的恐惧，使人们仓促间做出了草率的决定，而这些决定带来的后果往往会影响脊柱侧凸患者的一生。我想让你了解关于脊柱侧凸的知识并知道它的真相。如果对脊柱侧凸的了解不够透彻，你就会在治疗中做出不明智的选择，情绪也很容易失控。不要再因为别人告诉你没有其他选择而恐慌，不要再仓促地做出情绪化的决定。这些不明智的行为到此为止。你将通过掌握相关的知识来掌控你的身体，并做出经过深思熟虑的决定。

错误观念 1：每个人都有脊柱侧凸

不是每个人都有脊柱侧凸。我听到很多（不了解情况的）运动训练师说，"每个人都有一点脊柱侧凸"，不是这样的。我不会让无知的人通过说"每个人都有"来轻视我们很多人每天都在面临的问题。

脊柱侧凸的定义为脊柱侧向弯曲 10° 或以上 [1]。虽然你可能存在其他特征，如肌肉发育不均衡、脊椎旋转、肩部和髋部不对称，但这并不能诊断出你患有脊柱侧凸。脊柱前倾或后倾也可能是脊柱侧凸的表现，但仅依据这个表现也不能诊断为脊柱侧凸。如果脊柱没有出现 10° 或以上的侧向弯曲，那就不是脊柱侧凸，而可能是其他疾病。

据估计，1%~5% 的人会在 11~18 岁患上脊柱侧凸。在 25 岁以上的人群中，这一比例上升到 8% 左右。由于脊柱退行性变化，这一数据在 65 岁左右增加到 15%~30%[2-5]。根据研究人群的不同，得到的数据也不相同。值得注意的是，不同的国家患病率不同 [6]。

虽然这些百分比意味着世界上有数百万人患有脊柱侧凸，但这并不代表全世界所有人都患有脊柱侧凸——世界人口可是数十亿计的。不是每个人都有脊柱侧凸。

但你也会因此发现，你并不孤单。世界上有数百万人和你一样，正面临着同样的困扰。

数百万人和你一样，正面临着
同样的困扰。

错误观念 2：患有脊柱侧凸的人不可能拥有成功的人生

这个观念是错误的，世界各地的名人中也有脊柱侧凸患者。有些人选择不做手术，有些人做了手术。硬币的两面都同样鼓舞人心。下列所有人均公开表示他们患有脊柱侧凸。

- 女演员 Georgie Parker, Laura Dern, Liza Minnelli, Naomi Harris, Rene Russo, Sarah Michelle Gellar, Shailene Woodley, Vanessa Williams。
- 纽约市芭蕾舞团的女芭蕾舞演员 Wendy Whelan。
- 台球传奇人物 Jeanette Lee。

- 大提琴传奇人物马友友。
- 自行车手和环法自行车赛冠军 Egan Bernal。
- 时尚模特 Emm Arruda、Delilah Belle Hamlin、Joan Smalls、Martha Hunt、Natalie Roser。
- 奥运选手 Grace Prendergast（划船）、James Blake（网球）、Jessica Ashwood（游泳）、Kyra Condie（攀岩）、Natalie Coughlin（游泳）、Usain Bolt（短跑）。
- 英国约克郡的 Eugenia 公主。

成功有很多不同的定义方式，比如在中学赢得拼写比赛，成为一个可爱、慷慨的人，或成为一个优秀的人。许多在世界舞台上取得成功的公众人物都患有脊柱侧凸。是的，即使患有脊柱侧凸，你也可以拥有成功的人生。

错误观念 3：脊柱侧凸曲度较大的人比曲度较小的人更痛苦

虽然很容易想象大的曲度会引发身体的疼痛和不适，但较小的曲度也会带来身体和情感上的痛苦。身体需要平衡，任何偏离身体中线的变化都会在身体内部造成混乱。

我收到了一位女士关于这个话题的邮件。

嘿，Erin!

你总能启发我，我喜欢查看和阅读你提供的资料！和其他很多人一样，我希望能够控制脊柱侧凸的进展……我 26 岁时被诊断出患有脊柱侧凸（14°胸弯和10°腰弯），并且第一次出现疼痛和一些健康问题。我现在 45 岁了……我发现，我的 X 线片显示我的胸弯有了显著的改善（下降到8°）。然而，我仍然很痛苦……我受够了！

右图便是这位女士的脊柱侧凸曲线（后面观）。

我敢打赌你们很多人会说："我的 X 线片显示的情况比她的糟糕多了！"我知道她的脊柱几乎是直的，但她仍然很痛苦。

小曲度脊柱侧凸也会影响一个人的心理健康。我有一个快 40 岁的客户，她的身材非常棒，只是腰椎有一点非常小的曲度。我能看出她腰部肌肉的细微差异，但这种差异除非你有意识地寻找，否则很难注意到。尽管她的身材好到足以成为一名泳装模特，但她十几岁的时候就不敢穿泳装，现在仍然不敢。小曲度脊柱侧凸对人的身体和心理健康的影响方式，与大曲度脊柱侧凸是一样的。

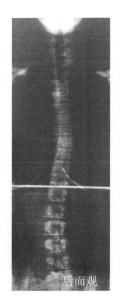

后面观

错误观念 4：脊柱侧凸在青春期后会停止进展

大多数人被告知，当他们长大后，骨骺板闭合，他们就不用再考虑如何管理他们的脊柱侧凸了。这个观念是错误的。

还记得我在第一章提到的关于我身体的事吗？成年后，我的曲度增加了一倍。这是否意味着你的脊柱侧凸也会进展？当然不是，只是有这个可能。

随着年龄的增长，我们的身体会发生变化，激素也会发生变化，身体的活动方式也会不同，我们给身体施加的压力也会不同。成人的脊柱侧凸的进展情况受诸多因素的影响，比如脊柱侧凸的具体情况，以及你对它的照顾程度。

错误观念 5：在青春期定期做脊柱侧凸的常规 X 线检查是安全的

这个观念是错误的。那些在青春期因脊柱侧凸接受多次 X 线检查的人罹患乳腺癌和白血病的概率更高[7-10]。患有脊柱侧凸的人若在青春期接受大量辐射，辐射产生的负面影响会使他们罹患癌症的风险更高[11]。

好消息是，现在医生可使用不同的仪器来追踪你的脊柱侧凸情况，这些仪器的辐射水平要低得多，甚至在某些情况下，完全无辐射。知道了这些，你就可以要求低辐射或无辐射成像。如果你的医生说他们没有这种仪器，那就去其他地方接受检查，确保将辐射暴露维持在低水平，这样不会增加患癌的风险。

错误观念 6：如果你有脊柱侧凸就不应该怀孕

这个错误观念一直困扰着我，我目睹了世界各地的人们被告知这个错误言论后的可怕后果。医生告诉患有脊柱侧凸的女性不要生孩子，因为医生认为她们的脊柱无法承受怀孕的压力，所以她们从不追求婚姻或孩子，并且从青春期开始就长期抑郁。

当我告诉她们实际上可以生孩子时，她们在我怀里哭泣。她们因为羞愧而流泪，因为失去了想要孩子的恋人而流泪，因为错过了生育年龄而流泪，也因为喜悦和看到未来的希望而流泪。

我在社交媒体上收到了一位患有脊柱侧凸的女性发来的信息。

> 有人告诉我，如果我再生孩子，我可能会瘫痪！
> 看过医生后，我又生了 3 个孩子。

是的，你可以在患有脊柱侧凸的情况下怀孕，脊柱侧凸并不会让你无法生育和没有孩子，我就生下了两个健康的儿子。在我的普拉提工作室，在世界各地，我认识无数患有脊柱侧凸但有孩子的女性。我也知道许多女性在做了脊柱融合术后成功地生下了健康的婴儿。在书的后面部分，我将更多地讨论这个话题，给已接受和尚未接受融合术的脊柱侧凸患者提供一些关于怀孕和分娩的建议。

错误观念 7：脊柱融合术可以治愈脊柱侧凸

不管大家怎么想，这个观念是错误的。脊柱融合术不能消除侧凸，因此无法治愈脊柱侧凸。

大多数人都不知道脊柱侧凸不会因为做过手术而被"消除"。尽管手术可能减轻侧凸，但术后这些患者仍然有与未做手术时相同的脊柱旋转模式和侧向弯曲。手术只是把可活动的扭曲的脊柱换成了不可活动的，类似挺直的脊柱。而且，大多数时候，术后脊柱侧凸疼痛并没有减轻，脊柱侧凸的根本原因可能也没有得到解决（本书后文会有更多介绍）。

不幸的是，我和我的员工通常必须一遍又一遍地与那些做过外科手术或正在考虑做外科手术的人进行这种对话。很多人被告知手术可以解决所有问题，但事实并非如此。你的脊柱侧凸很可能永远不会离开你，做不做手术对你来说并不重要。如果你已经做过脊柱侧凸手术或者正在计划做手术，请你明白，术后你仍然需要关注你的脊柱侧凸。

错误观念 8：脊柱融合术是脊柱侧凸患者的唯一选择

这个观念是错误的。首先，除了手术，你还有其他选择。你的医生，很可能是一位外科医生，没有为你提供其他治疗选择，甚至可能简单粗暴地告诉你没有其他选择，但这并不意味着你真的没有其他选择。

其次，不是所有的手术都是相同的。大多数外科医生都不会告诉你，你其实有很多不同的手术方式可以选择。他们只会告诉你他们常做的手术，而不会告诉你其他外科医生做的其他类型的手术。

我收到了一封 19 岁法国女孩发来的邮件。

> 我患有脊柱侧凸，我的腰部有 36° 曲度，上背部有 48° 曲度。我的颈部也受到了影响……我真的不想做手术，我的医生建议我在 30 多岁的时候进行手术……你的书《脊柱侧凸分析》给了我希望，我可以自己锻炼……我迫不及待地想为我的背部做点什么，因为我的背部疼痛非常严重。

我记得第一次收到她的邮件时，我盯着她的邮件看了很长一段时间，完全惊讶于她的医生宁愿让她忍受十多年的痛苦，也不给她任何积极主动治疗背部的建议。最重要的是，医生大胆地告诉她，他将在十多年后为她安排手术。他剥夺了她改变脊柱侧凸的可能性，并像上帝一样预测她的脊柱侧凸的未来。

我为这位自己寻求帮助的年轻女孩感到骄傲，我也为你们所有人感到骄傲。我强烈建议你在预约手术前，尽量尝试保守疗法，也就是除了手术之外的治疗方法。以下是世界各地的人们发现的对脊柱侧凸有益的不同形式的保守疗法。

- 背部支具。
- 施罗特脊柱侧凸矫正疗法。
- 普拉提。
- 瑜伽。
- 力量训练。

- 针灸。
- 游泳。
- 按摩。
- **GYROTONIC®** 禅柔脊柱螺旋运动。

这份清单所列的内容还不够详尽。常常有人与我分享他们发现的有助于改善脊柱侧凸的新疗法。甚至有一个在我的工作室训练的 16 岁女孩，她发现高中开展的摔跤运动和巴西柔术对她的脊柱有益！

每一种保守疗法都有不同风格和不同水平的专业人士。在本书的后面部分，我将具体介绍治疗方案及如何在你所在的地区找到专业人士。

错误观念 9：对于脊柱侧凸引起的慢性疼痛，除了服用镇痛药，没有任何办法

这个观念是错误的。阿片类药物和抗抑郁药物的流行对脊柱侧凸人群造成了沉重打击。那些患有脊柱侧凸的人要同时承受心理和生理的痛苦，他们常常用药物麻痹自己，但这并不是解决问题的办法。

医学界非常擅长诊断疾病，但却不太擅长创造健康，而创造健康正是我希望你能实现的，我很确定这也是你自己所期望的。所以，让我们来看看你的脊柱侧凸，这个被医学界发现和诊断出来的疾病，并弄清楚在患有这种疾病的同时如何尽可能地过上最好的生活。与许多人的想法相反，我认为你可以做很多事情来应对脊柱侧凸带来的痛苦（无论是身体上的还是情感上的），而这些事情中并不包括药物治疗。

普拉提和其他运动方式已被证实可以缓解慢性下背部疼痛[12]。参加指导下的运动计划的脊柱侧凸患者的生活质量提升程度远超过未参与此类计划的患者[13]。研究表明，肌筋膜松解术可以减轻脊柱侧凸患者的疼痛程度[14]。我可以继续列举更多可以减轻疼痛的替代方法。

本书有很多章节致力提高运动质量，减少身体疼痛。还有一章探讨如何处理你可能压抑着的所有情绪，这些情绪或许会加重你疼痛的程度。当你阅读本书时，打开你的"工具箱"，我要用许多不同的"工具"来装满它，以帮助你减少痛苦、提高生活质量。

错误观念 10：运动不能减轻脊柱侧凸

"我的医生表示没有证据表明运动对脊柱侧凸患者有帮助，但你说有。谁才是正确的？"

如果每次听到这句话我都能得到 1 分钱，那我现在已经有很多钱了！有的人只是没有接触到相关的研究，但这并不意味着运动对脊柱侧凸无益。

运动不仅能提高脊柱侧凸患者的生活质量（就像我在错误观念 9 中提到的那样），特定的锻炼还能减小脊柱侧凸曲度 [15-17]。

如果你有脊柱侧凸，你可以通过运动获得双赢。我会在本书之后的章节中详细介绍具体的运动研究，这样你就可以开始实践经研究显示可以缓解脊柱侧凸的方法了。

尽管现代医学已经很发达，但脊柱侧凸仍然被认为是无法治愈的。医学界并不认为运动是治疗脊柱侧凸的有效方法，运动也的确不是万能的，你不可能指望只做一次运动就使脊柱侧凸得到康复，运动是你在余生中必须坚持做的事情。医生不相信患者能长期坚持完成他们应该做的运动，这是可以理解的，因为很多人确实做不到。你是想象大多数医生预期的那样放弃运动，还是想证明他们是错的，这取决于你自己。如果你已经准备好改变你的生活，那就行动吧。

第三章

学会倾听你的身体

你有多久没有倾听你的身体了？你的身体现在怎么样了？

你的身体一直在跟你说话，你可能只是不知道你的身体在用什么语言和你交流。是时候学习换个方式倾听了。

当我到一个我不会说当地语言的国家时，我对一切都非常敏感：肢体语言，没有文字的标志，还有人们脸上的表情。因为我听不懂语言、看不懂文字，我关注的这些细节都能为我提供信息，让我了解周围发生了什么。我希望你像置身另一个你不会说当地语言的国度一样，去关注你的身体传递的信息。

当你的身体在向你呐喊时，你应该听听你的身体在告诉你什么，而不是麻痹你的神经（通过服用阿片类药物、长时间地看电视节目，或者沉迷于社交媒体）。我希望你学会倾听你的身体。我知道这不容易做到，但如果你愿意学习，我可以教你。

你的身体一直在跟你说话，
你可能只是不知道你的身体
在用什么语言和你交流。

当我向一位新客户介绍这个概念时，她说："我听不懂我的身体在说什么，我不知道它需要什么。我甚至不知道该如何倾听！"

如果你和这位客户有一样的感受，那就让我们一起学习倾听身体吧。你需要准备一本日记本，你将在上面写下关于你身体的事情，在整个学习过程中，你都将用它来掌握你的脊柱侧凸问题。你可以在商店里买一本有着你最喜欢的颜色的超级可爱的日记本，也可以从你的孩子那里拿一本用了一半的线圈本，你只需要有一个地方可以把所有关于你身体的事情记录下来。无论你选择什么，你都将在下一节中用到它。

学习你身体的语言

我多次目睹了人类对疼痛的下意识反应。当人们体验到一种新的身体不适感时，他们不会停下来倾听身体真正要告诉他们的，而是马上惊慌失措地跑去看医生。他们的大脑一片空白，心都提到了嗓子眼。他们的脑子里很快想到了脊柱侧凸患者最糟糕的情况：手术。

我断断续续地为一个曾在十几岁的时候做过脊柱融合术的 60 多岁的客户治疗了大约 1 年。当时医生为她做的手术给她造成了很大的创伤。每当我问起她的脊柱侧凸病史时，她就开始流泪。有一天，我收到了她的语音留言。

嘿，Erin，我的腿疼得很厉害，我已经和神经外科医生预约了下周见面。我确信还得再做一次手术，但我很害怕。这周你能来给我上一节课吗？说说你怎么看待这个问题。我确信我得做手术，但我对将要做的手术感到非常害怕。我不想再经历一次。不管怎样，这周你能见我吗？

你能感受到她的恐惧吗？她甚至在和医生预约之前，就已经预设了重新手术后的结局。结果，我在她见神经外科医生之前见到她，发现她完全无大碍。她臀部的肌肉很紧张，所以才会出现疼痛。我让她利用网球放松肌肉，之后疼痛就消失了。事情就是这么简单。不用多说，她取消了与神经外科医生的预约，在之后的 2 年里，她一直很好。

我并不是说所有的问题都这么容易解决，但她太沉迷于过去的情感创伤，以至于她没有意识到她只是臀部肌肉紧张。这是一个典型的例子，诠释了许多有疼痛经历的人对疼痛的下意识反应，也是我想教你避免的。

让我们看看你美丽的身体告诉了你什么。正如 Bessel van der Kolk 在他的书《身体从未忘记》中所说："为了感受当下，你必须知道你在哪里，并意识到你正在经历什么。如果自我感知系统出现故障，我们需要找到重新激活它的方法。"[18]

你的自我感知系统怎么样？我认为大多数人对自己身体的感知度都很低，所以让我们做一些活动来提高它。拿出你的日记本，在阅读并实践下文的内容后，写下你的想法和感受。我将带你实践几种不同的方法，帮助你学会倾听你的身体。

- 闭上你的眼睛。慢慢地深吸一口气，再慢慢地深呼一口气。重复几次这样的缓慢呼吸。让你的心平静下来。把你的注意力集中到头顶，开始慢慢地审视你的身体。把注意力集中到面部，在那里停留 1 分钟。现在慢慢地把你的注意力转移到颈部，在那里停留 1 分钟。再将注意力转移到胸口处，待在那里。遵循同样的模式，将注意力一直转移到你的足趾。你对自己身体的哪个部位最了解？你能描述一下当时的感受吗？当你审视自己的身体时，脑海中浮现出什么画面？
- 你的身体有疼痛感吗？如果有，程度如何？用 1~10 分来打分，你的疼痛程度是几分？
- 你觉得哪里疼痛？你的疼痛是什么形式的？你的疼痛是什么颜色的？如果把你的疼痛放在杯子里，杯子有几分满？

这比你想象的难，还是更容易？你比刚开始倾听身体时更冷静了，还是更激动了？请把你的想法写在日记本里。

有些人从来没有好好照顾自己的身体；有些人读了很多书，尝试了各种各样的治疗方法。如果你属于后者，那么你是否注意到你的情绪和疼痛之间的联系？你的某种情绪是否触发了过去的记忆，从而引发了身体上的痛苦？我在脊柱侧凸患者中一次又一次地看到这种情况。记录下你的发现。

如果你刚开始了解你的身体，翻阅你的日记本，因为你可能会对你看到的模式感到惊讶。某些事件是否会引发情绪进而引发脊柱侧凸疼痛？举个例子，有一个特别的客户，每次来我的工作室，只要提起她在工作中有一个让她感觉压力很大的会议，我就知道她的背部会出现疼痛，也知道是哪块肌肉痉挛引发了疼痛。

还有一个客户，当她和丈夫、孩子们去迪士尼乐园的时候，她的压力就会很大，我花了好几个星期才让她放松下来。最后，在连续 3 年去迪士尼乐园之后，她的身体又出现同样的状况。我告诉她，我认为她去迪士尼乐园不是一个明智的选择。

对一些人来说，用语言描述自己的痛苦是一项挑战。有位女性来找我，她说她很痛苦，需要我的帮助。我让她给自己的痛苦下个定义，她回答说："我疼。"我又试着描述她的痛苦，她回答说："我是畸形的。"我最后试了一次，她说："我有残疾。"她根本无法用语言来描述她的痛苦，显然她的负面情绪占据了上风。

我不得不改变策略，告诉她想想那些不存在于她身体里的东西，看看她能否用这些词来描述她的感受。然后她灵光一闪，这样描述自己的身体："我感觉好像有一堆砖头压在我的腰部，我觉得我的上背部像有黏糊糊的口香糖，我感觉有一道闪电击中了我的右腿。"

这难道不比"我受伤了，我是残疾人，我是畸形的"更能让你了解她的身体状况吗？有了这些新的描述痛苦的方式，我不仅能够为她制订一个治疗计划，而且还能够把我的治疗计划告诉其他为她提供帮助的专业人士。

你也是一样的。我不需要你滔滔不绝地说出医学术语，只要你简单地想一下你熟悉的常见物体，然后用它们来描述你的感受。专业人士和医生都不知道你的感受，所以你必须用语言将它描述出来。

我曾给一位 20 多岁的中国女性上线上课程，她的英语说得很好，所以我能清楚地和她交流。当我让她描述她的疼痛时，她一直把某些肌肉疼痛描述为"酸痛"。我可以诚实地说，我从来没有想过用"酸"来形容肌肉疼痛，但我很快意识到，她把她的疼痛与英语单词"sour"联系在一起。我猜想她不喜欢吃酸的食物。

我不会用"酸"来形容我的疼痛，但这并不意味着这位女性也不能。事实上，我得说她对疼痛的描述非常成功，因为我明白她在说什么，并且很快就能为她制订锻炼计划以治疗她身体上的"酸"痛。

我将在第十五章深入探讨脊柱侧凸患者的情绪问题，但在你读到那章之前，我希望你能有意识地倾听你的身体、记录你的发现，并观察是否存在某种趋势。你的痛苦可能是情绪上的，可能是身体上的，也可能是二者的结合。

如果是身体上的痛苦，也许你的疼痛总是出现在身体的同一个部位，也许它会在你完成某些活动时显现出来，也许它发生在一天中的某个时刻。这些都是非常有价值的信息，值得去发现并记录。这些信息可以帮助你掌控自己的脊柱侧凸，而非被它控制。你也许能够通过这些信息寻找到疼痛的根源，你也可以把这些信息带给专业人士去寻求帮助（别担心，我会在第五章告诉你应该寻找什么样的专业人士）。

如果有一天你感觉脊柱不舒服，没有必要惊慌失措。深呼吸，把你感受到的痛苦用描述性的语言或颜色记录在日记本里。你必须成为自己身体的掌控者，而掌控者要能够准确描述他们所要掌控的东西。

第四章

掌控你的脊柱侧凸

应对脊柱侧凸，就像我们生活中许多领域里的事一样，乌龟最终会赢得比赛。那些稳扎稳打、从不放弃的人最终会成为赢家。

当我第一次为患有脊柱侧凸的人治疗时，我就开始寻找能够完全矫正客户的脊柱并彻底解决问题的"答案"。我想找到效果最好的方法，我也在世界各地的脊柱侧凸患者身上看到了这个愿望。这是很自然的，当我们的身体出现问题，我们便想要修复它，想要寻找解决问题的捷径。

但是这并不现实，因为脊柱侧凸不是那么好处理的。它很复杂，通常历经数年才形成。没有一种完美的运动方式或者一位了不起的运动专业人士可以让脊柱侧凸患者变成最健康和最快乐的人。根据我的经验，会对脊柱侧凸患者产生巨大影响的是一系列小事情的组合，而不是某一种"神奇"的方法。长期坚持照顾自己的身体，并且注意一些小细节，才能得到最好的效果。

这里有一些关于小事情的想法（我会在后面的章节中详细介绍，但我现在想让你集中精力理解整体概念）。

- 每天在你的脊柱侧凸矫形垫上躺 5 分钟。
- 每周安排一次定期的普拉提或 GYROTONIC® 禅柔课程。
- 每周定期和朋友散步。
- 坚持记录你的脊柱侧凸日记。
- 每隔几周定期去做一次按摩。

     每隔一天自己在家里进行 20 分钟的运动。

    这些都不是什么能够震撼世界的大事，事实上，它们对你来说可能微不足道，而这正是大多数人不去做或没法坚持的原因。

    专注于一些小事情可以让你从脊柱侧凸带来的焦虑中解脱出来，不让焦虑控制你的生活。我绝对可以说，正是这些小事情让我的身体发生了巨大的变化。我是一只坚持往前走的乌龟，一直选择通过一件一件的小事情来照顾我的身体。

> ## 专注于一些小事情可以让你从
> ## 脊柱侧凸带来的焦虑中解脱出来，
> ## 不让焦虑控制你的生活。

    一篇发表在 *Massage Therapy Journal* 上的有趣的文章，讲述了一位 12 岁时被诊断患有脊柱侧凸的 40 岁女性的故事 [19]。40 岁时，她自诉休息时呼吸急促，轻度运动或在高海拔地区时感到恶心。她每年会有 3~5 次肺部感染，并伴有剧烈咳嗽和发热，每次持续 3~10 周。她受够了自己的呼吸道感染和脊柱侧凸，开始对自己的日常生活做一些微小但重要的改变。她开始每月接受全身深层组织按摩，按摩师为她按摩髋部肌肉、瘢痕组织、胸腔壁和紧绷的颈部。同时，她每天进行躯干、腹肌和胸腔的自我松动练习及呼吸练习，后来每天还增加了有氧运动和肌肉力量训练。她整合了一套家庭活动方案，包括手法牵引、按压和松解痉挛疼痛的肌肉以及胸部伸展，每天持续 40~60 分钟。

    让我们看看这些小事情在 20 年的时间里对她的身体产生了什么影响。

↳ 躯干外观明显改善。

↳ 右肩向前旋转的幅度变小。

↳ 头部和颈部的活动度增加。

↳ 身体不适减轻。

↳ 呼吸改善。

↳ 身高增加 2 cm。

↳ 肺活量增加了约 2 L。

↳ 呼吸系统症状得以改善并维持。

↳ 主 Cobb 角在 15 年内减小了 10°。

请注意，她也像乌龟一样稳步前进。多年来，她的身体缓慢而持续地改善。这些变化不是在几天内突然发生的，而是在几年，甚至是几十年内缓慢发生的。此外，她在 40 岁时开始这段旅程，这让她在 55 岁和 60 岁时可以看到积极的结果。她的这种稳步前进的方法所取得的惊人成果给我们所有人带来了巨大的希望和鼓励。

重塑你的身体和生活

我很遗憾你没有从医生那里得到你所需要的指导。目前针对脊柱侧凸的医疗体系是不完善的。我也希望不是这样，但事实确实如此。你要么在这个体系中感受无尽的忽视，寄希望于有一天能听到一些新的、不同的建议，要么自己采取行动，开辟一条新的道路。

来看看你接下来要做什么。你的下一步计划是什么？注意，我并没有问正确的下一步该怎么做，我问的是最好的下一步是什么。

有时候，脊柱侧凸的世界有点像漆黑的夜晚，你外出散步，手里只有一个小小的手电筒，每次只能照亮你前面的一步。你根本不知道路的尽头是什么样子，你甚至看不清你前面 5 步远的地方，但在黑暗中，你可以向前迈出的最好的下一步，是你的手电筒已经照亮的这一步。

我不希望你展望 20 年后的路，因为我猜你会被恐惧和可能发生的最糟糕的情况所困扰。还记得发表在 *Massage Therapy Journal* 上的那篇文章里的那位女性吗？经过努力，她的侧凸曲度发生了好转，并获得了许多额外的健康益处。事实是，我们并没有魔法球，无法看到我们的脊柱侧凸之旅的终点是什么样子，没有人知道，包括你的医生，但这不能阻止你向前迈出最好的下一步。

是时候把你的生活从脊椎侧凸中解救出来了。脊柱侧凸会统治你的生活是一个谎言，应从你的治疗师或医生那里找回你的生活。忽略那些误导性的文章，它们告诉你必须做什么，或者永远不能做什么。我希望你照护和关爱你的身体，但我不希望脊柱侧凸支配你的生活或统治你，相反，我希望你能优雅地掌控它。

拿起你的脊柱侧凸日记本，记录以下问题的答案。

- 你的脊柱侧凸在哪些方面过多地影响了你的生活方式？
- 在生活中，你因为脊柱侧凸放弃了哪些原本喜欢做的事？
- 关于你的身体，你有什么看法？这些看法来源于谁？

我希望你能纠正错误的观念，向你自己证明，你的生活不会被脊柱侧凸左右。你要从正视自己的恐惧开始，然后找到勇气迈出最好的下一步。下面的故事来自我的一个客户，她就是这么做的。

几年前的某一天，在我结束工作准备关门的时候，一位女士走进了我的工作室，想和我谈谈。我对她表示欢迎，并问她我能帮到她什么。在接下来的 30 分钟里，她颤抖着告诉我，脊柱侧凸是如何支配她的生活的。当她回忆起 30 年前十几岁时做的 Herrington 手术时，她哭了。从那以后，她成了一名护士，结了婚，生了两个漂亮的孩子。在这期间，她每天都要吃一把阿司匹林来缓解疼痛。慢慢地她的体重增加了 75 磅（约 34 kg），因为她的身体状况，她开始逃避生活中的许多事情。我给了她一个拥抱，帮她擦干眼泪，告诉她我为她来到我的工作室，勇敢地将她的故事告诉我而感到骄傲，并为她报名了她的第一节普拉提课。

在接下来的 1 年里，她每周都和我一起聊天，然后在我的鼓励下，她鼓起勇气尝试了一堂小组课。在那段时间里，她在家里用球和滚轴放松她紧绷的肌肉。她还自己买了一台普拉提健身机，这样她不在健身房的时候也可以运动。她的笑容越来越多，在普拉提课上，除了拉伸和强化身体，她还结交了一些女性朋友。

她最讨厌的一件事就是站在普拉提核心床的移动台上做体前屈动作，在这个动作中，臀部的位置比手脚高。尽管我一直保护着她，以确保她的安全，但她还是因为害怕而拒绝这么做。她不相信自己的身体。有一天，小组课上到一半时，我宣布大家要做体前屈练习，她瞪了我一眼。我知道她的身体足够强壮，可以独自完成这个动作，也知道这对她将是一场精神战斗。我不会让她轻易放弃，她已经走了这么远，该迈出最好的下一步。我走到她面前，告诉她一定可以做到。她拒绝了，但我没有放弃。我告诉她，我为她所做的一切感到骄傲，她很强壮，是时候掌控自己的身体了。她强忍着眼泪走上了普拉提核心床，当她完成了 10 次她非常害怕的动作时，她流下了眼泪。结束时，全班同学都哭了，她的朋友们纷纷欢呼，她的眼泪顺着脸颊不停地流淌。

转眼又过了 1 年，她的体重减少了 50 磅（约 22 kg），并且非常享受自己参加集体课程的时间。有一天，她来给我看她的第一个文身（在她 55 岁的时候），在她脊柱侧凸那侧的手腕上，文着"弯而不折"。这次轮到我流泪了。她做到了，她接纳并掌控了她的脊柱侧凸。

在我刚才讲述的故事中，你能辨别出这位女性完成了多少个"最好的下一步"吗？

- 她走进了我的普拉提工作室。
- 她给我讲了她脊柱侧凸的故事，虽然一直强忍着泪水。
- 她报名了第一节普拉提课。
- 她很勇敢地上了她的第一堂小组课。

↗ 她在家用球和滚轴放松肌肉。

↗ 她买了一台普拉提健身机放在家里使用。

↗ 她完成了一项她原本害怕的训练，并且还在继续尝试新的训练。

在大多数人眼里，这些都算不上真正的大事。这些就是无数个"一小步"，而她只是在不断地迈出"最好的下一步"。

我还想让你知道，她做过脊柱侧凸手术，而且仍然需要迈出最好的下一步。手术并没有解决她所有的问题。我不是说你应该或不应该做手术，我是说如果你选择做手术，术后你仍然要好好照顾你的身体，仍然需要迈出许多个"一小步"。

目标

你可能永远都不会拥有一个笔直的脊背。我这样说，并不是为了打击你。我只是把你的恐惧用语言表达出来，我知道那种想拥有挺直背部的强烈愿望一直在你的内心深处。医生和专业人士可能因为你的脊背不直而告诉你你有问题。有些人甚至会向你保证，他们可以通过治疗让你的脊背挺直。但是，手术并不能让你的脊背完全挺直。对于你未能实现的愿望和那些空洞的承诺，我感到很遗憾。这一切可能会让你觉得自己被抛弃了，像孤儿一样。

我知道上面这一段话让你难以接受。深呼吸，如果你热泪盈眶，就让它顺着你的脸颊流下来。

如果你想拿出你的日记本来写下你的感受，那就太好了。大多数人已经把这些感觉压在心里很长时间了，把它们发泄出来吧。当我内心深藏了愤怒和悲伤时，我会听着让人平静的古典音乐写日记。如果我找不到语言来描述我的感觉，那么我会画画，我会抓起一支与我的感觉颜色相匹配的蜡笔，画出脑海中浮现的形状和人物，同时让眼泪从我的脸颊流下来。最终，这些深刻的感情被写在纸上，走出我的内心。我的眼泪最终会停止，我会感觉轻松多了。如果你需要的话，请先给自己留点时间，然后我再指引你走向下一步。

在我详细介绍针对你的脊柱侧凸做什么练习，或者在你所在的地区应该找什么样的专业人士来改善你的脊柱侧凸之前，让我们先设定个现实的目标。如果你不设定一个可实现的脊柱侧凸改善目标，你将注定失败或让自己陷入极度的失望。你可能因此完全放弃，无法摆脱受害者心态，或者寄希望于通过手术（或再次手术）来解决一切问题。记住，我们不能再轻率地做出情绪化的决定了，这种方式已经是过去式了。

我想让你做一个练习，我叫它脊柱侧凸综合练习，看看你能不能弄清楚你对自己的脊柱侧凸的期望是什么。

从你的脊柱侧凸日记本上撕下一张纸，先对折，然后再三等分折叠。打开这张纸，沿着折线把纸撕成 6 小张。我要你在每张纸上写下希望自己的身体有哪些不同。你想治愈什么？你厌倦了处理什么？什么让你恼火？你想让自己的身体做什么，而你现在很难有时间做到？一些目标或期望可能与疼痛、运动、你的外表或医生拍摄的图像中的测量结果有关。在每张纸上只写下其中的一项。

把这 6 张纸翻过来，写字的那一面朝下，把它们混在一起。随机拿起 3 张，看看你在上面写了什么。如果你的身体只能实现这 3 张纸上的目标，而不能实现余下 3 个目标，你可以接受吗？事实上，并不是所有关于你身体的愿望都能成真。我希望这个练习能让你明白，你的一些关于脊柱侧凸的目标和期望可能不会实现。这是一个很有冲击力的练习，有时人们很难接受这个现实。

有些人会在这里停顿，花些时间思考。没关系，这种停顿是非常有意义的。许多人都把自我价值与身体上的问题"被修复"联系在一起，他们为自己的脊柱侧凸感到深深的羞耻。很遗憾，许多专业人士也会说，所有问题都需要修复，而且他们可以修复。因为我在乎你，所以我要充满爱意地告诉你，彻底的修复可能无法实现，但这没有关系。这个练习可以让你快速地审视自己内心深处的恐惧和期望。在这本书的后面，我用一整章的内容更深入地讨论这些情感，但现在我只想让你意识到它们的存在。

我的长期目标是没有痛苦，仅此而已。在我和脊柱侧凸相伴的旅程中，我对自己的身体非常了解，我能感觉到我的脊柱不能动，我的情绪被左右，并与脊柱的感觉联系在一起。当脊柱不能动时，我知道我需要采取积极主动的措施来照护我的身体，我找到了让我回归无痛状态的方法。掌控我的脊柱侧凸真的很简单，关键是我必须把心态放正，重新聚焦我的目标。

前段时间，有一个非常难相处的男性客户来我这里上过几节课。他直言不讳地说，他认为我帮不了他（我不明白他为什么要来我的工作室花钱上昂贵的课）。他说他是一个目标明确的人，他想知道如果他和我一起训练，他的脊背什么时候可以挺直，因为这就是他的目标：挺直脊背。他只能接受这样的结果。他还告诉我，他是一个 47 岁的帅哥，只是需要挺直脊背（我本以为自己表现得谦逊一些或许会有所帮助，但很明显，他并不认同我的观点）。

他的脊柱和整个身体都被锁住了，尽管他有着结实的手臂肌肉。他拒绝做一些我想让他做的有助于轻微放松和强化脊柱的练习，他觉得这些练习对他没有帮助。我决定让他看看，多年以来，完成这些练习的我有多强壮，于是我向他展示了一种非常难的高阶普拉提运动，这种运动需要大量的脊柱控制、力量和灵活性。不用说，当我可以轻松地做这些动作，而他却很难做到时，他很不高兴。他拒绝重新调整他的目标，因为他只想要他的脊柱变直，所以他拒绝接受我对他改善脊柱侧凸的帮助，后来我再也没有见过他。

我的目标是没有疼痛，这样我就可以最大限度地降低脊柱侧凸对我的生活的影响。在实现这个目标的过程中，我的曲度和脊柱侧凸的外观也得到了改善。那个男性客户太执着于挺直脊背了，他拒绝听我的，因此，他错过了一个改善他的脊柱侧凸状况的机会。

疼痛管理是我的许多脊柱侧凸长期客户的目标。其中就有一位脊柱侧凸客户，她在 60 多岁时来找我。说实话，刚开始和她一起练习时很辛苦。她的肌肉很不匀称，侧凸的脊柱深陷其中。长期以来，她的身体一直处于被束缚、被压迫的状态。每次见到她，我都不得不重新分析她的身体，以决定我们在这节课上要做多少练习和做什么类型的练习。

在最初的几年里，我们在课上有大约一半的时间仅仅用来放松和拉伸她的身体。如果我在一节课上布置了太多的运动，她会在接下来的一周中经历痛苦的肌肉痉挛，因为她的情况不适合，她的身体无法承受，而且还会反抗这种强度。

一段时间之后，她学会了在家里用滚轴和球自我放松，我为她制订了一系列可以在家里自己做的练习。记住，她的目标是减轻疼痛，所以我修改了很多内容来帮助她实现这个目标。为了防止肌肉僵硬，我们把她的课调整到每 3 周一次。这个过程像蜗牛爬行一样缓慢，但随着时间的推移，她摆脱了慢性疼痛，然后我们开始努力让她保持长期远离慢性疼痛的状态。

我劝她在没有与我一起练习的时间里，每周去找一位经验丰富的按摩师，后来又鼓励她时不时去找物理治疗师。最终，她形成了一个固定的循环：第 1 周找我；第 2 周找按摩师；第 3 周找物理治疗师。最重要的是，她每天在家坚持使用滚轴和球进行自我放松，并按照我的计划练习。

这需要时间和沟通，但有效管理她的疼痛的目标终于实现了。在我们一起练习了几年后的 12 月初，她得意扬扬地和我一起走进教室，并宣布她在没有背痛的情况下为她的家人做了一顿感恩节大餐。那天她笑得合不拢嘴，我甚至想把她的笑容装进瓶子里保存下来。她记不起自己上一次在厨房里站那么长时间而不受背痛折磨是什么时候了。但那一次，她在准备完盛宴后仍然没有任何疼痛感，她可以和飞回来与她一起过节的孩子、孙子一起享受节日，而不是平躺在床上。她实现了自己的终极目标：无痛。

在那次难忘的感恩节盛宴之后的多年里，她仍然是我的常客。她现在每周来我这里上课，每周散步 3~4 英里（约 4.8~6.4 km），做园艺工作，随性地和她的孙子们一起玩耍。最近，她讲述了一段经历：她从花园的小屋里拿起一把铲子，自己在后院挖了一个大洞，灌满水，然后给她的孙子们一个惊喜，让他们一起玩泥巴坑，一起嬉戏，一起泼水，一起给对方涂泥巴，玩了好几个小时。我不认为还能有比这更好的结局了！

她的生活充满爱吗？是的。她的脊背挺直了吗？没有，我粗略猜一下，Cobb 角大约是 40°。她没有疼痛吗？是的。如果她注意到紧张或疼痛悄悄袭来，她会迅速做拉伸和锻炼，立即终止自己的疼痛，她已经学会了很好地控制自己的身体。

在实现无疼痛目标的过程中，客户的脊柱侧凸是否有所改善？当然，所以她才没那么痛苦。但是减小曲度并不是她的目标，减轻疼痛才是。有趣的是，我记得她在第一节课时告诉我她想要一个直的脊柱。我们谈了谈，然后重新调整了她的目标。之后，她就专注于掌控她的脊柱侧凸，享受不慌不忙的旅程。

重新调整她的无痛目标的过程，帮助我确定了引入新概念的速度、如何安排我们的课程，以及其他专业人士可以在她的康复之旅中提供什么帮助（请在第五章中阅读更多关于与其他专业人士一起创建你的"梦之队"的内容）。

既然我们已经讨论了现实的目标是什么样子，再次拿起你的脊柱侧凸日记本，记下你的主要目标。也许这些目标与你的外表有关，或者是你因为疼痛而不得不放弃，但你想再做一次的事情，或者是阻止 X 线片上显示的你的脊柱侧凸的发展，或者是无痛的生活。现在对你来说最重要的是什么？在你了解自己的身体状况、想要达到的目标之前，你无法为如何照护自己的身体制订行动计划。

如果你的身体有很多问题，比如脊柱侧凸、神经疼痛、肌肉疼痛和僵硬，那么从小目标开始。当我们有非常多的事情要做时，我发现我们都身陷其中，无法迈出最好的下一步来掌控自己的脊柱侧凸。现在先选择一件事来关注，然后朝着目标迈出最好的下一步。一旦你完成了这个目标，你可以再设定一个小目标，然后继续朝着新的小目标迈出最好的下一步。这将让你体验一次又一次的胜利，证明你确实可以掌控自己的脊柱侧凸。如果你掌握着自己的脊柱侧凸的命运（我相信大多数人都可以这样），那么下一步你该怎么做呢？

　　归根结底，改变你照护你美丽的脊柱侧凸的身体的方式是关键。良好的心态必须贯穿一生，这样才能获得健康和幸福，我就是这么做的，我工作室的客户也是这么做的。这也是在世界各地从事培训工作的专业人士鼓励他们的客户所选择的方式。这就是你要做的。这一切的目标是更快乐、更健康、无痛地生活。我希望你好好珍惜自己的身体，好好照护自己的身体，让你的脊柱侧凸不再对你的生活产生影响。不再是它掌控你，而是你掌控它。记住，乌龟总会赢得比赛。

第五章

组建你的梦之队并制订计划

事实上是你，并且只有你自己，余生与脊柱侧凸相伴。你必须自己负起这份责任，这并不是你的父母、骨科医生或其他任何医生及专业人士可以帮你承担的。

你不仅要了解自己的脊柱侧凸史（什么时候确诊的，随着时间推移曲度增加或减少了多少，以及你为自己的背部做了哪些治疗和干预），还要了解现在通过什么方法可以让你的身体放松。

这是你自己必须担起的重任。你可以学会用优雅华丽的力量去处理它，也可以任它压迫你，变成一个沉重的、心理上的和身体上的负担，不断压垮你的肩膀，主宰你的生活。

我告诉我的脊柱侧凸客户们，我并不是为了掌控他们的脊柱。我在这里是为了解放他们的身体，强壮他们的肌肉，分析他们的脊柱侧凸，将他们脊柱侧凸的问题集中起来，在整个过程中给予他们鼓励，当他们重负缠身的时候给他们一个拥抱，并引导他们重新走上减轻负担的道路。我在这里也为你做同样的事。但我不负责收集医疗数据、预约其他治疗或检查我的客户是否正在完成他们的家庭训练。即使我愿意并且能够为你做这些事情，对你也没有好处。只有当你取得对自己脊柱侧凸的控制权时，你才会得到真正的进步。

你的脊柱侧凸的故事

让我们通过写下你独特的脊柱侧凸故事来掌控你的脊柱侧凸。这是一个非常重要的步骤，包括将你所掌握的关于脊柱侧凸的所有信息收集起来。

我想让你找回每一张影像照片（X线、MRI、CT扫描检查）、医生的记录，以及所有与你共事过的专业人士的意见。对你们中的一些人来说这很容易，因为只看过一次医生，只有一张影像。也许那张照片被打印出来并随意放在某个抽屉里。但对其他人来说，这将是一项相当艰巨的任务，很可能要打很多电话，但这是值得的。相信我，必须这么做。

前文中我曾提及，当我撰写完我的第一本脊柱侧凸书时，我决定要找到我14岁时被诊断出患有脊柱侧凸时的第一张影像照片。我想把它与我最近的影像进行比较，但已无法找到了。我想让你知道我为试图取回这张影像照片所经历的磨难，因为这对我们所有与脊柱侧凸相伴生活的人来说都是一个教训。

我打电话给我的母亲，想知道当时我的医生是谁。她不记得那位骨科医生了，但她记得给我转诊的儿科医生。那位儿科医生已经退休了，但他工作的诊所仍然存在，所以她给了我一个号码，我给诊所打了电话。他们从存档中查找到了属于我的非常旧的纸质文件，找到了我所面诊的骨科医生的名字。我搜索并找到了他的电话号码，却得知在我就诊10年后，这位骨科医生办公室的工作人员丢弃了所有的影像照片（记住，这是在数字文件普及之前，所以这些都是真正的X线胶片），所以我最初的脊柱侧凸X线影像永久地丢失了。

我母亲没有拿到它的副本，我的儿科医生没有保存它的副本，我的脊柱侧凸骨科医生也没有保存它。你明白为什么是你，而且只有你，要为掌控自己的脊柱侧凸负责吗？重申一遍，你必须保留所有文件的原件。

现在我们能够将这些影像保存到计算机上，我们再也不用获取真正的

X 线胶片了。但由于当前的医疗规则，与你共享影像的唯一方式是通过光盘，而大多数人无法在电脑上打开光盘文件。我想让你把影像刻录在光盘上，然后让医生办公室工作人员为你再复制 2~3 份光盘。其中一份由你保管并且永远也不要交给别人，而其他的备份可以根据不同医生的要求提供给他们。再怎么强调也不为过，你必须保留自己的影像原件——因为一旦原件丢失，你就必须重新经历整个查找过程。如果你和我一样，你的医生办公室的工作人员会因时间过久而丢弃你的影像照片，那么，它就永远丢失了。

大多数人没有打开和读取图像所需的软件，所以你需要把图像放在光盘上让其他医生查看，你也需要使用易于读片的影像格式，以便医生能够查看。出于这个原因，我想让你把你的每一张脊柱影像照片都打印一份，并且在每张影像照片旁边附上放射学参数或医生的记录。

最简单的做法是在你取回光盘时，让医生办公室工作人员将影像打印在一张纸上。把它放在一个文件夹里，更好的是找一个三环活页夹，把每张影像照片及其相关的报告放在透明的薄膜袋里。把所有的影像照片和报告按时间顺序放好，这样你就可以看到你的脊柱侧凸的进展（或改善，希望如此！）。

最后，我希望你可以用手机拍摄所有的照片，并将照片添加为收藏（如果有此选项的话）。因为我们大多数人都随时携带手机，这样我们可以轻松查阅每一张影像照片和报告。

当你去寻访一名新的专业人士时，带上三环活页夹，这样他就可以全面了解你的脊柱侧凸病史。这是你用以展示的资料，不是交给他留存的。如果他想将一两张照片存档备查，可以拍一张照片，或者你通过电子邮件发给他。

我无法告诉你有多少客户来到我的工作室时对他们的脊柱侧凸一无所知。他们中的一些人已经和脊柱侧凸相伴生活了 40 多年，一些人做了多次融合手术，一些人正在寻求最后的选择，因为他们的医生希望他们在几个月后做手术，还有一些人是新确诊的。大多数人没有带来任何影像资料，没有医生的笔记，没有按时间顺序放好影像照片或报告以展示脊柱侧凸的进展时间和速度。我总是对此表示难以置信，但我每周都会经历这种情况。

这些人来找我，希望我能帮助他们改善脊柱侧凸，但他们完全没有给我提供关于他们身体的信息。也许他们认为我有一根魔杖，可以在没有任何数据的情况下挥舞它，并奇迹般地改善他们的身体，但这与事实相去甚远。如果他们没有给我提供任何信息，我必须在第一节课的大部分时间里，从他们那里口头提取他们记得的关于脊柱侧凸病史的信息，同时通过观察对他们的身体进行分析。

请节省你的时间和金钱，在你走进一个新的专业人士的工作场所，期待他帮助你改善脊柱侧凸之前，准备好你所有的脊柱侧凸相关资料。如果你能向他展示你的脊柱侧凸相关资料，短短几分钟内，这名专业人士就能够充分了解你的脊柱侧凸故事，迅速掌握你的脊柱侧凸管理的进度，还能够制订计划以确定未来改善的方向。

脊柱侧凸梦之队

"独行则速，同行致远。"

——非洲谚语

这句话是一部鼓舞人心的纪录片的开头，纪录片是关于世界著名的梅奥诊所的 [20]。这句话所描述的是梅奥诊所的协作性质，以及它是如何始终建立在医生们相互依赖的基础上，以尽可能好的方式帮助患者的。当患者们看遍世界各地独立的医生们却无法弄清楚发生了什么时，他们通常会前往梅奥诊所。为什么？因为他们知道，如果有很多人齐心协力寻找解决方案，成功的可能性就会大得多。

在脊柱侧凸管理之路上，我希望你保持同样的信念，找到能帮助你的人们。我把他们称为你的脊柱侧凸梦之队，你们一起走会走得更远。我在自己的旅程中做到了这一点，并不断地在自己的身体上与新的专业人士一起尝试新的动作和手法治疗。尽管我对人体和脊柱侧凸有着丰富的知识，但我知道我必须与其他知识更丰富的人一起工作。我会继续坚持这么做。

当谈及优化你的健康、预防脊柱侧凸进展并试着逆转你的脊柱侧凸时，我对一些符合不同标准的干预措施感兴趣。我希望这些干预措施有多种好处，并且安全、可测量和令人愉快。唯一能激励你以乌龟般的速度继续关爱你的脊柱侧凸的方法就是去享受这段旅程。我不希望这些措施成为例行公事；我想让这些措施帮你节省治疗费用，并让你热切地期待自己的下次治疗。

运动训练就是一个很好的例子。经过充分研究并可确保安全的运动训练有很多好处（在后续章节中，我将为那些接受过融合手术的人提供具体的运动训练方案），包括强化身体肌肉、改善神经和心理健康，在最初的不适过去后，这将是一种享受。

按摩治疗是另一个具有广泛益处的完美例子。它可以减轻肌肉紧张、减少压力性激素、激活淋巴系统、改善循环和关节活动度。对大多数患有脊柱侧凸的人来说，它是令人愉快、放松和安全的。如果患有 Ehlers-Danlos 病〔译者注：先天性结缔组织发育不全综合征，是由 Ehlers（1901）与 Danlos（1908）提出，指有皮肤和血管脆弱、皮肤弹性过强、关节活动度过大等三大主要症状的一组遗传性疾病〕或其他关节活动度过大相关疾病，请谨慎使用按摩疗法。

这两方面的治疗已经成为我的梦之队和客户的基础。我很清楚，这两个群体中的专业人士可能会有很大的差异，但这一点完全可以接受。虽然我自己更欣赏其中一类专业人士，但我知道两组患者分别接受了两组截然不同的专业人士提供的帮助，两组患者都在管理他们的脊柱侧凸方面取得了成功。

在我告诉你要寻找更专业的教练之前，我想让你知道在你所在的地区找到一名专业人士有多重要。你所在的城市可能没有，实际上也可能不会有"脊柱侧凸专家"，但我敢打赌，你可以找到一个有良好知识基础、乐于帮助你、思想开放的人（如果是这样的话，我已经为这位专业人士创建了许多资源，他可在 SpiralSpine.com 网站上学习如何帮助你）。你每个月都需要一双值得信赖的眼睛来关注你的身体。他们训练有素的眼睛能够看到你身上自己有时感觉不到的问题。他们是你的第一道防线，阻止你的脊柱侧凸进展或者让你的脊柱侧凸进展趋于平缓。

以下是你可以寻找的不同类型的训练和按摩专业人士的简表。

训练或运动类专业人士如下。

› 普拉提训练师。

› GYROTONIC® 禅柔疗法训练师。

按摩或手法治疗师如下。

› 按摩治疗师。

› 结构分析师。

› 手法物理治疗师。

有时你的治疗可以改善不止一个问题。例如，我有两位青少年女性客户，她们发现针灸可使她们的脊柱侧凸和激素趋于平衡。我将在下一章中详细介绍激素。

第一个脊柱侧凸青少年在月经初潮后的头两年里月经来潮频繁。她的父母开始每月带她去做针灸，不仅她的月经得到了调节，而且每次治疗后，她的脊柱侧凸都有很大的改善。

第二位青少年客户是一位认真刻苦的舞者，在两年的时间里，她身体出现了多处骨折，月经初潮也出现了延迟。这位客户的母亲与一位我非常尊敬的骨内科医生密切合作，他在两年内第 3 次给这个姑娘穿戴上固定靴以帮助她足部骨骼愈合，他告诉她妈妈，她只需要休息 1 个月，吃得健康，睡得好，跳舞放松一下，这样她的身体就可以迎来第一次月经，因为他看到她身体里发生的情况都是相互关联的。我补充说，我认为每周预约针灸是个好主意。她们认真地采纳了这个建议，到月底，她的身体来了第一次月经。

不是所有的疗法都是完全相同的，专业人士之间也有所不同。例如，所有普拉提教练都有所不同。事实上，两者之间的差异可能是非常极端的。我是普拉提工作室的老板，对工作室雇佣教练非常谨慎。我要确保他们受过良好的训练，他们才可以帮助脊柱侧凸客户拉伸、加强力量、增进平衡能力。有时我喜欢坐在工作室的角落里处理电子邮件，漫不经心地看着我的教练们开展他们的工作。

如果一个教练没有受过良好的训练，那就是一场事故。客户被强迫而不是轻松地完成教练给出的不明智的练习，这会让客户在课程结束时脊柱更为紧锁且疼痛。

在你的所在地寻找合适的专业人士时，你可以参考以下几个要点。

↳ 找到受教育程度最高的专业人士。浏览他们的简历，看看他们的教育情况。

↳ 如果可能的话，找一个拥有多项证书的人。这样的专业人士渴望学习，通常学习速度很快，且愿意学习更多的知识来帮助你。

↳ 在你告诉他们自己的脊柱侧凸故事后，如果他们乐于接受，并分享了他们在其他脊柱侧凸客户那里取得的一些成功，那就试一试。如果他们说他们还未与脊柱侧凸客户合作过，但愿意学习，请谨慎行事，并向他们推荐 Spiral Spine 的资源以帮助他们。如果他们害怕和你合作，别找他们。如果他们表示可以治愈你，别找他们——出门赶紧跑。

↳ 寻找一个谦逊、自信，又渴望与你共事的人。

我曾与世界各地的普拉提教师合作，他们会在课程结束时跟我分享他们知道的脊柱侧凸故事。他们熟悉客户的脊柱侧凸故事，会告诉我他们的客户能做什么和不能做什么的微小细节，并将他们为脊柱侧凸客户设计的详细训练方案分享给我——所有这些都是为了确保他们在帮助客户，而不是伤害客户。我真的被这些事惊呆了。总的来说，普拉提教练都有一颗帮助人们的心，并且愿意为他们的脊柱侧凸客户做这些事，他们在所有的训练中都占据着非常特殊的地位。

假设你已经决定找一位治疗师，并准备好与他一起开始治疗。在治疗结束时，你如何知道这是否是一次好的治疗，以及你是否应该再预约一次？这是一个非常好且重要的问题。了解治疗是否起效真的尤为重要。

了解治疗是否起效真的尤为重要。

寻求专业人士来帮助你需要花费时间、精力和金钱。你需要确保对你的身体所做的所有事情都有助于治疗你的脊柱侧凸。当你完成一次治疗时，我希望你做一些事情来衡量这种治疗是否成功：扪心自问，训练结束后你的身体和情绪状态如何。你应该感到被牵伸开、扭转减少，并以比开始训练时更愉快的精神状态结束治疗。如果你在训练，你应该感到舒展和有力量，而不是有束缚感或处于肌肉痉挛的边缘。你不应该感到身体上的限制或精神沮丧。

当你第一次尝试新的疗法和治疗师时，我希望在治疗前后请人为你完成脊柱侧凸计测量，以确定新治疗师是否真的知道如何处理你的脊柱侧凸。我将在之后的章节里教你这方面的知识，如果你需要温习，可以回头再看一遍。

我不希望你因为非常喜欢某些治疗师就一直去拜访他们。他们必须了解如何帮助你。如果他们是很棒的人，但不是很专业的治疗师，那么你可以和他们一起去喝杯咖啡。就像当人们告诉我，他们选择某个外科医生做脊柱融合手术是因为他是一个非常好的人时，我抓狂得想把头发扯掉一样，我不希望你选择治疗师是出于他人好的原因。你必须有另一个检测标准，就是脊柱侧凸计得出的结果。

我和我的教练们在每节脊柱侧凸课程前后都会进行一次脊柱侧凸计测量，我们有义务确保我们客户的脊柱侧凸正在改善。要知道，大多数专业人士不会这样做，这也没问题，这并不意味着他们不好；这只是意味着进行测量的责任落在了你自己的肩膀上。

我为了自己的脊柱侧凸所拜访的其他工作室的专业人士都没有在我的背上使用脊柱侧凸计，所以我养成了习惯，每次治疗训练结束时都询问他们从上次看我到现在，我的身体有什么变化。我让他们判断情况是更好了还是更糟了，或者只是有所不同。在我们讨论之后，我请他们告诉我一两件我可以在家里做的事情，以改善他们认为最有问题的部位。这些年来，这样做让我对自己的螺旋状的脊柱有了深刻的了解，一路上我也学到了一些宝贵的训练和放松技巧。我鼓励你养成同样的习惯。通过这种方法，你的"工具箱"中可以改善脊柱侧凸的物品会呈指数级增长。

现在，我知道你们中的一部分人居住在偏远的地区，距离住所 30 分钟车程内没有普拉提教练。如果这符合你的情况，试着查找别的种类的运动专业人士。我同时也是一名 GYROTONIC® 禅柔疗法教练，通过了解，对那些患有脊柱侧凸的人来说，这可能是一种奇妙的治疗，但从事这一疗法的专业人士比普拉提教练更罕见。不过，有时你会发现这些工作室 / 训练师地处偏远地区。如果这两种都不适合你，看看你所在地区的健身房能为你提供什么帮助。也许可以学习瑜伽，或者找一位游泳教练，或者参加水中有氧运动课。记住，你在寻找的是更好的下一步，而不是最终最好的一步。请迈出下一步。

一旦你在附近找到了知识渊博的专业人士，你就可以帮助他们在处理你的脊柱侧凸方面得到更多的训练。我为专业人士创建了许多资源，供他们学习如何与你合作，他们可以通过书籍、线上和线下研习班等形式获得这些资料。你的任务是找到最有知识、最愿意帮助你的人，然后将他们引导到 Spiral Spine.com，获得更多关于脊柱侧凸以及如何与你合作的知识。

请注意，你可能只会在某个专业人士那里停留一个季度或几年。当身体状态进展到不同阶段通常需要一位新的专业人士。虽然同一位手法治疗师陪伴了我十多年，我甚至记不清在找到她之前我尝试过多少个不同的治疗师，但当我的身体需要一双不同的手时，我就会找一位不同的手法治疗师。

在这一点上，我想让你知道，有时最好的专业人士是难以被找到的。你找到这些人的唯一途径就是口口相传。通常情况下，这些人已经做了很多年的专业工作，并且拥有大量的客户。他们不营销是因为他们不需要更多的客户。如果你能够找到他们，他们通常会接受你成为客户。

像这样的人通常没有网站，如果他们有一个社交媒体页面，你就很幸运了。他们一般没有企业编号或谷歌排名。我完全是认真的，是的，我知道这太难以置信了。我听到你脑子里在想，我到底该怎么找到这些人？！

和你的朋友谈谈你的新的脊柱侧凸之旅，看看他们是否有推荐的方向。跟进这些方向并尝试其中一个。在课程结束时与专业人士交谈，看看他是否会推荐其他不同类型的治疗方向，并遵循该方向。继续这段旅程，直到你最终选定了一些治疗师，找到了你的梦之队。

多年来，我在家里开设私人工作室。我没有进行市场营销，在田纳西州纳什维尔地区寻求脊柱侧凸帮助的人确实无法找到我。我的预约已经满了，我很满足。我是两个小男孩的妈妈，可以教授课程的时间有限。当一个潜在的客户给我打电话，询问与我合作的信息时，我会问他们是如何知道我的，又是如何找到我的手机号码的。有时我不知道是谁把他们转介给我的。有位女性跟我讲了 20 分钟她是怎么拿到我的电话号码的，但我还是不知道是谁告诉她的。

　　我告诉你这件事是因为有一些出色的从业者在家里工作。搜索，最终你会找到他们。

　　最后，虽然我坚持认为你应该在你所在的地区编组你的梦之队的部分成员，但我们现在生活在充斥着视频课程的虚拟世界中——这意味着动动指尖就可以找到更多的专业人士。我和 Spiral Spine 普拉提工作室的员工与来自世界各地的脊柱侧凸客户以及他们当地的专业人士协同工作。有时我们会让脊柱侧凸客户居家训练，有时我们会与客户和当地的专业人士一起合作，以指导他们二者。有时我们每周都会与家里有普拉提设备的客户一起训练。不是说你一定要与 Spiral Spine 普拉提工作室的某些人合作，但是我为你提供了一个随时可用的选项。

脊柱侧凸日程表

　　积极主动地掌控你的脊柱侧凸的最后一个方法是弄清楚你需要多久进行一次自我运动，以及制订时间表定期拜访你的梦之队，我将该时间表称为脊柱侧凸日程表。

　　每天早上醒来时，我都会在客厅的地板上活动身体约 30 分钟。我用轻柔的动作、滚轴和大小不同的球，从头顶到脚尖慢慢地放松自己的身体。我吸入空气并牵伸紧绷的区域，倾听我的身体在对我说什么。这是我一天中最喜欢的时间之一，因为在太阳升起和家人起床之前，我可以与我的身体共度时光。我将我在这部分时间里的状态作为一个基准，决定我是否按照正常的脊柱侧凸日程表训练，还是要多加一些新的安排。

　　一般情况下，每周我会在家锻炼几次，每次大约 10 分钟。再抽出整整一个小时，在工作室进行 1~2 次 GYROTONIC® 禅柔滑轮塔或普拉提器械训练。

　　我每两周有一次 60~90 分钟的按摩，由一位结构分析师兼神经肌肉按摩治疗师进行。经过多年的脊椎照护，尝试了许多不同的专业人士、运动方式和脊柱侧凸日程表计划，我最终特别设定了这个项目。

　　我真的很享受我的脊柱侧凸日程表安排的每一个方面。一切对我来说都是一种享受。我迫不及待地在早上拥有一段安静的时间，抽出几分钟的时间在家里进行普拉提重塑，在工作室里自己锻炼，每月按摩 2 次。我喜欢这一切，如果我能在生活中找到更多的时间奉献给自己，我会欣然接受，并认为这是上帝送给我的礼物。这个日程穿插在我忙碌的生活之中，迫使我为自己抽出时间并照护自己。事实上，即使我没有脊柱侧凸，这个日程表安排对我来说也是一件幸事。

　　所有这些都需要花费时间、精力和金钱吗？是的，但这让我成为一个状态更好的人。我和丈夫为此做了预算，他知道当我落实这些计划，我可以成为更好的妻子、母亲、老板、脊柱侧凸教练和一个完整的人。当我以这种方式照护自己，我的脊柱侧凸也减轻了。你很可能需要一段时间来制订你的日程表，但这是值得的。

　　几年前，我和我的员工帮助了一位名叫 Kelly 的女士，细化了她的脊柱侧凸日程表。她 44 岁，是一个 4 岁孩子的母亲，在纽约从事白领工作。她从未关注过自己的脊柱侧凸，表示脊柱侧凸让她在生活中感受到越来越多的不适。

　　Kelly 在去纳什维尔的商务旅行中抽出几个小时拜访了我工作室的一位教练。在她的课程结束时，我与她进行了交谈，并根据我养育孩子的亲身经历告诉她，虽然纽约有很多了不起的专业人士，但除非她找到令她感到便捷的照护方法，否则她根本不会坚持长期照护自己的脊柱侧凸。在看完纳什维尔的我的工作室几个月后，她给我发了以下电子邮件。

　　　　你说的真是一针见血，我找到了适合我工作和生活的照护方法！我发现我对自己的脊柱侧凸有了更好的了解，将为我量身定制的游泳训练和健身房的举重训练与偶尔的运动咨询和身体治疗相结

合。我发现我能持之以恒的一件事是利用办公室对面的健身房 / 游
泳池做训练。在过去的几个月里，大多数工作日我都能游泳 20 分
钟（或进行你工作室的教练推荐给我的脊柱侧凸训练和伸展运动，
或者举重训练），通常每个月也能挤出时间做一次按摩。

　　你注意到 Kelly 的脊柱侧凸日程表和她的梦之队与我的日程表和梦之
队的不同了吗？她在工作地点附近的健身房游泳、举重和拉伸，每月按摩
一次。她能够找到生活中便于获得的照护方法并持续坚持，尽管她找到的
专业人士可能不是城里最好的。

　　与之相比，我工作室的一位 40 岁的脊柱侧凸客户，她有着非常严重
的脊柱侧凸，她的主曲度超过 60°，副曲度大约 40°。金钱和时间对她
来说都不是问题，她的脊柱侧凸日程表和梦之队包括：每周进行两次私
人课程（我和另一位教练各一次），每周按摩一次，每周见一位软组织整
脊师，每天在家训练和拉伸约 30 分钟。正是这种团队和日程安排让她的
脊柱侧凸逐渐减轻，这样她才能成为一个更好的妻子、母亲和一个完整
的人。

　　我们都有不同的经济、时间和地点方面的限制。好好看看所有这些内
容，朝着创建你的梦之队和脊柱侧凸日程表的目标迈出下一步。

第六章

是时候运动起来了

"我害怕训练会对我的背部产生更多伤害，所以我不做训练。"

我无法告诉你我听过多少次这句话，但这种思维循环必须被打破。你不仅需要训练，而且我更想你能学会热爱它，因为训练能治疗你脊柱侧凸的身体。

总的来说，科学界很少把体育训练当作脊柱侧凸的治疗方法[21]。因此，部分医生或医疗专业人士会告诉他们的脊柱侧凸患者，运动对他们的身体无益。他们受到影响又错误地认为训练会使他们的情况变得更糟。这会引起他们的恐惧，所以他们放弃运动。

研究证明运动确实可以帮助有脊柱侧凸的人，以下是一些普遍的发现。

- 应鼓励参与体育运动训练，因为没有证据显示其具有危害性[22]。
- 训练应着重提高脊柱灵活性以及加强核心肌群肌力[23]。
- 规律地进行有氧活动者心肺功能更佳[24]。

有脊柱侧凸的人需要运动。上述研究结果只是关于整体运动的益处，但许多其他的研究表明，特定的矫正性训练可以稳定脊柱，甚至减少脊柱侧凸的曲度（尤其对于尚处于发育期的青少年特发性脊柱侧凸患者[25]，还能减轻疼痛），这些发现如下。

- 在发育期，体育训练非常重要，可以推迟或避免使用支具，和（或）

防止脊柱侧凸曲度超过 30°[26]。

ɹ 体育训练可以对脊柱侧凸患者的呼吸功能、力量和姿势平衡产生积极
影响[27]。

一些研究人员建议对脊柱侧凸患者进行运动治疗，尽管他们指出医生
通常会限制脊柱侧凸患者进行运动（例如嘱患者制动、使用背部支具或进
行融合手术）[28]。某天我将上述提到的研究结果上传到社交媒体上时，一
位女士私信给我如下内容。

> 15 年前，有人告诉我，以后再也不能从洗碗机里拿东西、使用
> 吸尘器、打保龄球、打高尔夫球、弯腰把衣服从烘干机里拿出来、
> 骑自行车、做瑜伽，或者**做任何事情**。此外，有人告诉我，我可能
> 永远不会有孩子（现在我有两个漂亮的孩子），我会比平均寿命早
> 15 年去世。回家时我哭了一路。

这位女士的医生不仅没有将运动作为脊柱侧凸的一种矫正治疗方式，
他还故意避开一切运动。医生的建议不仅与研究表明的脊柱侧凸的建议相
反，而且什么都不做的建议会让这位女士的脊柱侧凸状态更糟。我有几个
可怕的脊柱侧凸故事要和你分享，都是关于那些停止运动的客户的。

我的工作室经理打电话给我，说她刚和一位在急诊就诊完的女性通了
电话。急诊医生对她做了一系列测试，似乎没有什么问题，但这位女性几
乎不能走路。她主诉腰痛非常严重，急诊医生做出的唯一诊断是她患有脊
柱侧凸，她知道自己患有这种疾病。他们给了她一个助行器和一堆肌肉放
松剂，然后打发她走了。回家后，这位女性疯狂地在网上寻找帮助，找到
了我。我的经理询问我是否可以在第二天的工作日程中给她加入预约，我
同意了。

第二天，一位 30 岁出头的年轻人推着助行器小心翼翼地走来，她的
母亲和患有自闭症的 4 岁儿子则在工作室外散步玩耍。整个情况让我大

吃一惊，我立即让她坐下来告诉我整个故事，我需要制订一个计划让她变好。

她是一位孩子需要特殊照顾的单身母亲，最近从洛杉矶搬到纳什维尔，以给儿子更好的生活，但附近没有家人。前一天，当她的背部疼痛时，她的母亲开车4小时来帮助她，直到她的背痛消失。

每天在照顾儿子的时间之外，她都需要专注于一份全职的案头工作。她用尽全力满负荷工作，都没空闲时间为自己着想。

在洛杉矶时，她每周虔诚地在器械上做2~3次普拉提，以控制她曲度过大、脊柱侧凸的身体，也让自己免于疼痛的困扰。她在洛杉矶时社区的工作人员会帮助她，有人照顾她的儿子时，她就可以抽出时间照顾自己。自从她搬到纳什维尔后，她不仅失去了社区工作人员的支持，而且她的儿子也长大了很多。所以她没法做任何事情来照顾自己的身体，以让她在抱起她儿子时能够支撑他不断长大的身体。

在小心地带她转移到普拉提设备上并且做了一些肌肉测试之后，我发现她的下背部肌肉因过度使用而处于持续僵硬状态，她的腹肌和臀肌则几乎没有发挥作用。我告诉她从我的工作室离开后可致电一位她所信任的按摩治疗师，预约次日的治疗，然后在治疗后一天再来找我。

两周过去了。经过一系列的私人护理和按摩，她参加了我工作室的普拉提小组课，她的生活基本上恢复了正常。现在她又能独自照顾她的儿子了。她接受了一个巨大的现实考验，积极地进行运动和照护自己的身体这一点毋庸置疑。

有一天，我的工作室经理接到了一个类似的电话，但这次是范德比尔特大学一位世界知名的医生打来的。这位两个孩子的母亲一瘸一拐地走进我的工作室，她70岁的母亲在她走路时帮助她保持平衡。她告诉我，她本应在瑞士担任一次会议的专题发言人，但由于几乎无法行走，不得不取消。

我不记得她是如何把这一切与可能是因为她没有照护好她的脊柱侧凸

联系起来的，也不记得是什么让她来到我的工作室，但不管怎样，她找到了我。她热心地照顾身边的每一个人，除了她自己，而这次的发作让她陷入了当下不能照顾任何人的境地。也是经过几次按摩和许多私人课程，她又站了起来，同时她对脊柱侧凸的自我照护及其在生活中的重要性有了新的认识。

亲眼看见有脊柱侧凸的人如果没能明智地进行运动和照顾自己的身体，最终可能会陷入这种极端状况，让我大开眼界。请记住这些故事。我希望我的工作室经理永远不会接到你的类似电话！

我还有一个故事要分享给你，但这个故事会让你会心一笑。两年多前，一位客户走进我的工作室，笑容满面，以掩饰她的痛苦。虽然她总是走进工作室拥抱每个人，并积极训练，但我想知道她多年来增加的100磅（约45 kg）体重和缺乏运动是否是她疼痛的真正根源，而非脊柱侧凸。

她生了4个孩子，在家教育他们，总是为身边人服务，但很少照护自己。她开始约我们的教练做私教，我告诉教练让她运动，但不需要过多地矫正她的力线和脊柱侧凸。我想让她通过运动来照顾自己，减轻体重，并在我们打开矫正脊柱侧凸运动的大门之前感受到一些身体上的变化。

在接下来的一年里，我看到这位女士的身体发生了变化，她努力坚持做普拉提，尝试了几种不同的饮食方案，并开始增加有氧运动。她运动得越多，就越有动力尝试新事物来更快地推进这个过程。脂肪逐渐消失了，她的疼痛也是。

现在你可以真正地看到她那脊柱侧凸的背部，以前她过大的体重遮盖了她的脊柱侧凸。但现在她对自己身体的外观和感受非常满意，她并不在乎脊柱侧凸。她非常激动，她有了运动的动力，她每天至少训练一个小时，并计划参加下一届迪士尼乐园半程马拉松比赛，这样她就可以穿着芭蕾舞短裙和戴着头饰跑步了。这不是很神奇吗？每当我想起她的故事，我都会开心地咯咯笑，对她的旅程充满敬佩。

花点时间想想以上几个故事。一位被告知永远不要运动，两位最后甚至无法正常行走，其中一位多年来第一次鼓起勇气开始照护自己，最终可以穿着芭蕾舞短裙和戴着头饰跑步。

我真的不知道该怎么告诉你，对那些患有脊柱侧凸的人来说，运动是无须多议的。对你来说，把时间、精力和金钱花在你的身体上并不是自私。事实上，我认为这是无私的。如果你想照顾别人，你必须首先照顾自己。

在这本书的后续章节，我将与大家分享我的一些最重要的稳定曲度和减小曲度方面的发现，以及如何将这些发现融入家庭训练计划，但目前我希望大家真正接受运动对脊柱侧凸患者有益的想法。

我写这一章大约是在全球因新冠疫情而暂停运转 6 个月后。虽然我的实体店只需要关闭大约一个半月，但客户过了一段时间才慢慢回到工作室。

在疫情期间，最让我震惊的是，仅仅因为活动减少，我所有的脊柱侧凸客户的背部都变得更加糟糕。我并不是说只有我的客户活动减少了，我说的是总体上人群活动减少。在游泳池关闭期间，所有每周游泳数次的青少年客户都不得不停下。老年客户把自己关在家里，不再散步。人们连续数小时弯腰驼背地使用高科技产品，而不再运动。

想知道结果吗？人们的脊柱侧凸曲度严重增加。我预计我的工作室重新开放后，会看到客户的脊柱活动不良，但我从未预料到我所目睹的一切。

如果你有脊柱侧凸，你必须运动。这一点毋庸置疑。

如果你有脊柱侧凸，你必须运动。

这一点毋庸置疑。

脊柱侧凸运动经验法则

, 你不会因运动而感受到疼痛。前几天，一位新就诊的脊柱侧凸客户问我，她是否在训练后就会出现疼痛。我立刻警觉起来，表示不会的，并担心她在我的工作室接受治疗后感受到了疼痛。她说她没有感到疼痛，才将此情况反映给我。她以为自己觉得疼痛是必然的，因为这是她过去一直经历的事情，因此她认为她在我工作室的训练没有"奏效"。对脊柱侧凸患者而言，一个精心安排的训练应该会让你感觉强壮而灵活，而非让你感到紧张和疼痛。现代社会认为，如果训练时没有经历疼痛，就没有收获。而事实是，对脊柱侧凸而言，如果你感到疼痛，你就真的没有收获。

, 使用你的衬垫。在下一章中，我将教你分析你的脊柱侧凸以及如何弄清楚你的衬垫应放在哪里。每当你躺在地上训练时，都要使用它们。

, 做你喜欢和时常会想起的运动，爱上某种形式的运动。夺回属于你的东西，我不想你因为有脊柱侧凸就觉得自己的某些东西被剥夺了。在运动中找到孩童般的快乐。

, 写日记，倾听你的脊柱。充分了解你的身体，知道它每一天都需要什么。记下你每天做的动作，这样你就可以在身体出现疼痛时追踪诱因。

, 从小强度开始。如果你已经有一段时间没有运动了，那么从每周几次15分钟的运动开始。一旦你感到安全和自信，就从那时开始增大运动强度，但如果运动强度一开始就很大，且在疼痛中结束，你就很难找到再次运动的动力。

, 把你的体重保持在健康范围。由于脊柱侧凸，你的脊柱已经承受了很大的压力，所以卸载任何额外的负荷并保持身体健康只会对你脊柱侧凸的身体有益。

激励人心的脊柱侧凸运动故事

在这本书的这一部分，我会教你一些患有活动性脊柱侧凸和接受过融合手术的患者可以做的运动。而在这之前，我想先和大家分享一些故事。让这些故事激励你，让你摆脱运动枷锁，让你的大脑再次记住你想做的运动。

› 我的一位 60 多岁的脊柱侧凸客户结束了为期一周的巴黎之旅，回到了纳什维尔的家。她有相当严重的腰段侧凸，Cobb 角大约有 50°。经过漫长的彻夜飞行，在鹅卵石铺就的街道上走了好几千米，再加上她在旅途中遇到寒冷天气，我想她回来时她的脊柱侧凸状况会很糟糕。有趣的是，当我在课程开始时用脊柱侧凸计测量她的背部时，测到了她多年以来最小的侧凸曲度。不仅是她的旋转角变小了，而且她已经很久没有这种充满力量和完全无痛的体验了。她在崎岖的山路上跋涉了数千米，这确实对她的身体有好处。

› 我的另一位 70 岁出头的客户，她的脊柱侧凸与我刚才提到的客户几乎相同，她去英国徒步旅行，我担心她回来时会发生最糟糕的情况。然而，她度假后的脊柱侧凸测量结果也是相当长一段时间以来我见过的最好的。高强度的徒步旅行使她的身体获益良多。

› 我的一位 15 岁的脊柱侧凸客户，有 50° 的上胸段侧凸，从小就练巴西柔术。她很强壮，有着奇妙的身心联系。我记得我和她一起上的第一堂私人课，当时我正在给她做肌肉测试。通常，患有脊柱侧凸的人臀大肌不是很强壮，就算力量较好，通常也只在一侧。但她的臀大肌不仅非常强壮，而且两侧力量相当。由于她的脊柱侧凸曲度较大，我没想到测试结果这么好。接下来我着手处理她不均匀的下背部肌肉。我告诉她我想让她激活哪块肌肉，然后把手放在那块肌肉上。她闭上眼睛，甚至在开始训练之前就激活了肌肉。我从未见过一个拥有脊柱侧凸的青少年有这样的能力。有一天，她进来宣布要加入学校的摔跤队。起初，我很担心这会对她的背部造成什么影响。在她开始练习摔跤约 1 个月后的某天，我注意到她上课前的脊柱侧凸计起始数字是有史以来最低的。我问她在摔跤方面做了哪些额外的练习，她说她的教练让她做壶铃训练。我很震惊，她的背部并没有因为围绕身体摆动沉重的壶铃而恶化，所以我让她给我展示一些动作。就在那时，我看到了一切的联系。因为她有很好的肌肉力量和身体控制能力，并且知道如何解旋她的脊柱侧凸。

ɩ 当我在哥斯达黎加的时候，我每天都泡在太平洋里。我和我的孩子们一起在海浪上跳跃，冲浪，最后我和我丈夫在海滩上连续走了几个小时。我的身体已经有好几个月没有感觉到这么棒了。当我在那里的时候，我甚至没有做任何脊柱侧凸的运动或按摩。我每天都在以不同的方式运动，我的身体状态非常棒。

ɩ 最近有一位女士来找我，她患有严重的腰椎侧凸，她问我为什么她和家人一起滑雪一周时感觉最好。她说，从日出到日落，她和家人都在滑雪场上。我告诉她，这可能是因为她整天都在用平时不常用的肌肉。

下面，我将有请一位 60 多岁的脊柱侧凸客户用她自己的语言来激励你在脊柱侧凸运动之路上前进。

　　我已经和 Erin 一起练习普拉提两年多了。我在 Spiral Spine 普拉提工作室的经历是在一场肝炎后开始的，那场肝炎使我的肌肉和精神受到重创，整个人非常虚弱。我也渴望学习如何治疗我的脊柱侧凸，这种情况似乎随着年龄的增长而恶化。我的整个成年生活都在训练，但我发现普拉提是独一无二的，不仅在于它调动和加强脊柱的方式上，也在于我的臀部、骨盆和背部重拾了令人难以置信的活动性和灵活性。Erin 告诉我，为了保持肌肉力量，我们还必须恢复关节的灵活性和柔韧性，甚至是更深层的连接组织的筋膜。

　　我无法想象如何在没有普拉提的生活中继续追求怀着一颗感恩的心慢慢衰老。它带给我力量使我能完成日常活动，给了我能量来继续做我喜欢的事情，比如散步和徒步旅行，也给了我精力来跟上4个非常活泼的孙子！我永远感谢Erin和她的优秀员工，感谢他们在我参加的每一次课程里赋予了我自省的能力。独一无二的身体和灵魂是Spiral Spine普拉提工作室最大的追求，它每天都激励着我。每次离开工作室，我都自我感觉良好，现下状态，夫复何求？

找到一项你钟爱的运动，周围的人鼓励着你，你会再次爱上你神奇的身体。你比你想象得更强大，我为你感到自豪。

第七章 }

解析你的身体

当你能清楚地观察你的身体，看到它是如何弯曲、扭曲、旋转的，那么你就能确确实实地找出如何把它拉直的方法。只有当你知道自己现在处在什么状态，你才能确定怎样调整自己的身体。因为脊柱侧凸在你的后背，我想你可能并不知道你的脊柱侧凸是什么样子的。

我很震惊，很多人都告诉我他们的脊柱扭曲得可怕，但在我分析后，我发现他们的脊柱几乎是直的。这样的情况我已经碰到很多次了，一直对此感到困惑。我能得出的唯一结论是，有人在过去看到了他们自己的背部，注意到它看起来和其他人的背部不太一样，不知道该怎么办，并说这是他们见过的最严重的脊柱侧凸。老实说，这可能是真的，因为那些人没有见过太多脊柱侧凸病例，这会让患有脊柱侧凸的人认为他们自己看起来很可怕。

在我们深入制订你的背部治疗计划之前，让我们先弄清楚你的脊柱侧凸在哪里，它是什么样子的。这对你来说将是一个有趣的项目。我需要你找一个朋友或亲属来帮你处理这个问题。

只有当你知道自己现在处在什么状态，
你才能确定怎样调整自己的身体。

脊柱和骨盆评估

脊柱侧向评估

你要做的第一件事是让朋友评估你脊柱的横向或侧向变形。首先，站在你朋友的面前，背对他们。让他们用惯用手的示指和中指做"V"的手势，并放在你的脖子最上端的脊椎骨两侧。当你将头低向你的胸口并且慢慢将双手垂向你脚的方向时，他们的两根手指慢慢地从颅底顺着脊柱往下滑动，一直到你的腰骶部，直至你的双手触摸到你的足趾。

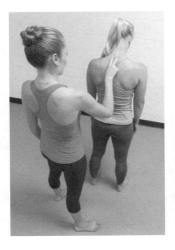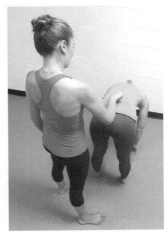

提醒他们，你的脊柱很可能并不在背部的正中间，所以鼓励他们让他们的手指跟随突出的骨头引导的方向。让他们注意骨骼是否偏离正中位，以及发生偏离的位置。你的脊柱可能不止一次偏离正中位，而且方向不同，所以一定要告诉他们这一点。只需向你的朋友展示你的脊柱在背部的确切位置。

脊柱旋转评估

接下来，让我们对你的脊柱旋转进行评估。站起来，让你的朋友把双手放平，就像刀片一样，手掌朝下。让你的朋友把他们的手放在你的肩膀上，而你依旧背对你的朋友。当你慢慢弯腰把手伸向地板时，让你的朋友把手放在你的背上慢慢地向下滑动，最后滑至你的下背部的尽头。

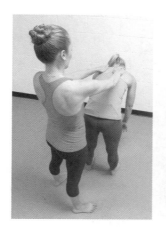 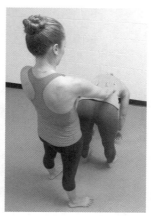

你的朋友是否在你背部的某个部位感觉到一只手比另一只手更高？当他们的手放在你的背上向下滑动时，情况发生了变化吗？当一只手更高时，这只手是否在脊柱横向变化的同一位置？

开始在你的日记本中记下所有这些观察结果，这些都是你的脊柱侧凸问题的重要部分。

骨盆评估

让你的朋友面向你，你站在离你朋友大约一臂之遥的地方。同样，让你的朋友把他们的手像刀片一样放平，手掌朝下。让他们把手放在你的腰部，向下推，直到他们感觉到你的骨盆顶部（髂嵴）。他们看到了什么？他们的手是在同一高度还是其中一只看起来明显比另一只高？把这个结果记录在你的日记本里。

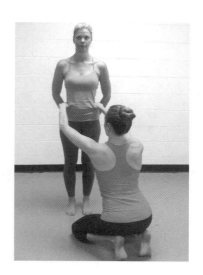

圆点贴纸

既然你的朋友已经能够在脑海中画出你脊柱的样子，那么是时候画出一张真实的照片了。首先，买一些圆点贴纸（或者你可以在家里找到的任何圆形的旧贴纸）。你可以在工艺品店、办公用品店，甚至在你最喜欢的杂货店的办公用品货架上买到它们。为了让你的圆点贴纸照片尽可能简单实用，我建议只使用一种颜色的贴纸。

让你的朋友从你的脖子最上端开始，一直到你的脊柱最下端，用"V"手势再做一次快速的脊柱侧凸身体评估，提醒他们找到你的脊柱在哪里发生侧凸。现在让你的朋友在每 1~2 块脊椎骨（这些是他们沿着你的背部感觉到的脊椎骨）上贴一个圆点贴纸，一直贴满整个背部。

接下来，让你的朋友再次找到你的骨盆顶部（髂嵴），双手向下按压你的腰部，直到他们感觉到你的骨盆顶部，就像骨盆评估一样。让他们在骨盆高点的左右两侧贴上贴纸。确保贴纸贴在两块骨头的同一部位，即使看起来可能不同。

然后让你的朋友在你肩胛骨的外侧点（肩胛骨的肩峰）贴上贴纸。同样，要小心地将贴纸放在两侧骨骼的同一部位，即使它们看起来可能不同。

贴纸贴好后，让你的朋友拍下符合下列要求的照片。

- ↗ 站直。这张照片将展示你美丽的背部脊柱侧凸曲线。
- ↗ 向前弯腰，双手触碰足趾。每当你脊柱的一个侧凸位于背部最高点时，让你的朋友告诉你停止弯曲，这样他们就可以拍照了。如果你有多条侧凸曲线，你就会有多张照片。这些照片将显示你的脊柱侧凸是否有任何与脊柱和（或）胸廓相关的旋转。

下图分别是一名和我一样被诊断患有青少年特发性脊柱侧凸（AIS）的患者的圆点贴纸照片，一名被诊断为 AIS 并接受了脊柱融合术的患者的照片，一名因长短腿而被诊断患有功能性脊柱侧凸的人的照片。所有这些人都有脊柱侧凸，但他们的身体和曲线看起来都不一样。

　　你的照片和这些相似吗？它们看起来不一样吗？你能看到你美丽脊柱的独特复杂性吗？

AIS

AIS 并接受
脊柱融合术

下肢不等长

示意图

现在你已经有了照片和你对身体里发生的事情的想像，是时候把它写在纸上，真正理解这一切了。为了绘制你的脊柱侧凸示意图，你需要你的圆点贴纸照片。

这不是艺术课，你不必是一名艺术家，但你得确保以后可以回顾你的画并对其进行解读。你可以使用圆点贴纸照片作为参考，这样你就可以画出你的身体。按照以下步骤绘制示意图。

- 在你的头部画一个圆圈，在你的头发上画一些线条，这样你就知道这是你的身体背部。
- 参照你站直的照片，按照以下步骤操作。
- 从你的头部下方画一条线，代表你的脊柱。在你看到圆点贴纸曲线的地方画曲线。
- 为你的左右肩画一条直线，如果你的肩胛骨圆点显示你的肩膀不等高，请注意以适当的角度画出来。
- 为你的臀部画一条直线，如果你的臀部圆点不等高，则也要以适当的角度画出来。
- 画一个向下的三角形来代表你的骨盆，根据你的照片适当地画出角度。
- 参考你向前弯腰的照片，你可评估你的脊柱侧凸曲线是否包含旋转（在此提示一下：大多数都包含旋转）。如果照片中胸廓的一侧比另一侧高，请从身体较高的部分向身体低的部分画一个环形箭头。这意味着脊柱正在向某个方向扭转。画出你在图片中看到的每一个旋转，记住不同的曲线可能朝着不同的方向旋转。用圆形箭头画出你看到的所有旋转。

如果你看我的背部照片，你可以看到我的脊柱侧凸有典型的向后旋转的 S 曲线。我的圆点贴纸照片显示我有一条向右上旋转的曲线和一条向左下旋转的曲线。在我的肩膀上，我的右侧圆点贴纸比左侧圆点贴纸高，所以我画了一条成一定角度的直线，显示我的右肩更高。我臀部的圆点贴纸是等高的，所以这条线是水平的。

我弯腰的照片显示我的胸廓有旋转。在我的示意图上，我在胸椎周围画了一个环形箭头。环形箭头是顺时针方向的，表示我的右后肋骨在空间上更靠后，左前肋骨在空间中更靠前。在我的代偿性腰椎曲线上，我有一个相反方向的旋转，所以我在腰椎周围画了一条逆时针的环形箭头。

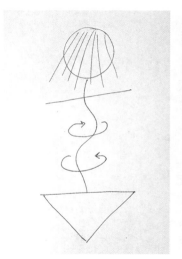 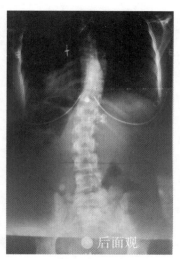

上方右侧图是几年前拍摄的我的背部 X 线片。进行对比的话，你可以看到我的圆点贴纸照片、示意图和 X 线片很相似。它们都显示出向右上和向左下旋转的曲线，右肩更高，骨盆等高。这个过程绝不能代替 X 线检查，但它确实能让你全面了解你身体的现状。

接下来，看看接受脊椎融合手术的 AIS 患者的圆点贴纸照片和示意图。你看她的圆点贴纸照片，你会发现她的脊柱侧凸有着典型的向后旋转的 S 曲线，就像我的一样。她的曲线大小看起来不同，尽管已用金属固定，她的脊柱仍然在上脊柱向右弯曲，在下脊柱向左弯曲。

她做了融合手术，所以我在融合的地方画了一条粗的、几乎是直线的线。她的右肩胛比她的左肩胛低，所以我画了一条成一定角度的直线，显示她的右肩更低（译者注：图片显示的右肩更高，与原文相反）。她的右臀比左臀高，所以她的臀线是成角度的。虽然使用了融合棒的人不能向前弯曲身体，但在"向前蜷曲身体"的照片中，你可以看到她仍然有旋转——这和我的相似。在她的示意图中，她的上曲线上有一个顺时针箭头，下曲线上有个逆时针箭头，表示她的脊柱旋转。

最后，让我们看一个下肢不等长的人。如果你看他的圆点贴纸照片，你可以看到他的腰椎侧凸弯向右侧。他患有功能性脊柱侧凸，原因是左腿比右腿长。这种差异导致了髋关节抬高，导致他的脊柱向右弯曲。

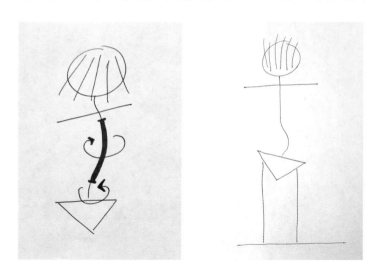

下肢长度评估

如果没有成像技术和测量设备，评估你的腿长是否有差异可能会非常棘手，所以我想提醒你注意一些事情。当一个人的双腿不一样长时，他们的身体会试图通过缩短长腿来代偿。以下是你可能对较长的腿试图做出代偿的一些迹象。

- 较长腿的膝关节过伸，但较短腿没有。
- 较短腿直立时，较长腿的膝关节屈曲。
- 较短腿直立时，较长腿会离开身体中线外展一定角度。
- 较长腿直立时，较短腿足尖踮地。
- 较长腿直立时，同侧臀部下沉，这样双脚就可以都踩于地面上。

许多客户来问我腿长是否在他们的脊柱侧凸中占据一定因素。将这些观察技术与脊柱和骨盆评估以及圆点贴纸照片一起使用，就可以评估出其是否是你的脊柱侧凸问题的一部分。即使臀部稍微抬高（其根源通常只是组织紧绷），腿长的差异通常不是脊柱侧凸的根本原因，但你确实需要确保这不是脊柱侧凸问题的一部分。当腿长不一致时，它会影响运动专业人士与你合作的方式，以及你在训练时如何使用衬垫，还可能影响手术和支具治疗。出于这些原因，了解是否存在腿长差异是很重要的。

脊柱侧凸计

我和我的员工在 Spiral Spine 普拉提工作室的每节课前后都会使用一种简单的设备——脊柱侧凸计来测量客户脊柱的旋转。研究表明，一个人的 Cobb 角（通过 X 线测量）和脊柱旋转（通过脊柱侧凸计测量）呈正相关[29]。这意味着，如果你在活动或治疗前后测量了脊柱，并注意到旋转程度下降，可以推断你的脊柱侧凸在活动或治疗期间可能会变得更直。随着时间的推移，记录脊柱侧凸计的测量值是确保对你的脊柱侧凸有帮助且无害的好方法。当你在示意图中标记环形箭头时，你正在绘制脊柱侧凸计测量出来的脊柱的旋转。

虽然目标不是让你的脊柱减少旋转直至 0°，当然也有这样的可能性，但你要做的是观察你脊柱侧凸的身体可能发生的状况。定期记录也会给你反馈你的脊柱侧凸是否在继续恶化、稳定甚至缓解。你不必焦急地等待下一次 X 线检查，就能知道你的脊柱发生了什么。这样你就知道如何适当地照护自己的身体。

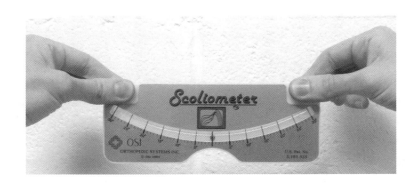

你可以从医疗用品公司购买脊柱侧凸计，也可以在手机上下载应用程序来使用。几年前，我对市场上的东西不满意，所以我开发了自己的脊柱侧凸计应用程序，名为"Spiral Spine 的脊柱侧凸计"。Spiral Spine 普拉提工作室的所有员工都会使用，它会定期更新，以确保它是可用的最好的脊柱侧凸计应用程序。它只需几美元，在苹果和安卓应用商店都有售。

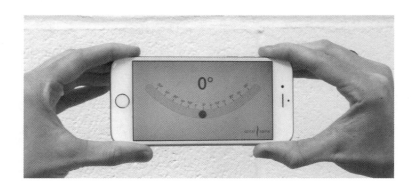

脊柱侧凸计是迄今为止我和我的员工在我的工作室评估客户的脊柱侧凸时最常用、最有用的工具。

我还创建了一个免费的、可下载的 PDF，你可以从 www.SpiralSpine.

com 的商店页面上检索到，名为"脊柱侧凸计记录表"（scoliometer tracking sheet），你可以自己记录所有数字。

脊柱侧凸计记录表

Spiral ⟩ Spine

www.SpiralSpine.com

姓名：_____

日期	疗程开始	疗程结束	备注

下载 Spiral Spine 脊柱侧凸计应用程序，通过手机跟踪脊柱侧凸的变化。
在 www.SpiralSpine.com 商店页面上免费获得"脊柱侧凸计记录表"。

　　你知道吗？脊柱侧凸计可以讲述脊柱侧凸的故事，来看我的一位年轻女性客户的脊柱侧凸计记录表就能理解我的意思。我记录了她几个月来课前和课后的脊柱侧凸计的读数。

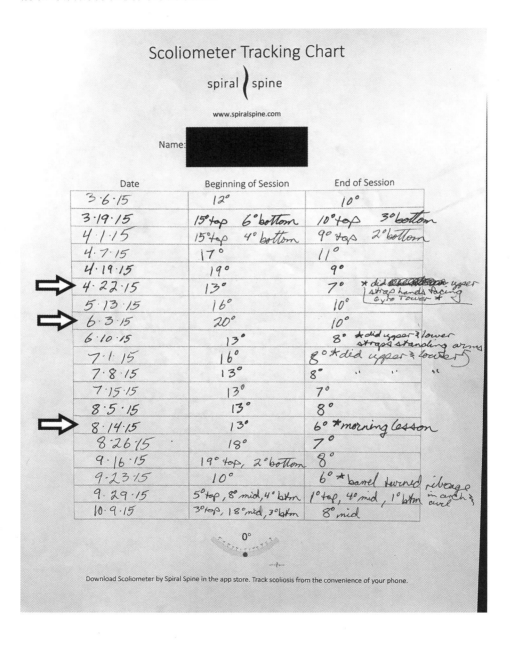

这位客户来训练时通常主曲度为 15° 或 16°，结束离开时主曲度为 9° 或 10°。2015 年 4 月 22 日，我们有了突破，发现了一系列真正让她受益的训练。我在她的脊柱侧凸计记录表上注意到，她的背部对特定的运动有反应。我们第一次将她的脊柱旋转降到了 7°，那是激动人心的一天。

在她 2015 年 6 月 3 日的测量中，她的主曲度为 20°（远高于正常值）。事实证明，前一天，她在新工作中一直在爬梯子和搬重箱子。她的脊柱侧凸可不喜欢这样，脊柱侧凸计也这么告诉我。在那节课上，我知道为了减少她的曲度，我有很多事情要做。

2015 年 8 月 14 日，她的初始测量值非常低，她也以有史以来最低的测量值结束了这节课。在这特殊的一天，她来上的是上午的课，而不是下午或晚上的课。我们发现她的脊柱在早上更灵活，我们通过早上的课程来缓解她的脊柱侧凸效果更好。

现在轮到你来讲讲你的脊柱侧凸故事。你需要一个朋友在你的背上使用脊柱侧凸计来测量脊柱。我建议你让一个和你住在一起或经常和你见面的人来帮你测量，因为你可能需要经常测量。每个人使用脊柱侧凸计的方式都略有不同，所以让同一个人在活动前后来帮你测量你的脊柱，这样能够准确地记录你的脊柱侧凸进展。

你的朋友可以通过练习来掌握脊柱侧凸计的使用方法。以下是如何通过 Spiral Spine 应用程序使用脊柱侧凸计的方法。

（1）站在朋友面前的平坦地面上，足趾向前，背对朋友。

（2）在你的手机上打开脊柱侧凸计应用程序，让你的朋友在横向视图中握住手机。让他们把拇指放在手机的下角外侧，其余手指放在上面（就像拿着汉堡一样）。屏幕应垂直于地面，设备背面朝向你的后背。

（3）让你的朋友把他们的手和手机放在你颈部，手机中线对着你的脊柱。等到手机平衡时，在脊柱侧凸计上的读数为 0°。

（4）让你朋友双手拇指在你后背均衡用力，不然很可能会导致脊柱侧凸计无法保持在 0°。

（5）当你朋友说开始时，慢慢地屈曲你的背部，手指触碰地面（就像你做脊柱评估时一样），同时你朋友以同样的速度移动手机。脊柱侧凸计的中线需要与脊柱保持一致，这意味着你朋友需要同时横向移动和旋转手机，才能获得正确的读数。

（6）让你的朋友记下脊柱侧凸计的最大读数，因为他们会把手机从你的背部拿下。如果你有多个曲线，脊柱侧凸计会从一边切换到另一边，你朋友需要记住多个脊柱侧凸计读数。

（7）在脊柱侧凸计记录表上写下与每条曲线相关的最大数字，并找到一个妥善的地方来保存你的记录表。

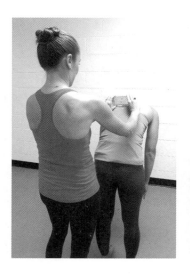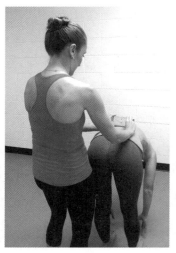

　　我知道这看起来很复杂，但一旦你用过一次，就不会这么觉得了。阅读几次使用说明，然后看看这些图片。如果你仍然感到迷惑，去 www. SpiralSpine.com 点击"起点系列（Starting Point Steries）"，会有免费的教程视频向你展示如何使用脊柱侧凸计。

凹与凸

到目前为止，还没有讨论过脊柱侧凸的不同方向。但有两个重要的术语我需要你去理解，因为它们可帮助你理解你的脊柱侧凸和正确的处理方法。这便是凹和凸。每条脊柱侧凸曲线都有一个凹的部分和一个凸的部分。它们是一条曲线相反的两边。大多数脊柱有多条曲线，因此有多个凹凸部分。

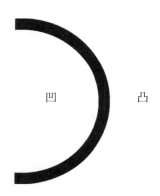

凹　　　　　凸

我有一个笨方法可用来记住曲线的哪一边是凹面部分，先想象一个由岩石组成的洞穴。如果我"在"一个脊柱的洞穴里，我的头顶上是圆形曲线。那么，我"在"曲线的凹面部分。

为了给你一种视觉上的方式来记住曲线的凸面部分，想象一个放在商店里用来防止入店行窃的圆形镜子。它的表面是圆形或弯曲的，所以商店经理站在一个地方就可以看到很多人。脊柱侧凸曲线凸的部分就是向外的圆弧。

我要用一个亚洲年轻女性寄给我的 X 线片来进一步描述这一点。下页图中数字 2 和 3 是曲线的凹面部分，数字 1 和 4 是曲线的凸面部分。你能看到 2 和 3 是如何在曲线的"洞穴里"的吗？你能理解 1 和 4 是如何在曲线的凸面部分外的吗？

大多数人曲线凸面部分（见下页图中数字 1 和 4）的肌肉更强壮 [30-32]。虽然它们是较长的肌肉，但它们通常是一直试图保持背部直立的主要肌

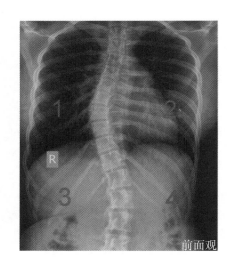

前面观

肉。在左边图中标注为 2 和 3 的是凹面部分的肌肉，通常更短，且萎缩更严重。我们将在用来指导练习的第八章中讨论更多关于解决肌肉差异的问题。

来自牙买加的奥运会短跑金牌得主 Usain Bolt，恰好是我最喜欢的脊柱侧凸患者之一，因为他身患脊柱侧凸但依旧有如此成绩。他在奥运会中，获得 100 米短跑三连冠，成为世界上跑得最快的人。他的背部让我着迷，脊柱侧凸的解剖更让我痴迷，因为他对他两个凹面部分的肌肉着重训练，并使其比凸面部分的肌肉更强壮。从解剖学的角度来看，这是很了不起的，因为它一反脊柱侧凸的常态。

我相信他的教练阻止了他的脊柱侧凸的发展，通过这样训练他的背部肌肉，帮助他的背部、骨盆和腿部达到精英水平。Usain Bolt 在他脊柱侧凸的凹面部分拥有更强壮的肌肉组织，因为他需要训练他背部这些区域的肌肉来帮助稳定他的脊柱曲线。

在这里，你可以看到脊柱侧凸的"凹凸"定律被打破，肌肉得以自然发展。这个世界上跑得最快的人对他的脊柱侧凸所做的事情完全颠覆了典型的凹凸两侧肌肉发展的观念。

最后的汇总

我知道我刚刚给出了巨量信息，所以让我们来整合一下。在你的日记中，我想让你把你写下的日常身体疼痛情况和你新绘制的示意图进行比较。在示意图上绘制出你感到疼痛的地方。在感觉相同的地方，涂上一样的颜色，标注一样的形状。

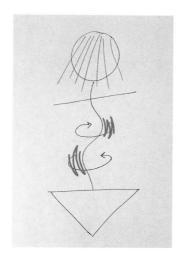

画出曲线的凹凸部分。曲线凸面部分的肌肉通常会过度劳累和痉挛。这是你感受到疼痛的地方吗？提示一下：这是大多数人感到疼痛的地方。

Usain Bolt 强化了脊柱侧凸凹面部分的肌肉，以便能够以无痛状态奔跑。看看你的示意图，标出你需要强化的凹面部分的肌肉在哪儿。如果你锻炼了这些肌肉，你认为这有助于缓解脊柱另一侧痉挛的肌肉吗？把它标示出来，思考一下。

我为你感到骄傲，因为你刚刚完成了主动帮助自己非常重要的第一步。你不仅有你的脊柱和感受的视觉图像，而且你是能感受到它的。这是巨大的一步！

当你第一次去找专业人士时，请把你刚刚创建的所有东西复制一份给他们。如果他们是受到过教育的专业人士，他们就会理解你给他们的宝贵信息，他们的大脑会立即开始制订一个如何帮助你的计划。

第八章

脊柱侧凸运动训练

"运动就是生命。生命是一个过程。提高过程的质量，你就提高了生命本身的质量。"

——Moshé Feldenkrais，20世纪伟大的运动治疗师

在本章中，我将向你介绍一些可以改善你脊柱侧凸的身体，增强脊柱力线对位、柔韧性和肌肉力量的运动和动作。对那些脊柱还能活动的人来说，进行脊柱侧凸治疗性运动的主要原则就是将脊柱调整到一个更长且较少旋转的状态，然后利用肌肉来保持这个长度。在本章的学习过程中，请记住这个主要目标。

如果你已经做了椎体固定的手术（脊柱融合术或其他防止椎体移动的脊柱手术），你的目标则是平衡脊柱两侧的肌肉，以强化手术周围区域的肌肉，同时增强和放松身体中没有内固定区域的肌肉。在开始运动之前，需要清楚地了解内固定的位置，防止这些部位受伤。在这一章你会看到和上一章同样的一个案例，她也做了脊柱融合术。她证明了手术后你仍然可以活动，但重要的是要知道你受影响的区域在哪里，这样你就可以选择要做的运动。

有一项为那些没有做过手术的人在运动前后拍摄影像并测量Cobb角，看看脊柱侧凸患者是否真的能从居家训练中受益的研究，该项研究人员发现，在简单的居家训练后，Cobb角可以改变5°~20° [33]。这太棒

了！这恰恰证实了我在自己和客户身上发现的东西：运动有益于脊柱侧凸患者。你必须动起来，重视你的脊柱侧凸，让它变得更好。你不能仅仅指望按摩和其他被动疗法修复你的脊柱侧凸，你必须亲力亲为。

请记住，我看不到你的身体结构。每个脊柱侧凸患者的身体都不尽相同，因此每个身体都需要个体化的治疗方案。我教的一些东西也并一定适合你的身体。因为我无法让你避免做所有对你身体不好的事，所以我会尽可能告诉你什么情况下不应该做某些特定的运动。

如果你不知道你的身体有什么禁忌证，你需要询问你信任的医学专家或运动专业人士。你需要掌控自己的身体并且选择要做的运动。

在我开始教你特定的脊柱侧凸运动之前，我将为你介绍一个需要融入运动中的重要信息，那就是矫正衬垫。

矫正衬垫

你知道吗？当你躺下时，只是把一个物体放在背后特定的地方，就可以减少脊柱的旋转和弯曲。这是真的，我把这个放在背后的"东西"称为矫正衬垫。在训练时矫正衬垫对我和我的脊柱侧凸客户而言是一个非常有价值的工具。

使用矫正衬垫的目的是帮助你的脊柱更多地回到自然力线，并减少旋转或侧向的曲度。

不论是仰卧位还是俯卧位，我最喜欢的衬垫材料是可折叠的格子衬垫。普拉提行业大多数人都称之为"粘垫"。在我的工作室里，我有许多格子衬垫，我将衬垫裁剪到大约 1.5 英尺 × 1 英尺（约 45 cm × 30 cm）。我喜欢把两块衬垫合在一起，然后折叠几次，做出一个大约 1 英寸（约 2.5 cm）厚的衬垫。它最终和我的手掌差不多大。我可以通过增加或减少衬垫，或用不同的折叠方式使衬垫变厚或薄。这种材料的防滑特性对于衬垫在运动中不移动从而能很好地起作用是非常重要的。

你可以根据自己脊柱的形变能力，随时增加或去掉衬垫。如果你的脊柱形变能力很好，可尝试增加一块衬垫来更有力地推动和减少脊柱旋转；如果你的脊柱僵硬且疼痛，可取走一块衬垫。在运动过程中，使用适量的衬垫确保你能够呼吸且舒适地躺在衬垫上。

如果你没有现成的格子衬垫，那可以使用一条折叠的毛巾，甚至是卷起来的运动衫。它不需要特别花哨。我曾在没有其他东西可作为衬垫的时候，脱下了我的袜子，将它们卷成一个球放在背部。衬垫材质不是特别重要，重要的是你要确保衬垫放置的位置是正确的。

在侧卧位的时候，我喜欢用一个卷起来的瑜伽垫，一个米袋，有时甚至将两者同时作为衬垫。我发现大多数人的身体在侧卧时喜欢使用较大的衬垫。

你能体会到衬垫的作用，而且会说，"哈哈，感觉真好。我终于可以深呼吸，甚至能感到轻微的牵伸。"

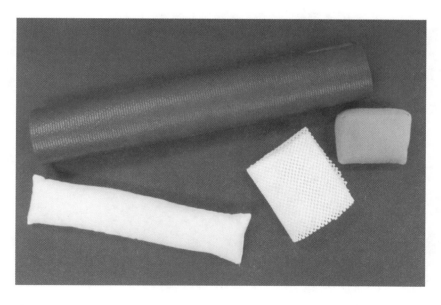

在之前你绘制的示意图中，你需要记录当你处于不同的身体姿势，衬

垫的放置位置。我用字母来记录这些位置。

注意：如果你做过脊柱固定手术，你放置衬垫的方法将与我接下来描述的完全不同。这些部位可以让你感觉更舒适，而不是推动你的脊柱。如果你使用后感觉不舒服，那就不要垫。你可能会发现，你不喜欢垫在背后更喜欢垫在身前。做任何你自身感觉良好的事情。

"B"表示垫在背后

仰卧时，在脊柱向地面旋转的地方放一个衬垫，这是脊柱侧凸曲线的凸面。确保衬垫位于曲线的最侧面（曲线顶端的椎体水平）。由于骨盆的背面是脊柱的底部，很多时候需要在发生旋转的骨盆处放置衬垫。这使得身体中向后旋转的部分可以向前转动，也可以利用身体受到重力的作用，让身体试图向前旋转的部分转回来。如果有多个旋转，则需要对每条曲线重复此过程。在示意图上将背部衬垫要放的位置标上"B"。

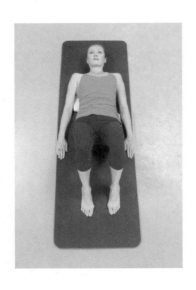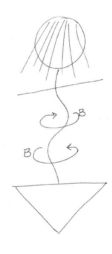

"F"表示垫在身前

前部衬垫与背部衬垫正好完全相反。先仰卧在衬垫上，然后再翻身俯卧，不要移动地面的衬垫，这样衬垫就在正确的位置上。目标是推动脊柱、胸腔和骨盆到一个更中立的对位力线上，所以检查每条曲线，确保衬垫可以让脊柱减少旋转。在示意图上将前部衬垫要放的位置标上"F"。

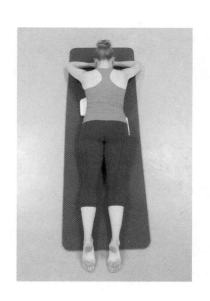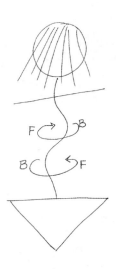

"S"表示垫在侧面

最简单的方法是先仰卧在背部衬垫上，然后向两侧滚动试一下。正确的衬垫位置将与仰卧时脊柱的衬垫位置产生相同的效果，反之亦然。在示意图上将侧方衬垫要放的位置标上"S"。

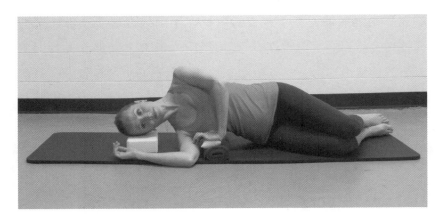

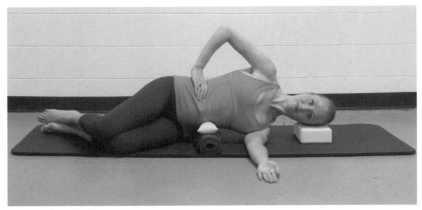

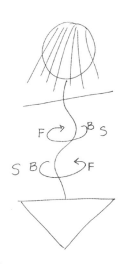

用于脊柱固定手术的衬垫

脊柱融合术之后使用衬垫的目的是让你感觉更舒适，而不是推动脊柱。如果使用衬垫之后感觉不舒服，就不要用衬垫。你可能会发现你不想用背部衬垫，更喜欢使用前部衬垫。根据脊柱融合的位置，你可以参照没有做过脊柱融合术的人在一些区域（不受手术影响的区域）使用衬垫。它可以是任何让你身体感觉良好的位置，记住根据融合的区域进行调整。

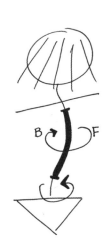

右边示意图展示了我这位做过脊柱融合术的模特是如何放置衬垫的。她在自己的身体需要额外的支撑或觉得疼痛时才使用衬垫。她不使用侧方衬垫，也不会在脊柱下部弯曲处使用衬垫，因为这些部位会让她不舒服。为了简单起见，在这一章你都看不到她使用衬垫。

长短腿矫正鞋垫

长短腿矫正鞋垫是为了让骨盆（髂嵴）处于水平位，这样当你运动时，骨盆上方侧凸的脊柱就能伸直。有很多种方法可以达到这样的效果。如果你穿鞋进行训练，将短腿一侧的鞋内垫高，以帮助平衡骨盆。如果你不穿鞋训练，在短腿的脚下面放一只鞋垫也有同样的作用。根据长短腿的差异程度，还需要在做跪位运动时给短腿一侧的膝下放置衬垫。

你可以用增高垫或者鞋垫来平衡双腿以调整脊柱侧凸，也可以使用在本章前面提到的脊柱衬垫。我见过一些长短腿的客户需要脊柱衬垫，而另一些客户不需要，使用鞋垫就可以达到矫正效果。

在阅读这一章时，随时在你的示意图上做标记，以帮助你在运动时记住衬垫的放置位置。如果我的客户记不清衬垫如何放置，我会告诉他们根据仰卧位姿势来旋转他们的示意图。这更便于客户理解衬垫的放置。

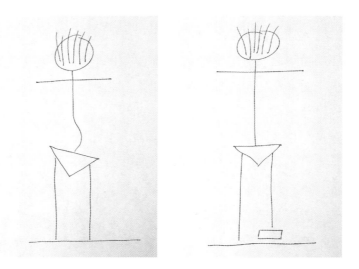

脊柱侧凸运动原则

　　脊柱侧凸运动原则是在我对脊柱侧凸深入研究时发现的运动概念，多年来的经验，以及与我的脊柱侧凸客户一起工作的切身体会，为脊柱侧凸患者提供了最佳收益。下面每个部分都有一个在运动时需要你去思考的问题。仔细阅读每一个原则，充分理解它。我在运动的篇幅之后列出了一些需要注意的禁忌证，所以在开始运动之前，请确保你选择的每个运动对你的身体都是有益的。

增加本体感觉

　　运动时问问自己，"我能感受到自己的身体在哪里吗?"。

　　研究表明，许多脊柱侧凸患者缺乏部分或全部的负责本体感觉或空间位置觉的基因系统[34, 35]。正因为如此，由于缺乏本体感觉反馈，站立位训练变得更加困难[36]。例如，许多客户在站立位弓步运动时很难感知下肢在空间中的位置，而他们卧位与地面接触时更容易感知自身位置。衬垫也可以帮助你在卧位训练时增加本体感觉。其他有效工具包括镜子、手和其他训练道具或设备（弹力带、大小不同的球、普拉提核心床等）。你自己或者朋友给你拍照片、视频，观察你在训练时是否靶向到自己的脊柱侧凸也很有用。我给客户的工具都是对他们有益的，可用来帮助他们感知自己在空间中的位置，因为大多数人根本无法感觉到。

拉长你的脊柱

　　　运动时问问自己，"我能再高一点吗?"。

　　你玩过弹簧人吗？这个儿童玩具本质上是一个线圈。在正常状态下，弹簧被紧紧地环绕成一个密集螺旋。如果你拉长它，密集螺旋会舒展很多，你就会得到一块几乎被拉直的可弯曲的材料。如果你试着拉直它而只固定一端，它就会向一边缩回去，然后环缩回原来的形状。脊柱侧凸也是这样。

　　下面的照片通过一个弹簧和另一个类似螺旋脊柱的玩具展示了这个原理。看看当我把这些物体拉长时会发生什么——螺旋弯曲减少了。

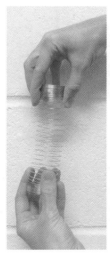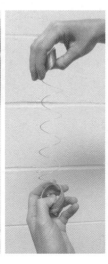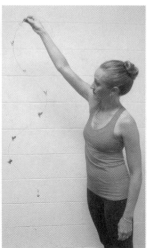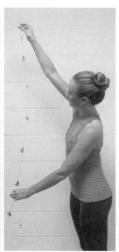

基于这一点，当脊柱侧凸患者做运动，可优先考虑拉长脊柱。拉长和拉直脊柱几乎可以立即改善脊柱侧凸的曲度。有太多的方法可以拉长脊柱长度。我们将从被动拉长的牵引方式开始。

双臂悬挂

把双手放在一个水平杆或一个可以抓握的固定物体的边缘，让身体利用重力被动拉伸。让肩膀自然上举，因为我希望你的身体在这个姿势得到舒展，脊柱得到减压。大多数人在这个姿势可感受到明显的拉伸。你也可以屈曲一侧膝关节，这样身体的一侧就会比另一侧得到更多的拉伸。然后试着屈曲另一侧膝关节，注意自身的感觉。如果有一侧较紧，那么多拉伸此侧。

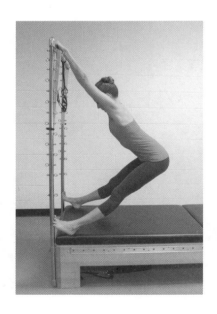 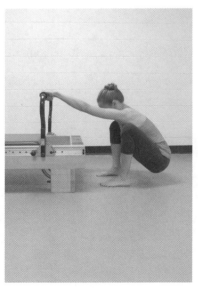

我的大多数客户都喜欢在家进行自我牵引。这是一个很好的疼痛处理方式，也是一个松解紧张软组织的神奇方法。你在家可以用以下物体来进行牵引。

- ↗ 门框。
- ↗ 厨房或浴室水槽。
- ↗ 加固的衣柜杆。
- ↗ 高低床梯子。
- ↗ 芭蕾舞栏杆。

对抗试图将脊柱曲度拉弯的重力从而拉长脊柱。重力对脊柱侧凸患者并不友好。每天早上，我要把汽车的镜子稍微调高一点。在一天结束开车回家的时候，我必须把镜子向下移动一两英寸（3~5 cm），因为重力使我的脊柱侧凸曲度增加。

大多数人的脊柱在晚上都会有点短缩（无论他们是否有脊柱侧凸），但有脊柱侧凸的人可能会短缩较多，因为他们的脊柱侧凸曲线弧度更大。

我们生活在地球上，重力不断地拉弯我们的脊柱，所以我希望你在运动前做的第一件事就是牵引。牵引脊柱以逆转重力对脊柱的影响。如果你感到脊柱受压，或者刚刚完成了一些剧烈的力量训练，停止你正在做的事情，去牵引你的脊柱。这可以让你的身体恢复拉长，这样你就可以在整个训练过程中保持一个未受压的脊柱姿势。

呼吸和减少旋转

运动时问问自己，"我哪里在呼吸？"。

我从一位导师那里听到了一个有趣的故事，他的一个客户是一名呼吸外科医生。这位外科医生说，他最不喜欢在老年患者肺下叶上做手术。据他说，从这些肺部散发出的恶臭绝对是世界上最难闻的气味。在给这些患者做手术时，他必须咀嚼薄荷或糖果，或者在手术面具的内部涂抹精油，这样他就不会被可怕的气味臭晕。

气味如此难闻的原因是老年人很少深呼吸，他们呼吸很浅。这意味着肺叶底部的空气从未离开过肺，它永远停留在那里，几乎变成了腐烂的空气，永久地被困在体内。你再想一下。腐烂的空气可能会永远停留在你的肺里。说真的，你能容忍腐烂的空气留在肺部吗？把它们呼出来！

　　研究表明，由于脊柱侧凸患者的胸腔通常狭窄，所以在深呼吸方面已经处于劣势 [37]。其他研究表明，脊柱融合术可以显著改善脊柱侧凸患者肺功能下降的可能性，有时可以长期改善 [38]。除了脊柱侧凸限制胸腔的运动之外，肋骨的旋转也会挤压肺部。因为这些胸腔的限制，我相信我们所有脊柱侧凸患者的肺部也有这种恶臭。因此，脊柱侧凸患者学习如何深呼吸和在日常训练中配合呼吸是至关重要的。

　　在你学会把空气吸入你的身体，打开你的凹面部分和减少脊柱旋转之前，你需要学会充分的深呼吸，就像你要摆脱那些腐烂的空气一般。

　　坐下，缓慢地吸气 10 秒；想想吸入糖浆或蜂蜜，那种非常黏稠、移动缓慢的液体。将肺的底部，即胸腔底部区域的空气呼出 10 秒。试着用手压在身体的两侧。当你吸气时胸腔和腹部应该像气球一样膨胀，呼气时瘪下去。你可能会注意到，一边比另一边填满得更快。稍后在笔记上做好记录，先集中精力把肺部吸满。

　　一旦你觉得自己可以按要求吸满和呼空你的肺部，试着在胸腔两侧均匀地吸气。对于吸入总是较慢的一侧，你能促使空气吸入从而跟上快的一侧吗？你可能会发现吸满气较慢的一面是凹面。多练习，直到你能更容易地使肺两侧均匀呼吸。

　　现在试着仰卧在衬垫上呼吸。翻身到俯卧位和侧卧位，体会这两种情况下呼吸的感觉。记下哪些体位更容易吸气。

　　准备好迎接更多的挑战了吗？下一个阶段的脊柱侧凸呼吸法旨在把气往凹处吸入。对于我的脊柱侧凸，我必须吸气到我的左上背部和右下背部。把你的手放在脊柱凹处（对我来说，是左上和右下），试着把气吸进这些特定区域。对我和我的大多数客户来说，仰卧在衬垫上更容易掌握这个方法，因为衬垫会减少脊柱侧凸，帮助你用呼吸填充你的脊柱凹处。这并不简单，所以如果你感到沮丧的话，休息一下，明白前面的步骤是为此打基础。在你的日记中记下你需要将气体送到的地方。

　　无论你正在做哪个阶段的呼吸训练都应该将其应用于日常活动。呼吸控制可能需要很长时间才能适应，所以尽可能地随时应用它。我有很多客户在每次等红绿灯或在商店排队时都会做呼吸训练。不是必须做运动才能矫正你的脊柱侧凸。

　　研究表明，脊柱侧凸患者旋转进去的凹面部分的肌肉较弱 [39, 40]。好消息是，研究表明，将凹面旋转回来（我称之为减少旋转）有助于减少身体的不对称 [41]。呼吸训练是减少脊柱旋转的基础。

找到骨盆中立位

　　运动时问问自己，"我的骨盆在哪里？"。

　　注意：如果你的骨盆和（或）腰椎由于手术而不能活动，那么手术后它们被放置的位置就是你的骨盆中立位。不要试图借助衬垫或动作来移动你的骨盆。

　　仰卧在衬垫上。用手掌找到你的髂前上棘（ASIS），中指放在耻骨上。最后你的双手会构成一个三角形。我希望当你仰卧时，这个三角形与地面平行。

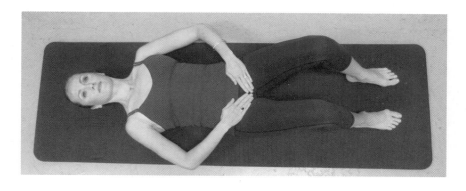

骨盆时钟是我平衡骨盆的首选运动。想象一下你的骨盆是一个时钟：你的肚脐是 12 点，你的左髂骨是 3 点，你的耻骨是 6 点，你的右髂骨是 9 点。将骨盆从 12 点转到 6 点，然后从 3 点转到 9 点。往一个方向转是更容易还是更难？接下来，将骨盆倾斜到 12 点，顺时针旋转，再逆时针旋转。是否会有卡顿？如果有，围绕着卡顿转动你的骨盆。

让骨盆回到中立位，双手在骨盆上构成三角形。现在你的三角形应该更容易平行于地板。

你会在骨盆周围放置衬垫吗？衬垫可能有助于增加稳定性，或者你也可能会觉得不舒服。多尝试一下。

松动你的脊柱关节

运动时问问自己，"我能感觉到背部的骨头在移动吗?"。

注意：如果一些脊柱侧凸患者有其他一些诊断，那么活动性运动将是禁忌证。例如，Ehlers Danlos 病是一种会影响身体连接组织的关节过度活动综合征 [42]。如果你的关节过度活动，更多的活动对你没有帮助，而可能会伤害你。

研究表明，"旋转僵硬" 与更大的 Cobb 角呈正相关 [43]。研究还表明，脊柱侧凸的曲度会伴随着僵硬而增加 [44]。这意味着松动脊柱对减少曲度至关重要。

仰卧在衬垫上，找到你的骨盆中立位。膝关节屈曲，双脚放在地板上。向胸廓凹面区域吸入空气。当你呼气时，脚向地面用力，骨盆向骨盆时钟 12 点方向后倾。将骨盆抬离地面，然后将椎体一节一节地抬离地面，直到在肩胛骨处停止。

吸气，想象着拉长你的脊柱。慢慢地呼气，逐节将椎体放回地面直到骨盆回到中立位。你的脊椎是像珍珠项链一样一次一颗地移动，还是一整块一起移动的？注意一下你的脊柱是如何活动的。

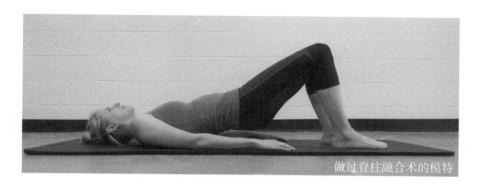

做过脊柱融合术的模特

如果你做过脊柱融合术，那就要小心，或许你不能做这个练习，这取决于你的脊柱哪一部分被融合了。如果你不确定，请谨慎行事，并咨询你的医生或运动专业人士了解更多信息。

训练你的核心

运动时问问自己，"什么原因使我的身体不能再保持稳定？"。

核心肌力对那些患有脊柱侧凸的人来说非常重要。核心是由 4 块肌肉组成：膈肌（协助呼吸）、腹横肌（腹部最深层的肌肉，像紧身胸衣一样环绕腹部）、腰部多裂肌（将背部椎骨相连）和盆底肌群（帮助腹腔内脏器对抗重力并在身体离开重心线时稳定它们）。它们一起工作稳定你的躯干下部。

有研究对患有青少年特发性脊柱侧凸（AIS）、戴脊柱支具和 Cobb 角为 20°~45°的女性进行了比较。针对她们特别的身体，将她们分为两组，一组进行专项脊柱侧凸运动训练，另一组接受核心稳定性训练。两组女性的胸腰椎 Cobb 角和椎体旋转（脊柱侧凸计测量）均减少了，并且脊柱看起来更直了。然而，只有核心运动小组的疼痛水平降低了 [45]。

另一项研究显示，做核心稳定性训练和传统训练的脊柱侧凸患者与只做传统训练的脊柱侧凸患者相比，在腰椎椎体旋转（脊柱侧凸计测量）和疼痛减轻方面有"显著改善" [46]。

我想分享的最后一篇研究报告来自韩国，但有趣的是，我发现它发表在伊朗的一本杂志上。它说道："我们旨在通过在患有特发性脊柱侧凸的青少年中实施核心肌力训练并调查其影响，帮助青少年进行脊柱保健和预防特发性脊椎侧凸，从而为公共卫生做出贡献[47]。"这些研究人员正在为改善你和世界各地的脊柱侧凸患者而工作着。想想，世界各地的人们都在为改善你们的生活而努力。这些研究人员将连续 8 周、一周 3 次、每次 60 分钟的核心训练作为肌力训练和纠正姿势放松肌肉的方法，证实了"训练方案非常有效地改善了脊柱侧凸曲度和骨盆旋转"[48]。这项研究中最精彩的部分是：他们发现核心稳定性训练的结果与那些佩戴脊柱支具的人相似。所有这些研究想要表达的意思是，如果你患有脊柱侧凸，你就必须做核心训练。

现在我要教你如何激活自己的核心肌肉。仰卧在衬垫上，找到骨盆中立位，往脊柱侧凸凹面部位吸气，将指尖放在腹部外侧，像往镜子上哈雾气一样呼气，收紧腹部。当你的腹横肌被激活时，你会感受到指尖往脊柱方向沉下去。

为了充分激活你的核心肌肉，你还需要激活你的盆底肌。我想让你激活参与"憋住大小便"活动的肌肉。有些人称其为凯格尔治疗。如果你熟悉这个名字，那这个就是你正在做的事情。

下面的进阶练习是仰卧在衬垫上进行核心训练。在你开始每一次训练之前，我希望你都能收紧腹部和激活盆底肌，保证你的核心肌群发力。特别注意用核心肌群保持骨盆稳定在中立位。集中注意力，避免骨盆倾斜或晃动。如果你觉得自己在训练中已经很难继续保持骨盆和下背部的稳定，那就停止更进阶的练习，你已经达到了今天训练的极限。

行军踏步

仰卧在衬垫上，就像要做臀桥运动一样。呼气时抬起右腿，小腿与地面平行，膝关节屈曲 90°（桌面式动作）。吸气时将腿放回起始位置。然后左腿重复这个步骤。继续交替进行 10~20 组，会有一侧更难稳定吗？

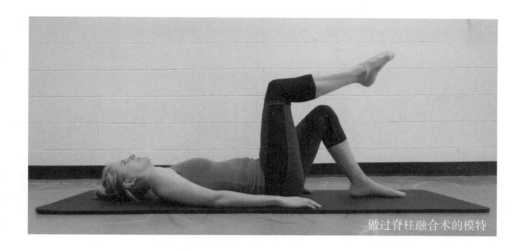

做过脊柱融合术的模特

桌面式

　　从行军踏步动作开始，呼气并抬起右腿至屈髋屈膝 90°。吸气时做一些需要的调整。呼气时再抬起左腿至屈髋屈膝 90°。双膝并拢。时刻保持髋膝的屈曲角度为 90°。

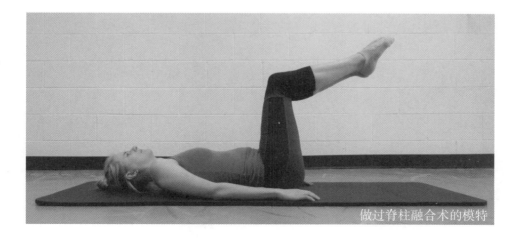

做过脊柱融合术的模特

单脚足趾点地

从桌面式动作开始，呼气时用右脚足趾点地，同时保持膝关节屈曲90°。吸气时将右腿收回到桌面式位置。左侧也重复以上步骤。

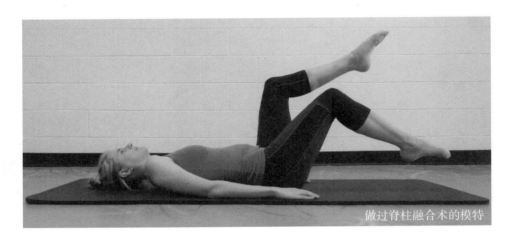

做过脊柱融合术的模特

双脚足趾点地

从桌面式动作开始，呼气时双脚足趾一起点地，同时保持膝关节屈曲90°。吸气时将双腿收回到桌面式位置。你可能很难在足趾触地时保持骨盆中立位，但这没关系。单独放下你的腿，保持核心肌肉用力收紧，使得骨盆和背部固定不动。

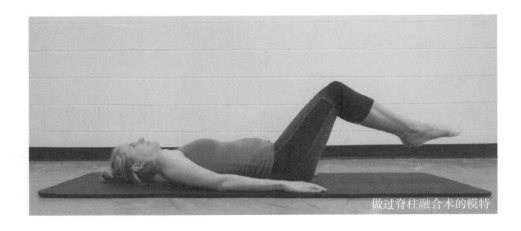

做过脊柱融合术的模特

如果你觉得可以轻松完成这些练习，需要更多的运动，可以在我的网站上点播运动视频，向我或我的工作人员订阅课程，也可以自己或者和运动专业人士一起设计动作方案。

恢复你的身体力线

运动时间问自己，"我该如何直立我的身体呢?"。

铅垂线是一种非常简单的工具，工匠们在建造需要完全直立的房屋或物体时常会使用它。他们将一根底部挂有重物的线，放在他们要测量的物体旁边，然后把铅垂线对准物体边缘那条线。

你知道你的身体也有解剖力线吗? 当身体处于完美的平衡或处在身体力线上时，可保持平衡和最佳功能。让我们一起在你的躯干上找到这条力线。

我要你站在一面镜子前。熟悉以下身体标记点，并在你的身上找到它们。想象一下，你有一根底部挂有重物的绳子，绳子的顶部是力线的顶点。其余的点是在想象的线上吗? 这就是你的身体力线 [49]。

正面观

当从前面看时，这些点应该垂直排列。

‣ 鼻子。

‣ 胸骨中心。

‣ 肚脐。

‣ 耻骨中心。

‣ 髂前上棘的内侧。

‣ 髌骨的中心。

‣ 踝关节前方的中心。

‣ 第一趾和第二趾的间隙。

现在身体力线会左右移动改变方向，而不是上下移动。想想力线在额状面，垂直于地面。

正面观

这些点从前面看时应该水平排列或者在两侧均匀排列。

- 眼睛水平。
- 两耳水平。
- 肩峰水平。
- 两侧手臂和躯干之间的连线。
- 髂嵴（髂骨高点）连线。
- 髂前上棘连线。

如果你发现连线不是水平的，把你的发现写在日记里。不要去评判自己。在设定治疗目标前，你必须知道你治疗前的情况。如果你在力线评估后感受到强烈的情绪，花点时间在你的脊柱侧凸日记中记下来或把它们画出来。

现在向你介绍另一组侧面的身体力线。在镜子里检查以下内容，看看你看到了什么。

侧面观

当从侧面看时，这些点应该垂直排列。

- 耳垂尖。
- 肩峰。
- 胸腔中心。
- 髂嵴。

两侧都需要评估，它们可能会有所不同。

从右到左看大多数人的这条力线时都不是对称的，我知道我是这样。这个视角告诉了我们很多信息，也告诉我们大多数人都需要脊柱二维空间的侧凸和旋转。

它还告诉我们，如果你有脊柱侧凸，那么矢状面的对位或脊柱前后移动的位置通常不在同一位置。颈部应该稍微向前凸，胸腔稍微靠后，下背部稍微向前。在许多脊柱侧凸患者中，这些矢状面曲线消失，从侧面看，脊柱的这些区域看起来几乎是平的。我的情况绝对是这样的。研究表明，矢状面移位可能是脊柱侧凸发生的前兆[50]。研究还表明，恢复矢状面生理曲线将有助于稳定脊柱侧凸，并使你的脊柱侧凸矫正运动更有效[51, 52]。恢复这些曲线有助于恢复身体力线。

当我们逐渐完成这个训练时，你将学习到不同的恢复矢状面生理曲线的技术，目前让自己的颈部和下背部向前凸，胸腔向后凸。不要强迫脊柱从侧面看起来像一块直板。你的身体应该有这些曲线，所以允许并鼓励它们出现。

翻看之前日记中的示意图。你的身体力线和你的示意图相符吗？你或许可以把一些点连接起来，如果没有连接起来，也不用担心。

现在回去看看镜子里的自己。找到你的身体力线，看看是否能移动你的身体让力线上的所有点都对齐。如果你做过脊柱固定手术，就移动身体上可以活动的点。

一旦你把所有的点对齐，或者尽你所能对齐，脊柱长度会有所增加，你觉得自己变高了吗？拉长你的身体，保持这些点在力线上对齐。抬头挺胸收腹，现在加入适当的呼吸，收紧核心肌肉而不改变对位。你会发现，找到正确的力线对位也是一种运动。

当你继续做这个运动时，随着时间的推移能找到更好的身体力线对位。你也可能发现身体只能做到这个程度，但没关系。继续朝着你的身体所能找到的最佳力线对位而努力。

靠墙蹲

我最喜欢的恢复身体力线对位的运动之一是靠墙蹲。找到一面墙和一面镜子。你需要有足够的空间把双臂在两侧打开，而不会撞到任何东西。背靠墙，对着能看到自己的镜子。

　　双脚平行，站在离墙大约一英尺（约 30 cm）的地方，背靠着墙，屈膝下蹲，沿着墙在两侧伸出手臂，屈肘 90° 让指尖指向天花板。向上拉长身体。骨盆保持中立位，骨盆三角与墙平行。

　　你能把两侧胸腔均匀地贴在墙上吗？加入呼吸训练可以帮助你。

　　从镜子里看你的脚，从足趾到膝关节，再到髋骨。再从肚脐到鼻子检查身体力线。检查所有的水平标记点，确保它们是水平的。

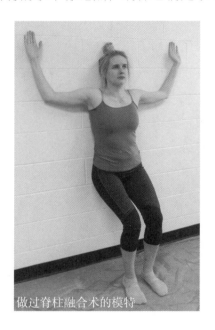

做过脊柱融合术的模特

站立位侧弯 vs 站立位侧向平移

　　注意：如果你做过脊柱融合术，你的脊柱将无法侧弯或平移，所以跳过这部分，进入"寻找适合的方案"部分。

　　研究表明，当身体向凸侧屈曲时，Cobb 角减小[53]。向主要的凸侧屈曲也是一种练习。如果你有多个侧凸，看看你是否可以向凸侧屈曲而不加重另一部位的侧凸。

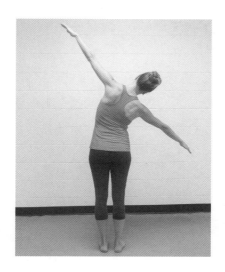

另一项研究表明，胸腔侧向平移运动可以稳定你的曲线，防止脊柱侧凸加重[54、55]。侧向平移可以通过从凹侧向凸侧的侧向移动打开凹侧区域。想象一下像打字机一样横向平移，而不是屈曲。如果将双臂打开，确保它们与地面平行。这又是一种很不错的练习。

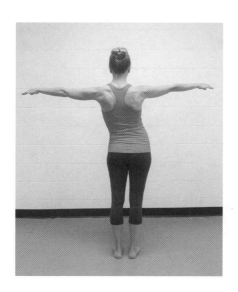

你已经到达脊柱侧凸运动原则部分的终点。花点时间再回顾一遍，在你的日记中写下你在训练时需要记住的最重要的3点。

寻找适合的方案

我经常问："我能为自己的脊柱侧凸做些什么？"答案因人而异，因为身体各有不同。在这一节，我将帮助你弄清楚哪些肌肉需要收缩，哪些肌肉需要放松，以及如何做到这一点，这就是我所说的脊柱侧凸方案。每个人的方案都略有不同。

在这一节，你需要随时准备好日记本。我将带你了解每个肌群，你需要对身体两侧的同一肌肉进行训练、放松或检查评估。通常你会发现身体一侧肌肉通常很紧张，而另一侧完全相反。记下两侧对比后发现的不同点，这将成为你自己的方案，确定哪些肌肉需要强化训练，哪些肌肉需要牵伸放松。

例如，我通常做左腿前弓步来激活右下背部的肌肉，右腿伸直的臀桥运动来放松右髋前方，右臀抬高的靠墙抬腿来激活右臀肌肉，臀后滚球来放松左臀肌肉。你的方案可能有所不同，或者完全不同，这就是为什么你需要做一组训练和牵伸，看看身体如何反应，然后制订你自己的方案。

最终的目标是让你身体左右两侧的肌肉均匀地得到运动和放松。我希望左右两侧的肌肉可以以同样的状态一起运动。有时你会发现某块肌肉既需要训练又需要放松。这类肌肉可能会很紧，但力量却不太强。这需要你用智慧和耐心来找到它。我会指导你完成这个过程，但我希望你在日记里做好记录。

> ## 最终的目标是让你身体左右
> ## 两侧的肌肉均匀地得到运动和放松。

找出你家里所有的球、滚轴、弹力带、健身设备和道具，你可以很好地利用它们。如果你有一个电动按摩工具，可以额外放松一些紧张、痉挛和疼痛的肌肉。

你可以在 www.SpiralSpine.com 的脊柱侧凸资源页面找到我的工作室使用的产品列表。

腰部多裂肌

这块肌肉属于核心肌群的一部分。腰部多裂肌和许多其他脊柱伸肌一样，几乎总是受到脊柱侧凸的影响，特别是下背部的脊柱侧凸。

运动：俯卧位伸髋

俯卧在衬垫上。把你的手（或者让朋友把他们的手）放在你腰椎的两侧。你的右手应该在脊柱的右侧，左手在脊柱的左侧。不要让骨盆移动，保持膝关节伸直，左腿向上抬高约 2~3 英寸（5~8 cm）。哪一侧的下背部肌肉收缩更明显？你觉得是只有一侧收缩还是两侧都有收缩？

放下左腿，右腿重复同样的动作。哪一侧的下背部肌肉收缩更明显？另一侧也收缩了吗？这一侧是同样程度的收缩吗？双侧肌肉是否都得到训练了？

当你抬起左腿时，右侧腰部多裂肌应该收缩，当你抬起右腿时，左侧腰椎多裂肌应该收缩。这是一种自然发生的跨躯干收缩模式。你的肌肉是这样工作的吗？腰椎侧凸患者的腰部多裂肌几乎不会正常收缩。

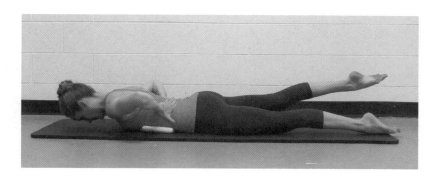

通常情况下，凹侧肌肉也不会收缩。为激活凹侧较弱的肌肉，需要决定抬起哪条腿。这可以是一个测试，也可以是一个只做特定一侧运动的训练，以确定抬起哪条腿来激活凹侧肌肉。

例如，如果有左侧腰椎侧凸（左侧凸，右侧凹），其右腿抬起时，左侧腰部多裂肌就会收缩。左腿抬起时，右侧腰部多裂肌应该收缩，但它的收缩幅度很可能比左侧小。偶尔，左腿抬起时，如果右侧腰部多裂肌力量不足，左侧腰部多裂肌也会收缩。如果你是后者，尝试两种多裂肌训练，看看哪一种训练可以在没有凸侧肌肉代偿的情况下更好地激活凹侧肌肉。

运动：腰部多裂肌弓步

像上一个运动一样，站直且双手放在腰部。左腿前弓步，像铰链一样逐渐向前靠，从右耳延伸到右脚踝构成你侧面的身体力线。如果你脊椎屈曲着向前，这是不行的，你需要保持脊柱笔直逐渐向前靠。观察下背部哪一侧肌肉在收缩。

左腿收回，然后右腿前弓步。再次注意哪一侧肌肉有收缩。同样地，典型的凹侧下背部肌肉需要更多的训练。基于这一点，哪条腿向前弓步才能激活较弱一侧的肌肉？

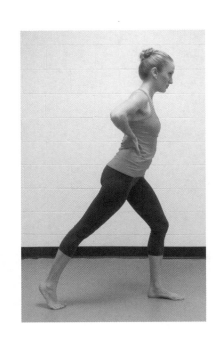

一旦你弄清楚哪条腿向前弓步可以激活下背部弱的肌肉，你就可以把它变成训练。你可以简单地弓步站立着不动，也可以稍微向前和向后摆动。手叉腰，这样你就能真正感受到肌肉在哪里活动，确保弱的肌肉持续得到锻炼。许多 Spiral Spine 普拉提工作室的客户会在刷牙或洗手时弓步站立，随时随地运动。

放松：滚球

　　准备一个小球，比如网球或手球。我在工作室使用小球，但只要是差不多硬的东西都可以。屈膝仰卧，球放在一侧下背部的脊椎旁边（像右图中一样），不是脊柱下面。如果感觉肌肉很紧张，你可以简单地躺在球上不动，或者你可以在球上前后晃动，你也可以将放球的一侧膝关节屈曲来增加压力。把球放在一侧椎体旁的不同位置，然后再试试放在对侧。

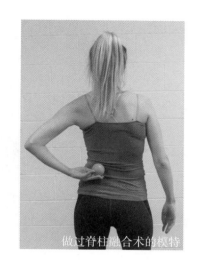
做过脊柱融合术的模特

　　在肌肉最紧张一侧的感觉常常会相当明显。通常，腰椎凸侧区域的肌肉最紧，需要放松。避免把球直接放在脊柱下面。

髋关节外旋肌

　　你有 9 块髋关节外旋肌；3 块是臀肌，6 块是更小的深部肌肉。如果你的骨盆两侧不等高，一侧更高、前倾或者旋转，这意味着你身体两侧的 9 块肌肉中的某块可能被拉伸得太多或太少，影响了你的骨盆对位。大多数腰椎侧凸患者的骨盆两侧肌力和柔韧性都不是很均匀。

测试：蚌式运动评估

　　侧卧，双腿叠放，髋关节微屈，屈膝 90°。保持双脚并拢，臀部竖直对齐（一侧臀在另一侧的上方），肋骨竖直对齐，把上方膝关节打开。

　　让你朋友把手放在你打开的膝关节上方。数到三，你的朋友尽可能用力地下压你的膝关节，你用臀部力量尽可能地将膝关节打开并保持一定时间，看看会发生什么。立即换体位对另一侧膝关节用相同的力，再观察发生了什么。哪一侧力量更强？你的朋友在哪侧下压膝关节更容易或是你在哪侧打开膝关节更难？这一侧就是你需要进行髋关节外旋肌力训练的一侧。

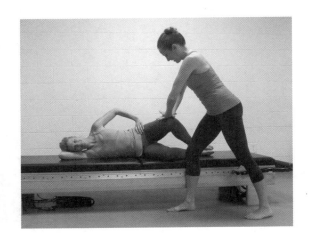

运动：靠墙抬腿

注意：如果你的腘绳肌很紧张，这个训练可能不是你最好的选择。试着用与测试同样的方式靠在墙上，在没有其他人参与的情况下做蛙式运动。

找一个你可以躺在地上靠着，沿着墙的底部舒展整个身体的地方。我发现走廊的效果很好。和你做蛙式运动评估时一样躺着，测试时发现的较弱、收缩不是很好的那侧臀部在上方。

侧躺在衬垫上，背靠墙。让你的头部、胸腔的两侧、两侧臀肌和足跟靠在墙上。其中一些区域无法碰到墙壁也没关系。如果这些区域不太容易靠近墙面，可通过呼吸、拉长脊柱和调整身体力线来更靠近墙面。伸直上方的腿，将它压向墙面，抬起大约 6 英寸（约 15 cm）。你可以抬起腿再放下，或者只是让腿保持在一个位置。在整个训练过程中，将上方的腿牢牢压在墙上。试着做大约 30 秒的训练，或者训练到你觉得臀部真的有收缩。

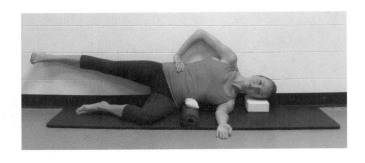

　　像靠墙下蹲运动一样，墙给你的本体感觉反馈可以帮助你保持身体力线对位，所以一定要靠着墙。一如既往的，拉长脊柱，配合呼吸减少脊柱旋转，纠正脊柱对位对线，收紧自己的核心。

放松：拉伸髋后侧肌肉

　　找一个沙发扶手、桌面或者较高的床边，屈膝将右腿打开，脚背外侧放在上面。重心前移直到屈膝一侧的臀后肌肉感觉被拉伸。保持30秒，然后试试左侧。

　　注意两侧的感觉，两侧都要拉伸，更紧的一侧要拉伸更长时间。

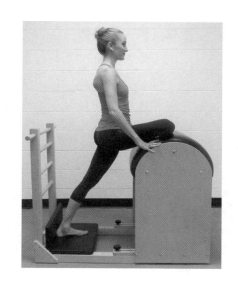

放松：臀部后侧滚球

　　先准备一个球，然后坐下，屈膝，脚放在地面上。把球放在一侧臀下，让膝关节翻转向外侧。如果感觉臀部很紧张，只需坐在上面即可，或者你可以坐在上面前后移动。将球放在此侧臀部的不同位置，然后再试试另一侧。注意哪个部位的肌肉更紧，就用更多的时间松解这个部位。

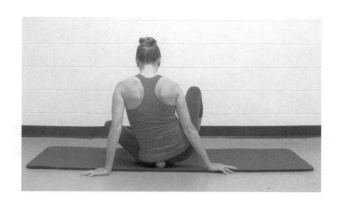

髋屈肌

你的身体有 5 块髋屈肌，都负责将膝关节拉向胸口，松解它们的方式稍有不同。如果 5 块肌肉中的某块太紧，骨盆会被拉离身体力线。我将告诉你如何放松这些肌肉。

放松：腰大肌臀桥

注意：如果你做过脊柱固定手术，请小心。更好的选择是仰卧在床或沙发的一侧，一条腿放在床上，另一条腿悬在外面拉伸。如果背部感觉不舒服，就将床上的腿屈髋屈膝，脚放在床面上，或者将此侧膝关节抱近胸口。找一个不会加重脊柱或椎体融合的姿势。如果你发现左右两侧不平衡，在脊柱侧凸日记里做好记录。

这是我最喜欢的腰大肌放松法之一。买一个瑜伽砖、滚轴或可以卷起来的枕头。仰卧，将臀部抬起。把瑜伽砖或其他道具放在骶骨（臀部中间的硬骨）下面，然后把骨盆放松地放在上面。深呼吸，观察你的下背部还是髋前部有紧绷感。

保持左脚放在地面上，右脚沿着地面滑动直到右腿伸直。这会增加你右侧髋关节前部的牵伸感吗？做几次深呼吸，观察牵伸感是否更明显。在另一侧重复进行此操作。当你做完测试和（或）伸展运动后，收回双脚，撑地抬臀，拿出支撑物，最后背部落回地面。记录你观察到的双腿情况。

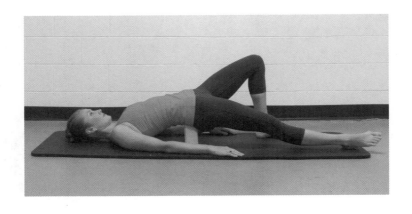

放松：髂肌弓步

注意：如果你做过脊柱固定手术，请小心。

站位，左腿向前迈步，屈左膝，右手上举。后方的右腿向左侧滑动（右脚在左脚后，甚至可稍微交叉）。你可以感受到右髋前侧有牵伸感。

要增加这种牵伸，可朝前脚方向增加身体侧弯或平移。做这个动作时请参考脊柱侧凸运动原则末尾的"站立位侧弯 vs 站立位侧向平移"部分，回顾相关动作的注意事项和具体运动方向。

如果脊柱允许骨盆移动，可进一步增加拉伸，后倾骨盆，使臀部远离你的前方腿。在另一侧重复进行此项动作，并把你的发现记录下来。

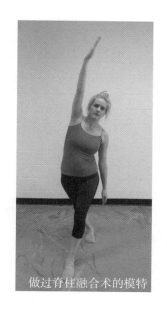

做过脊柱融合术的模特

放松：海星牵伸

注意：如果你做过椎体融合术，不能旋转你的脊柱，就不要这样做。同样，如果你的下背部有病理性改变，不能旋转你的脊柱，也不要这样做。

把你的骨盆放在床边或脚凳的边缘，把手放在地上，把腿放在床上或脚凳上。右侧髋后伸，髋关节带着腿向后旋转，同时保持双肘屈曲，双手牢牢地放在地板上。向你的左侧肋骨的左后部呼吸。你可能会感到不同部位得到拉伸，把这些记录下来。小心地回位，然后左侧髋关节带着腿向后旋转。在图中，我使用的是普拉提椅子（腿没有支撑），如果你没有普拉

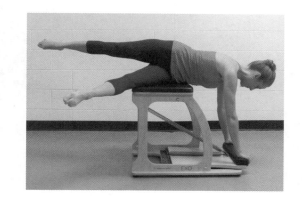

提椅子可以利用床或脚凳将你的腿支撑起来。

放松：阔筋膜张肌滚球

阔筋膜张肌（TFL）是位于臀部前外侧的髋屈肌。当你把手放进裤子前口袋时，通常可以摸到它。我发现我的很多做过椎体融合术的客户阔筋膜张肌都非常紧张。许多没有做过手术的人通常也会出现阔筋膜张肌紧张。

拿着球，俯卧在地上，前臂支撑。每个人都可以这样做，但一定要注意背部的角度状态。我的一些脊柱融合术后的客户对自己的身体姿势都很有创意，所以对于这个动作可以自己尝试新的姿势。把球放在左臀部前外侧。如果没什么感觉，可以在球上稍微滚动一下，轻微旋转你的骨盆，将左臀部抬高几英寸。你也可以微屈右膝来让自己略微旋转。这个位置需要让球正好对准压在左侧阔筋膜张肌上。沿着左侧阔筋膜张肌的长度上下滚动。记下这时的感觉，在右侧重复，同时做好记录。

这可能是一块很难找到的肌肉。你可以在网上查找阔筋膜张肌的位置，来帮助你知道球在何处滚动。

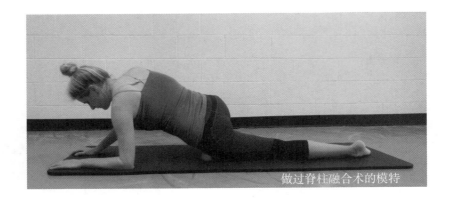

做过脊柱融合术的模特

大腿内收肌

你有 5 块大腿内收肌，都沿着腿的内侧附着在耻骨上。就像 5 块髋屈肌一样，如果某块大腿内收肌太紧，就会使骨盆不平衡。许多脊柱侧凸患者都有一个比对侧更紧的区域。与髋屈肌不同的是，5 块大腿内收肌可以同时被拉伸。

放松：大腿内收肌

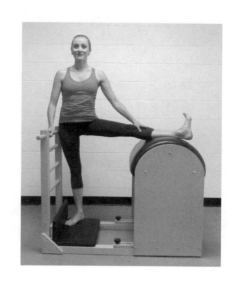

侧身站在 2 英尺（约 60 cm）远的，臀部高度的稳定平面旁，并将右脚放在上面。你的脚稍微放在髋的前方，腿在身体一侧打开。如果你感觉肌肉不是很紧，你可以下沉右侧臀部，使躯干弯向右侧，甚至可以增加左腿屈曲的幅度。如果你做过融合手术，不要向一侧屈曲你的脊柱，只需下沉臀部。记录这一侧的感觉，然后在对侧重复一遍。

股四头肌

股四头肌是你大腿前部的 4 块大肌肉。这 4 块肌肉之一的股直肌也是髋屈肌，所以脊柱侧凸患者的双侧股四头肌不均衡很常见。和大腿内收肌一样，你也可以同时放松它们。

放松：股四头肌滚轴匍匐滚动

准备一个泡沫滚轴，把它放在地板上。趴在地板上，大腿正对着滚轴上方，这样你就可以沿着大腿上下滚动了。把你的前臂放在地上，同时收紧核心肌肉来支撑脊柱。采用匍匐姿势，在耻骨和髌骨之间来回移动。

前后各 5 次。向外转动你的腿（足趾向外，足跟向内），再滚 5 次。然后向内转动你的腿（足趾向内，足跟朝外），再滚 5 次。我相信至少有一个体位感觉不会很好。将这些感觉记录下来。

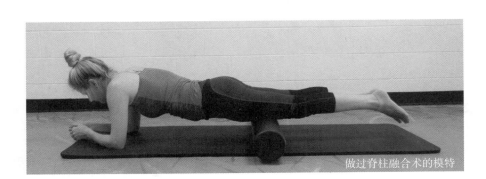

做过脊柱融合术的模特

髂胫束

髂胫束是一条带状的结构或组织，在你的大腿外侧从髋延伸至膝。对于那些患有脊柱侧凸的人，双侧通常明显不同。

放松：髂胫束滚筒

准备一个泡沫滚轴，放在地板上。侧卧，将右大腿外侧放在滚轴上，右手支撑地面。左膝屈曲，左脚放在右腿前方的地面上。顺着髂胫束的走行方向上至髋、下至膝来回滚动各 5 次，记录紧张感受然后做另外一侧。

放松：弹力带牵伸髂胫束

准备衬垫和弹力带（不是弹力环），然后仰卧。把衬垫放在正确的位置，将弹力带在左足底缠绕。保持骨盆的中立位，右脚伸直放在地上，左脚从身体侧边慢慢向天花板方向抬起，直到你感到左腿外侧绷紧。保持骨盆中立位，然后另一侧重复此动作。

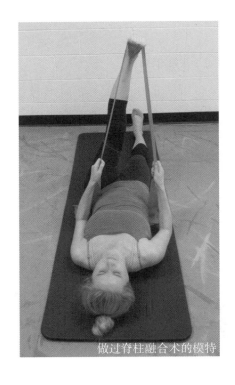

做过脊柱融合术的模特

腘绳肌和脊神经紧张

在这一节中，你需要检查一下你腘绳肌的长度，同时看看你是否存在脊神经紧张。很多脊柱侧凸患者一侧的腘绳肌比另一侧更紧。其中有些人存在脊神经紧张，有些人没有，所以让我们检查一下。

脊神经紧张可能源于你的脊髓比它周围的骨头略短，这可能也是引起脊柱侧凸的原因之一。这就是所谓的 Roth-Porter 假说或非耦合神经 - 骨骼发育 [56]。有些人除了一侧腘绳肌紧张之外，神经张力也较高。有很多方法可以放松它，来做一下牵伸运动吧，听你的身体想表达什么，并记下来。

放松：靠墙拉伸腘绳肌

找一个如右图的位置，躺在拐角处，把左腿搭在墙上，右腿内侧沿地板贴着墙面。移动你的骨盆靠近墙面，依然保持你的骨盆在中立位。维持这个姿势呼吸大约 1 分钟，或者直到你感到腘绳肌被拉伸放松，然后将你的身体旋转 90° 换成右腿在上。

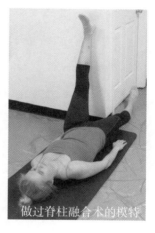

做过脊柱融合术的模特

放松：靠墙放松神经

注意：如果你做了椎体固定手术或有其他禁止椎体屈曲的疾病（背部向前弯曲），用一个枕头支撑头部，避免脊柱屈曲。

为了测试神经张力，做与靠墙拉伸腘绳肌同样的动作，另外用一个枕头做成楔形面来被动地屈曲上半身和前移头部。确保骨盆保持在中立位。放在墙上的脚做勾脚背的动作，同时保持腘绳肌被牵伸。记录牵伸变化的感觉，然后再牵伸另一侧。

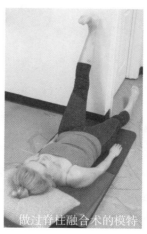

做过脊柱融合术的模特

菱形肌、斜方肌中下部

如果脊柱侧凸的曲度在胸腔处，那么身体两侧的菱形肌、中斜方肌和下斜方肌一定是不对称的。事实上，许多脊柱侧凸患者的主要曲度位于中胸段。通常，凹面区域的肌肉需要强化，凸面区域的肌肉需要用球放松，当这些肌肉紧张时常常导致疼痛。

运动：单手拉弹力带

准备一条弹力带（不是弹力环）和衬垫，将弹力带固定住。头靠近弹力带，仰卧在衬垫上。屈膝，双脚放于地面上，可抬腿卷腹增加核心收缩。

胸段凹侧的上肢抓住弹力带（常常是左侧），肩胛骨向脊柱轻轻收紧，从屈肘位拉动弹力带至伸直。重复 20 次，记得保持正确的呼吸、身体力线对位，拉长脊柱长度，收紧核心。通常另一侧不需要重复此运动，不过你可以单侧做一下看看是什么感觉。

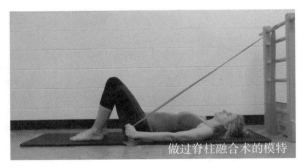

做过脊柱融合术的模特

一旦你学会如何正确做这个运动，你可以自己设计类似的动作。方法有很多，比如：在弹力带上打一个结，然后把它绑在门框上。面向门框，做一个正确的腰部多裂肌弓步姿势，并单臂拉动弹力带。也可以手持轻重量物体做这个运动，以替代弹力带。

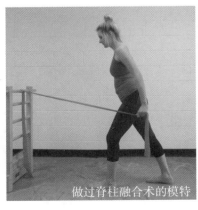

做过脊柱融合术的模特

放松：菱形肌、斜方肌中下束滚球

准备一个球，躺在地板上。将球放在（通常放在凸侧）脊柱和肩胛骨之间（如图所示），深呼吸，放松地让身体压在球上。你可以压在球上不动，也可以来回晃动，或者手臂缓慢外展打开。试着让球位于这个区域附近的不同位置。你可以两侧都用球放松一下，但我想凸侧可能更紧更需要放松。

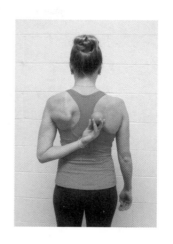

胸肌和背阔肌

肩胛带是人体中最灵活但也最不稳定的关节结构。在这复杂的关节结构中又加入脊柱侧凸，就变得更加复杂。几乎每个人的胸肌（腋窝前部的胸肌）和背阔肌（腋窝后部的背阔肌）都有一定程度的紧张。

放松：VW 虫式拉伸胸肌

纵向仰卧在泡沫滚轴上。侧方打开双臂，屈肘成 W 形，肘部和手向着地面自然下垂。这会增加牵伸的幅度。尽可能让手臂和手放低，上举手臂呈字母 V（或者像字母 Y 一样）形，保持双手触地或伸向地板。持续缓慢地将手臂从 V 形变成 W 形，你会发现两侧手臂在某个角度都有一个非常紧的地方。刚开始双手离地面距离不同是正常的，观察看这是否会随时间而发生变化。

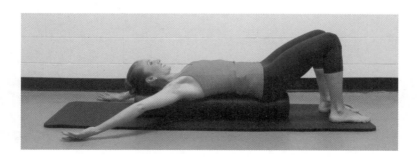

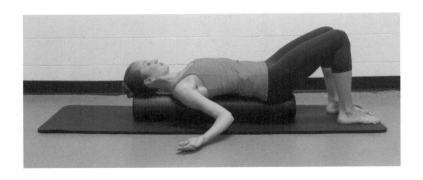

放松：双臂悬挂

要放松背阔肌，请回到本章脊柱侧凸运动原则的"拉长你的脊柱"部分，并使用"双臂悬挂"来牵伸背阔肌。评估哪一侧手臂更紧，做一个"双臂悬挂"然后放下一只手臂，再在另一侧重复，评估哪侧腋窝后部更紧。

颈部肌肉

当脊柱侧凸影响上背部时，颈部也会受到影响，肌肉变得不平衡。颈部有许多肌肉，我发现肩胛提肌和上斜方肌是许多颈部问题的根源，可以用筋膜球放松。

放松：上斜方肌滚球

准备一个球，找一面空墙。将球放在右肩颈交界区域的上方。可以背靠墙压住球保持一会，也可以在球上来回轻轻滚动，或者缓慢将右臂举过头顶，环绕到对侧。可以将球放在该区域附近的不同位置。双侧都试一下，你可能发现一侧会更紧。如果你觉得舒适，也可以躺在球上滚动。

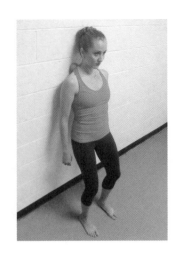

方法真的很多！现在你知道自己具体需要什么，以及如何针对这些做运动。在进阶学习下一章之前，确保已经记录好哪些肌肉需要放松以及哪些肌肉需要锻炼。

单侧训练与双侧训练

单侧训练是通过评估，确定一次训练一侧身体的方案。脊柱侧凸常常导致身体两侧肌肉不平衡，因此需要单侧训练 [57]。

双侧训练是身体两侧同时运动。虽然双侧训练对我们来说可能很不错，但如果在身体不平衡的情况下做双侧训练，它可能不会对身体有利。为了进阶到双侧力量强化训练，你必须做很多工作，避免凸侧肌肉代偿凹侧肌肉，导致肌肉产生痉挛性疼痛。你必须能够在整个双侧运动中通过呼吸训练、保持骨盆中立位、收紧核心和身体力线对位来减少脊柱旋转，否则脊柱侧凸会直接回到原来的状态。

有个测试是通过保持 20 秒平板支撑来测试你是否有足够的力量进行双侧运动，看看你是否可以保持身体完美对位而没有出现痉挛。

当你觉得自己准备好进行双侧训练时，准备好衬垫尝试普拉提课程（在整个课程中使用衬垫），或者采取你喜欢的其他运动形式。如果你不知道尝试哪种双侧肌力强化训练，你可以点播我的脊柱侧凸普拉提线上课程。

如果你已经准备好进行双侧训练，训练之后你的身体应该会感觉良好。如果不是这样，你可能需要继续单侧训练更长时间。每个人都有自己的训练方式，这没关系。

如果这一章对你来说有难度，或者你觉得需要一些帮助，你有几个选择。你可以寻求当地运动专业人士的帮助。我的员工可以在线上随时为你提供帮助，你可以选择订阅其中的一些。最后，你可以来到纳什维尔，

Spiral Spine 普拉提工作室的所在地，加入我们的线下实训课程。在实训课程中，我和我的员工将陪伴着你一步一步共同前进。

记录你的发现

怎么强调都不为过，记录关于你在整个过程中的发现非常重要。写下你为训练所做的事情，然后描述当天晚上和第二天的身体感受。坚持这样做，直到你弄清楚自己身体喜欢哪种运动。

其他类型的治疗也同样如此。同时注意锻炼后当天和第二天的情绪状态，这很能说明问题。感受你的身体，它会告诉你什么是它需要的。

Spiral Spine 普拉提工作室的许多客户都有日记本，记录了多年来对自身问题的各种发现。有些人回头看到他们几年前所做的笔记，很惊讶在整个过程中自己原来做了那么多，我迫切希望你也这样做。请记住，脊柱侧凸不是在一夜之间发生的，因此也不会在一夜之间发生改变。

现在你有了一个关于如何开始自我治疗的指南。经常记录，学会享受对不同肌肉的探索过程，一天做一个训练，一次训练一块肌肉。我为你迈出这一步而感到自豪。

第九章

睡眠、服装和怀孕

我知道把睡眠、服装和怀孕这 3 件事放在同一个篇章来讨论似乎很奇怪的。但这些都是我经常被问到的问题。我不想每一项都用单独的一章去讨论，所以我将在本章中同时讨论这 3 个热门话题。

睡眠

人们常常问我，应该朝向侧凸的哪一边睡觉。他们应该垫着衬垫睡觉吗？应该带着支具睡觉吗？应该买一个新的床垫或枕头吗？很多人都被他们的医生和专业人士严格下令，要求他们必须这样或那样睡觉。我知道这其中有很多信息是相互矛盾的，非常令人困惑。因此我将在本章中详细说明。

让我们重新关注一下你在夜晚应该做什么。夜晚的目标是睡觉。我知道这听起来很傻，但是我还想再说一遍。夜晚的目标不是"修复"你的脊柱侧凸，而是睡觉，就这么简单。睡觉同时也是身体自我修复的时候。如果你不睡觉，身体就不会修复。

主要的概念十分简单，我需要你时刻谨记——晚上睡好觉才是硬道理。当我给你关于如何睡觉的多种选择，告诉你我喜欢怎样睡觉以及一些客户的故事时，请仔细筛选一下并询问自己，这些选择中哪一个能帮助你睡得最安稳。

患有脊柱侧凸时睡觉的方法。

- 调整一下姿势，让自己不要蜷缩起来睡觉。很多人睡得最香的方式是避免他们脊柱凸起的地方陷进床里。

- 侧卧并使脊柱主弯的凹面部分朝下。世界上大多数脊柱侧凸专业人士的经验是在不使用侧卧垫的情况下让你主弯的凹面部分朝下。这样睡觉时脊柱的凸面部分就不会陷入床中。

- 侧卧时，使用侧卧垫将主弯凸起部分托住。在我参加的一个脊柱侧凸研讨会上，一位老妇人告诉我，由于侧凹部的疼痛，她已经好几年没有在夜里好好睡上一觉了。她说她睡觉时不怎么翻身，于是我建议她在晚上睡觉的时候试试这个方法。第二天，她来到研讨会一边哭一边告诉我，前一天晚上是她多年来第一次真正一觉睡到大天亮，因为她没有痛醒。这也是多年来她第一次没有服用镇痛药睡觉。

- 不管有没有衬垫，都仰卧着睡。几年前，我见到一位 60 多岁的女性，她的侧凸可能在 40° 左右。她问我该怎么睡觉，我给了她所有的选择，之后的一年多我就没见过她了。再次见到她的时候，她的脊柱旋转减轻了，于是我问她在做什么。她诚实地说她没有做训练，但她觉得将背部凸起部位垫在肥皂条上感觉很舒服，于是每天晚上都压在上面睡。看到她在寻找帮助睡眠的解决方案上的创造力和毅力，我难以置信地笑了。很诚实地说，我从来没有想过可以睡在肥皂条上，但她想出了一个解决办法帮助自己睡得更香，这是个胜利！

- 如果你戴着背部支具睡得不好，那就不要戴着睡了。我知道你的医生可能不会喜欢这句话，但我需要让你睡觉。试着脱掉支具睡几个晚上，看看你是否睡得更香。你可以试试看这样做，或者换个新的支具再试试。我发现，对我的很多客户来说，如果支具做得很好，那么他们就喜欢戴着睡觉，因为支具能使他们睡得更香。在青春期前和青少年时期的几年里，如果没有良好的睡眠，那可不是好事。请重视这个情况，并找到解决方案。

▪ 如果你做过限制脊柱活动的手术，请将头部和颈部支撑在没有疼痛的最佳位置。

自从十多年前生下儿子以来，我的睡眠一直不好，因为半夜和我的脊柱侧凸做斗争使我很难睡着。多年来，我尝试了很多方法，通过大量的研究和尝试，我找到了一个非常好的方法来帮助我获得最酣畅的睡眠。

我发现了一个可以很好地支撑我身体的泡沫床垫，几乎每晚我都紧紧地抱着它。我的大多数客户认为，一个好的记忆泡沫床垫，甚至只是一个泡沫垫，都可以帮助他们睡得更香。一些在睡觉时感到疼痛或做过多次手术的客户发现，在夜间使用通过按钮调整硬度或甚至能"感知"何时何地需要支撑的床垫，就可以顺利入睡。

在尝试了很多个枕头后，我终于找到了一个可以塑形的泡沫枕头，因为它是由很多小泡沫块制成的。当我仰卧的时候，我可以将枕头塑造出一个凹处来放置头部，这样它就不会向前方挤，从而压迫我的颈部。我还可以把枕头放得高一些，这样当我侧着身子睡觉时，头部就能得到更多的支撑。当我仰卧的时候，有时也不用枕头，这样我的头部和身体的其他部分（脊柱）就保持在一条线上了。

几年前，我和丈夫换了床边睡觉，当我面向床外侧睡时，我主弯的侧凹部分会朝下，这是许多人的睡觉方式。当我睡在床的另一边时，会自然地面朝外，从而会陷入我的侧凸曲线中，因为我主弯的凸面部分贴着床面。

我开始总是仰卧着睡。我发现这有助于缓解脊柱一整天活动所产生的压力。几年前，我意识到在腰部放一个低温加热垫可以让脊柱附近的肌肉放松下来，反过来又能帮助我更快入睡。我会使用带有自动计时器的加热垫，在完全睡着后的 30~60 分钟内自动关闭。

许多专业人士鼓励仰卧，因为侧卧会压到肩部和颈部的神经，从而加剧许多已经患有脊柱侧凸客户的问题。这是我选择仰卧睡觉的另一个原因。颈部是我身体上的一个麻烦的点，我需要尽可能地进行颈部减压。我多次发现，醒来时我的手麻木或刺痛，或将手臂举过头顶，因为我正处于一个奇怪的侧卧位。当我再次仰卧时，麻木感就消失了，因为颈部的压迫被消除了。

我和我的很多客户都不能垫着衬垫睡觉，我整夜都在床上翻来覆去。即使我在睡前把衬垫摆放得很好，半夜醒来时也很有可能发现衬垫奇怪地戳在我的背部，或者早上醒来时发现衬垫已经在错误的位置上。这会使我的脊柱很痛。

如果在半夜我被叫醒，我的大脑会立刻运转起来，这证明我不可能再睡着，也就是说我一整晚都睡不好了。如果我必须清醒过来，并正确地重新摆放衬垫，那么我也会睡不着。对我的睡眠质量而言，半夜时一件别的事儿我都不能想。

话虽如此，我还是在床边放了一个侧卧垫，以防我真的很早就醒了，而且很难重新入睡。我会伸手，抓起我的衬垫，侧卧，使主弯的凹面部分朝下（所以现在我面朝床中央），在凌晨闭上眼睛休息、呼吸。有时我会再打盹睡一会，有时就睡不着了。这种情况通常每隔几周就会发生一次。

我有一个早晨的仪式，就是我起床后会坐在客厅的地板上喝杯茶，一边读《圣经》一边慢慢活动身体。我不会试图在睡觉时去花费时间来积极地进行脊柱侧凸相关训练。当我醒来的时候，才是积极地进行脊柱侧凸相关训练的好时候。

我非常鼓励你去尝试不同的选择，找到晚上睡得好的最佳方法。请记住，不要让脊柱侧凸影响你睡觉，睡得好才是最重要的。然后，当你醒来时，你就可以积极地去锻炼你的身体。

请记住，不要让脊柱侧凸影响你睡觉，睡得好才是最重要的。

服装

女士们，让我们来聊聊泳衣吧。尝试一下肩带避开肩胛骨的上衣（肩带在肩胛骨的内侧或外侧），如交叉型肩带或宽肩带的上衣。

不要穿带钢圈的胸罩。大多数患有脊柱侧凸的人都会出现肋骨旋转，如果你穿了带钢圈的胸罩，会先感觉到一侧胸腔疼痛。很多人认为是胸罩的尺寸不对，但其实是因为钢圈。向前旋转的那一侧肋骨会被更多地推向钢圈，可能会引起疼痛或擦破皮肤。

同时我建议不要穿吊带上衣。我一直想穿吊带上衣，但每次穿上后我的颈部和头部就会痛。对已经患有颈椎侧凹的人来说，有一块布料在颈部拉着可不是一个明智的选择。因为颈椎已经错位了，往另一个方向拉会使情况变得更糟。

检查一下你的衣柜，把那些伤害身体的衣服扔掉。你不需要那些让你更痛苦或和你美丽的脊柱侧凸后背不匹配的衣服。扔掉这些衣服，存点钱，然后出去玩，选择一些不会导致疼痛、合身又让你感觉很棒的上衣。现在你有了一个很好的借口去疯狂购物！

怀孕

在这本书的开头，我揭穿了一个谎言，那就是患有脊柱侧凸的人不能生孩子。现在让我们更深入地探讨一下这个话题。

如果你做过脊柱融合术，是的，你同样可以怀孕并成功分娩。我认识的很多女性在做完脊柱融合术后都成功生下了健康的婴儿。

一项为期 30 年的研究比较了已做过融合术的脊柱侧凸人群和未手术人群的剖宫产率 [58]。研究表明，前者高得多。

阅读完这项研究后，我想把我的思路放宽，看看做过脊柱侧凸融合术的群体对怀孕和生孩子有什么看法，因为我不知道我是否能完全相信这项研究的结果。结果是，我从群体中得到的反馈与研究结果并不一致。这是我在社交媒体上收到的一些回复。

- "1996 年，也就是 20 多年前，我做了 T4～L2 节段的脊柱侧凸手术。我的两个孩子都是自然（阴道）分娩，第一次是硬膜外麻醉，第二次不是。除非医学上有必要，否则我不会选择剖宫产。两次分娩都很成功，而且没有任何并发症。"

- "产科医生会建议做过脊柱侧凸融合术的人选择剖宫产，尽管没有任何理由这样做。我的许多做过这个手术的学生（我是一名瑜伽教练）都成功通过阴道分娩，甚至在家分娩。"

- "我在青少年时期做过脊柱侧凸融合术，并顺产生下了两个婴儿。我担心的是在钉子下是否有足够的空间进行硬膜外麻醉。结果证明我怀孕和生孩子都没问题。"

- "1978 年，13 岁的我做了脊柱侧凸融合术。我的两次分娩都没有选择剖宫产。硬膜外麻醉对我毫无用处。"

- "我在 17 岁的时候做过一次很大的脊柱侧凸融合术。25 岁左右的时候，我很容易就怀孕了，分娩是在医院里通过助产士的帮助自然分娩的。非常有用的建议：由于硬膜外麻醉在医学上已经不能成为选项，因而我们需要使用医生的医疗记录来申请医疗保险，从而支付水中分娩和助产士的费用，因为这是我唯一可用的疼痛管理干预措施。虽然这经过了一些讨论，但它是可能的！"

- "2005 年，我 14 岁的时候完成了 T3～L1 节段融合术。3 周前我刚生了我的第一个孩子。我了解到，由于体内钉子的影响，我在分娩时不能接受硬膜外麻醉！从来没人跟我谈论过这个。幸运的是我在怀孕初期就发现了这一点，并且在精神和身体上为自然分娩做好了准备。"

- "我做了 5 次背部手术，其中 3 次是脊柱融合术。我有两个年龄相隔 21 个月的孩子，都是自然分娩，没有进行硬膜外麻醉，麻醉小组看到我的 X 线片时吓坏了。哈！我怀孕和生孩子都没问题。我现在 37 岁了。"

"我没有选择剖宫产。脊柱融合术后，我顺产了 3 次。"

虽然研究可能表明，一些地区的女性剖宫产率很高，但你可以从上述的故事中看出，这绝对不是事实！不要让这一项研究限制了你的选择。

无论你是否做过脊柱侧凸融合术，我的建议是在你分娩时带一份最近的 X 线片到医院，告诉他们你患有脊柱侧凸。如果你计划做硬膜外麻醉，请最熟练的麻醉师给你做。当脊柱因侧凸而扭曲时，麻醉师不能在常规的位置进行麻醉，因为你脊柱的形状不同。这并不意味着你不能尝试硬膜外麻醉，只是你需要说出来，并要求最熟练的医务人员来照护你。

我生两个儿子时都做了硬膜外麻醉，我告诉医生和护士我患有脊柱侧凸，所以需要最熟练的麻醉师。这对我的第一次分娩来说非常重要，因为我是在一家教学医院生的，最不想要一个还在学习的住院医生操作。这两次分娩，麻醉师花了很多时间来确定进针位置，结果都很好。提前提醒医院的工作人员这件事会有很大的帮助，所以脊柱侧凸在分娩时没造成多大影响。

当你怀孕和哺乳时，激素水平的变化确实会成为很多人脊柱侧凸的影响因素，你需要密切关注你的脊柱。当我怀上第一个儿子时，我的脊柱几乎完全变直了。但在怀第二个儿子时，发现它又弯曲了。我知道这是因为我在第一次怀孕期间一直定期做按摩，我信任的女按摩师知道我怀孕前的身体是什么样的。不过这并不是一个大问题，因为我知道我需要如何照护自己的身体，让自己挺直身体。重要的是要有值得信赖的专业人士，在激素水平波动的这段时间内确保脊柱保持健康。

佩戴骶髂腰带帮助我的许多未手术或手术的客户减轻了怀孕期间的背部疼痛。如果你感觉腰背有不稳定的倾向，那么在怀孕最后几个月腰背压力比较大的时候，骶髂腰带可提供一定的稳定性。当你分娩后核心力量还不够强时，它也可以帮助你稳定腰段脊柱。

　　同时，要注意如何开心地怀抱你的宝宝。虽然我们感觉脊柱弯曲起来的姿势在抱着孩子的时候可以更有力地支撑他们，但这通常对我们的脊柱不是很好。我很确定这是我生完第二个儿子后侧凸曲度增加的原因之一。当我抱着他的时候，我没有考虑到脊柱的生物力学（也没有考虑到我两岁的儿子），也没有力量直立脊柱来抱孩子。

　　是的，脊柱侧凸并不会阻止你拥有一个完美的家庭。患有脊柱侧凸没什么大不了的，永远记住，你的身体需要什么，就给它什么。

第十章

背部支具

对脊柱侧凸人群来说，佩戴背部矫形支具是个热门话题，我也经常被问及自己的看法。佩戴支具被认为是"中度"脊柱侧凸客户（25°~40°侧弯）的治疗方法，通常用于儿童和青少年。

每个脊柱侧凸的病例都不相同，所以我很难提供一种全面的背部支撑方法。不过，我们可以看看相关研究结果，这样就可以权衡这种治疗方法是否最适合你或你的孩子。

首先，要知道脊柱侧凸的背部支具有很多种类型。其中一些是硬型支具，要么推挤躯干，迫使脊柱保持在原来的位置，要么将脊柱侧凸推到解剖学上正确的位置。还有一些是软型支具，由一条短裤和一件紧身胸衣组成，紧身胸衣有多条弹力带，可以将身体拉到理想的位置。有些类型的支具需要每天佩戴 23 小时，有些只在睡觉时佩戴，还有一些是按照特定的时间表来佩戴的。

背部支具的潜在弊端

背部支具可能很贵，而且大多数都不被纳入保险范围，所以购买支具的经济负担可能非常重。我曾看过我的很多客户需要购买多个支具，因为支具能够持续地矫正发育中的躯干和脊柱。这就意味着为了使支具起到帮助和不伤害脊柱的作用，需要不停地更换新的支具。

就算经济负担没对你造成困扰，佩戴支具也会对你产生潜在的情绪和心理影响。

科学家们回顾了目前的研究，想要调查对支具佩戴者而言影响最大的因素是什么。结果是心理负担[59]。接着，科学家们确定了 3 个主要的心理负担来源：自我形象、心理健康和活力。以下我总结了这项研究对 3 个心理负担的描述。

自我形象

支具佩戴者对外表的关注激发制造商们创造出了软型支具，佩戴者可以将支具藏在衣服里面。对软型支具所产生的矫正侧凸曲度的研究很混乱，而且佩戴软型支具时的自我形象也并不比硬型支具更好。出于所有上述的原因，这些研究人员建议，如果你要佩戴支具，最好使用 Cheneau-Gensingen 硬型支具。

对于软型支具，我还有个补充说明：有家公司给我寄了一个免费的软型支具，当它使我的脊柱侧凸更严重时，我震惊了。为了确保我评估的正确性，我让很多我信任的并且关注我脊柱的朋友帮忙看看，他们都同样为之震惊。我甚至通过电子邮件给这家公司发送了一段视频，视频中我在一位老师的帮助下使用脊柱侧凸计测试穿和脱支具时脊柱侧凸的度数，同时，我分别戴上和取下支具在房间里走上一圈，这样公司就可以对我进行全面的评估。支具的厂家给我发了邮件，说一切看起来都不错。最重要的是，当我穿着它的时候，我会强烈地感到自我羞愧。我发誓，我宁愿被人看到我去世了，也不愿意被我的邻居看到我穿着它在家附近散步。

令人震惊的是，对于这件仅仅由几块织物和尼龙搭扣连接在一起却要价 1000 美元的软型支具，厂家和我以及我信任的当地脊柱侧凸专业人士有着截然相反的意见。老实说，我很难说明白对这副软型支具的所有想法和感觉。总之，这副软型支具最终被我丢在工作室壁橱的顶部架子上吃灰。

我有很多客户以前佩戴过软型支具，或者直接戴着软型支具来找我。然而，软型支具并没有减轻他们的心理负担。我还没有看到一个客户因佩戴软型支具而使脊柱稳定或侧凸度数减少。然而，我曾亲眼看见了一些佩戴 Cheneau-Gensingen 支具的惊人疗效。它们是全国最棒的制造商，如果你需要佩戴支具，请直接选择 Cheneau-Gensingen 硬型支具。

心理健康

- 佩戴支具的心理困扰比脊柱侧凸本身带来的困扰更严重。
- 佩戴支具的时间不确定会导致心理困扰。
- 研究人员建议，支具佩戴者可以在参加运动和社交活动时脱下支具。这将有助于避免自我逃避社交。

活力

- 支具佩戴者的日常活动精力和热情会下降，身体机能也会低于非支具佩戴者。
- 支具佩戴者会因为支具的影响导致运动能力下降。研究发现，支具佩戴者的步行速度减慢，体力活动消耗的能量增加，非支具佩戴者则没有这种情况。
- 研究表明，脱下支具时，脊柱侧凸患者应进行高强度耐力训练来提高身体机能。

如果您有佩戴支具的计划，请在治疗开始前制订一个针对情绪、心理和身体健康的计划。

背部支具和睡眠质量

睡眠不佳会进一步加剧支具带来的生理和心理影响。正如我在上一章中提到的，身体可以在睡眠中得到休息、充电和恢复。睡眠特别重要的青春期是许多脊柱侧凸被诊断出来的时候，而大多数脊柱侧凸患者都被医生要求佩戴支具。不幸的是，睡觉时佩戴支具产生的不适会严重影响睡眠质量。

正如我在《分析脊柱侧凸》一书中所述，有一个 13 岁的女孩 Ruth 来上她的第一堂脊柱侧凸课。上课前，Ruth 的妈妈告诉我，Ruth 被要求晚上佩戴支具睡觉，但每天早上当她走进 Ruth 的房间时，支具都被扔在地板上。

这意味着 Ruth 会在半夜醒来，解开身上的硬塑料支具，把它扔在地板上。Ruth 每晚都要醒来，而不是得到同龄的十几岁孩子所需要的完整睡眠。每个夜晚，皆是如此。放松平静的睡眠成了过去时。

在课程中我与 Ruth 互动时，她表现得十分刻薄且很难集中注意力。她脾气暴躁，不愿与我合作，似乎非常疲惫。我和她合作并不愉快，但是我也知道，睡眠不足的她肯定不是她真正的样子。记得我曾经治疗过一个十几岁的女孩，她因为佩戴背部支具已经两年多没睡过整觉了。如果我自己两年多没睡过整觉，我一定会变得刻薄、脾气暴躁，很难集中注意力，并且完全筋疲力尽。

后来在与 Ruth 妈妈的谈话中，我告诉她，我认为支具对 Ruth 的整体健康弊大于利。由于她长期睡眠不足，我建议这位母亲要么考虑给 Ruth 重新做一个支具，要么停止佩戴支具，用另外一种方法来稳定她的脊柱。

相反，我也见过一些客户如果不佩戴支具就很难入睡。我的一位 9 岁的脊柱侧凸老客户在晚上睡觉时一定要戴着支具，如果不戴，她就睡得不好。我分享了两种截然不同的案例，因此，关于支具，我们没有一个放之四海而皆准的解决办法。

在购买支具之前搜集好信息

在准备选择和购买使用支具前，你需要知道每个支具制造厂家都是不一样的。你需要知道支具的类型，但你也需要知道制作支具的厂家。支具制造商的专业技能可以决定支具对脊柱侧凸的身体有多大的益处（或伤害）。要知道，矫形医生给你开了一个需要佩戴支具的处方，并不意味着你就获得了一个由高质量的支具制造商制作的高质量支具。所以不仅要研究支具的类型，还要研究支具的制造商。

我新认识的一位脊柱侧凸的青少年，她的妈妈带着佩戴着新支具的她来找我。我马上看出这个支具不太好，因为支具使她的肩胛骨倾斜，肩膀看起来更糟，同时使她的肩胛带和头倾斜向一侧骨盆，并且对她的一部分下背部施加了相当大的压力，以至于她的腿产生了神经痛。这对她来说显然不是个好支具。我和我的员工都强烈谴责那些粗制滥造青少年支具的厂家，这些劣质支具在他们已经不平衡的身体上雪上加霜，而部分支具竟然还有良好的口碑。

我问孩子妈妈支具是谁做的。这位妈妈的眼睛亮了起来，她说是她最近认识的一位聊得很投机的支具制造商，她很喜欢。这人刚从好莱坞搬过来，以前在那里做发型和化妆工作，最近决定做一些新的尝试。现在她在镇上的一家骨科公司工作，制作背部支具和其他产品。这是我一生中少有的因为太震惊而没有对别人发表评论，这位妈妈竟然会允许一位这样的女士为她女儿制作矫形支具。

并不是所有支具都能有效地阻止脊柱侧凸的进展。更不幸的是，在某些情况下，可能弊大于利。一项针对已不再是处方支具的 Milwaukee 支具的研究发现，那些在青春期佩戴支具的人在结束治疗后的多年里都经历了严重的腰痛和颈痛[60]。

新的技术和各种类型的支具被不断创造出来，但不是所有的技术和支具都能够对患者进行有效治疗。最近的研究表明，SpineCor 动态支撑支具不如 Boston 刚性支具有效[61]。然而，在这项研究中，佩戴这两种支具的脊柱侧凸人群的曲度都增加了。这绝不是 Boston 支具胜出了——而是双方共同的失败。

请不要参考科学研究来检验一个新的支具是否有效，你的脊柱健康非常重要。去使用经过验证的、研究表明有效的支具，并找到一个合格、经验丰富的制造商。

我最喜欢与考虑佩戴支具的家庭分享的资源之一是《施罗特疗法，脊柱侧凸保守治疗的进展》中的一章，这是一本由几位治疗脊柱侧凸的专业人士编写的书[62]。在这本书的第 8 章 "支具治疗" 中，你可以看到不同形式的支具，包括我之前推荐的 Cheneau-Gensingen 支具。这一章中包括针对支具的研究、经典案例、照片和来自世界各地的一手资料。

如果你得出的结论是支具是你的正确选择，那请你务必去顶级的支具制造商那里（可能在其他州或国家）安装支具并进行常规检查。在我住的城镇，或者离我住的田纳西州纳什维尔几个小时车程的地方，都没有能够让我推荐的厂家。我所推荐的制造商住在马萨诸塞州的波士顿，所以如果我的客户听取我的推荐，他们就会去波士顿定制支具。

运动疗法 vs 背部支具

我不是说所有的背部支具疗效都不好。我曾经亲眼看见了一些非常有效的支具稳定住了一些侧凸曲线，但你决定佩戴支具时必须将所有的研究考虑在内。让我们再来看一些关于支具的研究。

还记得我在第七章中提到的一些关于核心训练的研究吗？研究表明，定期的核心强化训练跟佩戴背部支具一样有效[63]。研究还证实，纠正肌肉不对称的运动训练结果等于或优于佩戴支具的结果[64]。其他研究发现，"支具和运动疗法相结合对青少年特发性脊柱侧凸（AIS）具有显著的疗效。相比运动疗法，支具疗法在脊柱侧凸曲度和身体对称参数方面表现更优，然而运动疗法对脊柱侧凸人群生活质量的改善，特别是运动功能和心理状态方面的改善更明显"[65]。

我要给你们讲一位跟我关系很好的脊柱侧凸患者 Sally 的故事。Sally 已经快 30 岁了，嫁给了一个很棒的男人，并且她患有 75° 的脊柱侧凸。她早已过了青春期，但她每天晚上都佩戴 Cheneau-Gensingen 支具睡觉。她喜欢这个支具在睡觉时为脊柱提供的额外支撑。

在她十几岁被诊断为脊柱侧凸后，Sally 和她的父母尝试了几乎所有可以想到的支具。多年来，她的父母花费了大约 5 万美元（约 35 万元人民币）来购买不同类型的支具，因为他们不愿意做手术。

有些支具和治疗方法对她是有帮助的，有些对她没用，甚至使她的侧凹曲度更糟。最终，Cheneau-Gensingen 支具满足了她的脊柱所需，尽管身体已经停止生长多年，但她仍然佩戴着。

大约 5 年前她来找我，寻求一些运动疗法作为治疗脊柱侧凸的补充手段，当时她已经佩戴了好多年支具。当我和她第一次一起合作时，她的脊柱侧凸计读数会在 1 小时内显示出（至少）10° 的变化。通过佩戴支具和我教会她常规的 GYROTONIC® 训练方法，Sally 终于找到了"完美处方"。

几年前，她参加了一系列 GYROTONIC® 婵柔教师培训课程，以更多地了解这项运动疗法。目前，她定期来找我上课，进行结构整合按摩，晚上佩戴支具睡觉，并正考虑为她和她丈夫的新家购买一台 GYROTONIC® 婵柔机器。她确实需要购买，因为她在怀孕时不能佩戴支具。

Sally 比我见过的任何时候都更有力量，更积极主动地保护自己的身体。她有一个伟大的专业团队，包括离家很远的那个伟大的支具制造商。一旦她生下孩子，制造商会随时帮助她，以防旧支具不再合适她。

所以，请好好研究支具的类型和制造商的技艺，不要忘记你的治疗方法需要因时而异。虽然使用由熟练的支具制造商制作的支具是治疗脊柱侧凸的好方法，但别太天真地认为这是一个万能的办法。在治疗过程中，要确保自己的身心强大。这是长达一生的旅程，当你与脊柱侧凸共存的时候——你最好确保自己正在享受着这段旅程。

虽然使用由专业的支具制造商制作的支具是治疗脊柱侧凸的好方法，但别太天真地认为这是一个万能的办法。

第十一章

我准备做手术

你为什么要通过脊柱手术治疗脊柱侧凸？这是一个有意义的问题，需要你在接受手术之前有明确的答案。让我们一起来完成这个重大选择。

拿起你的日记本，思考以下问题。写下你的答案，帮助你冷静下来得到结果。

- 你为什么要做手术？
- 你期望的手术结果是什么？
- 如果你做了手术，你的生活会变得更好吗？
- 如果你体内有金属，你余生的身体照护计划是什么？
- 手术后脊柱侧凸会被治愈还是会被固定？
- 你选择接受手术有多少是因为情绪问题尚未得到解决？
- 这是情绪急症还是医疗急症？
- 到底是什么困扰着你的身体？
- 假设手术不能使你的脊柱完全挺直（应该不会），手术会为你解决什么问题？

你可能会因为我问了其中一些问题而生气，因为你可能没有答案或者你不喜欢你的答案。手术似乎是一个解决脊柱侧凸的简单办法，但并没有那么简单。我认为有太多的人因为这样或那样的原因而没有真正做研究或不了解其中的风险就盲目选择了手术。

这是一个精彩异常可以独立成书的章节，当我们一起进行这趟旅程时，请系好安全带。我希望在本章结束时，你能够更清楚地回答我刚才提出的所有问题，并理解脊柱侧凸手术是否适合你。请放心地花些时间来阅读本章，因为它可能会引发许多情绪。把你的日记本放在旁边，在阅读时写下你的想法和情绪。

手术不是灵丹妙药

选择脊柱侧凸手术是一个不容轻视的重大决定。手术并不像西方医学界希望你相信的那样是一种灵丹妙药。手术不会让脊柱侧凸从身体上消失，因此手术无法治愈或修复脊柱侧凸。

大多数手术都会固定脊柱，这通常会使情况变得更糟，因为侧凸的脊柱不能再伸展和工作。想一想：你再也无法伸展背部了。这种制动会对臀部、膝关节、脚踝、肩膀、颈部和肺部（容量降低）造成很多次生问题。由于无法让侧凸的脊柱从身体消失，问题会转移到身体的其他部位，并继续延伸到被固定脊柱的其他位置。你将会永远追逐次生问题，把一个问题换成另一个问题。

> **手术不会让脊柱侧凸在身体上消失，因此手术无法治愈或修复脊柱侧凸。**

如果你做了手术，有些身体动作将永远无法再完成，比如屈曲背部融合的部分。当你不能在某些部位屈曲身体或融合部位感到疼痛时，每天都可能因脊柱侧凸触发压抑的情绪。

我们已经知道脊柱侧凸会给一些人带来严重的心理困扰，但是当儿童或青少年的父母选择进行手术，导致患者无法再次活动时，长期的心理影响可能会非常严重。

研究表明，手术后的患者，甚至在多年后，对自己的身体形象比那些没有接受手术的人有更多的负面评价[66]。人们认为通过手术得到几乎笔直和没有旋转但不能再活动的脊柱，可以从身体中消除脊柱侧凸或他们对自己身体深层的、被压抑的情感，以及他们父母对于脊柱侧凸的感受。但这不是真的，这就是我非常担心的问题。

许多20多岁的年轻人在十几岁的时候椎体被融合在一起，最终来到了我的工作室，他们对父母选择将他们的椎体融合怀有深深的怨恨和愤怒。我看到孩子们与父母疏远，父母为他们的成年孩子买房子、汽车和其他昂贵的东西，试图弥补他们为孩子选择做融合手术的决定。

一位患有严重脊柱侧凸的女性在35岁左右时选择了融合手术，她自己做出选择，认为这可以解决一切问题。手术后2年，她的母亲搬回来陪她，并寻求我的帮助，她因为女儿情绪低落感到很绝望，她的女儿不肯下床，一直威胁她要自杀。

一位做了融合手术的女性在我的工作室参加了普拉提教师培训项目，在整个为期11个周末的训练中，她几乎一直在哭。当她了解到自己的身体不能完成课堂上其他人都能做到的动作时，她向父母、医疗团队发泄了所有被压抑的情绪。

虽然手术有明确的时间和场合，但我认为这不是一个能快速解决问题的方案，在做出决定之前，脊柱侧凸客户和（或）其家人在身体或心理上往往都没有做足准备。

通常有替代手术的方法

关于脊柱侧凸矫正运动，我最喜欢的证据之一是科学家 Martha C. Hawes 写的一本名为《脊柱侧凸与人类脊柱》的书。Martha 11 岁时被诊断患有脊柱侧凸。医生告诉她，随着她长大成人，脊柱侧凸会发展到"致命的程度"，唯一的治疗选择是脊柱融合术。医生告诉 Martha，除非她选择手术，否则无法治疗脊柱侧凸。

她在书的开头讲述了自己的经历。

> 我本能地避免在生命中可能损害脊柱的事情，因此拒绝了手术。相反，我选择了一位物理治疗师，治疗师在 6 周的训练期间指导我进行躯干强化训练……在随后的几十年中，我每天都坚持训练 [67]。

尽管她的外科医生对脊柱侧凸的潜在进展做出了可怕的预测，但 Martha 侧凸的严重程度在确诊后 30 年几乎保持不变。事实上，她的脊柱侧凸在中年时通过松动训练得到了改善，尽管人们普遍认为成人脊柱侧凸只能通过手术进行治疗 [68]。

Martha 对医学界处理她疾病的方式并不满意，她的脊柱侧凸和训练经历否定了手术是治疗或改善脊柱侧凸的唯一选择。她决定进一步研究脊柱侧凸与运动之间的关系，她发现更多的证据表明她儿时的医生被严重误导。

> 似乎没有一项已发表的研究，更不用说一系列可解释的科学研究，证明脊柱侧凸不能用运动疗法治疗的假设 [69]。

换句话说，手术不是唯一的选择，有证据表明运动可以改善脊柱侧凸。然而，许多医生继续告诉脊柱侧凸患者，运动弊大于利。Martha 指出，即使医生不告诉患者运动对他们"不好"，他们也不认为这是一种可行的治疗选择，因此他们甚至没有提到运动。相反，他们采取"观察并等待"，直到脊柱侧凸曲度严重到需要手术。

Hawes 称之为利益冲突，我对此非常同意。假设某人被他们信任的儿科医生或家庭医生诊断出患有脊柱侧凸。第一位医生根据他们的病情将他们转介给骨外科医生（这是大多数脊柱侧凸患者选择的专家类型）。患者和他们的家人会毫不犹豫地听取他们信任的、能做出诊断的医生的建议，他们自己也没有做太多研究就去了骨外科医生那里。现在，这位外科医生将围绕自己的专业制订一个治疗计划：手术。很可能，他们不会推荐替代疗法。从商业角度来看，如果患者去其他地方进行脊柱侧凸治疗，这意味着外科医生将不再有机会对患者身体进行昂贵的手术而获利。

整个医学界距离倡导运动治疗脊柱侧凸还有很长的路要走，但肯定取得了进展。几年前，一位患有脊柱侧凸的女性参加了一个由我主办的 Spiral Spine 研讨会。之后她给我发了以下电子邮件。

我大概在 13 岁左右被诊断出患有脊柱侧凸，情况越来越糟。我有你提到的第一种类型的脊柱侧凸（青少年特发性脊柱侧凸），我的下背部有一个 47° 的大侧凸曲度，它的上面和下面有几个其他的侧凸曲度可以代偿纠正它……我一整天所做的一切活动都受影响。谢天谢地，我能够在镇上与一位出色的职业治疗师合作，并且能够真正了解自己的身体及其体征。几年前我开始感觉腿部麻木，我去梅奥诊所看了一下。他们告诉我"让普拉提成为我的生活方式"，或者做一个巨大的有创手术。

就是这样。明尼苏达州梅奥诊所（可能是世界上声誉最好的医院）的医生，告诉了这位女士"让普拉提成为她的生活方式"以治疗她的脊柱侧凸。这才是我可以接受的建议！

正如这个故事所证明的那样，普拉提通常非常适合患有脊柱侧凸的人。它符合运动规律，并且可以很容易地根据脊柱侧凸可能引起的独特身体特征进行调整和修改。

术前教育是关键

如果你正在强烈考虑脊柱侧凸融合术，我想让你看一些做过手术的客户，他们的手术医生就是即将给你做手术的人。可以从他们那里直接了解手术和恢复情况。我还想让你看到他们的躯干活动，询问他们是否能够向前、向后、左右屈曲并旋转背部。看看他们的动作，并确认你在余生中就这样活动身体也没问题。

不管你的外科医生怎么说，手术后你的行动永远都会受到限制。你身体背部放置金属棒的部分将不能再活动。

有一天，当我阅读一些脊柱侧凸的研究文献时（我每周约花几个小时做这件事），我偶然发现了一篇文章，试图确定融合手术后是否需要长期随访。以下是该研究的一段引述："对一名无症状、金属棒断裂未移位依然有矫正效果的患者常规进行 5 年的随访，并且只在需要时进行随访"[70]。我反复阅读页面上的文字，难以置信。一些患者不知道自己弄断了金属棒，外科医生也不想对此采取任何措施。

与器械相关的并发症是手术后的一大难题[71]。在这项研究中超过 1/4 的儿童有手术器械的问题，包括钉棒断裂、螺钉移位、椎弓切断和螺帽松动，以及许多案例有曲度增加等问题。

有一位与我认识多年且非常亲近的客户，多年前在她 26 岁时完成了第 5 次背部手术的 3 周后找到我。她在第一次脊柱侧凸融合术后病情每况愈下，每隔几年她的背部就会出现另一个严重的并发症，从而导致她又要做一次巨大的手术。在见到我之前的几周，由于得到了外科医生的明确许可，表示她想怎么动就怎么动，她在上瑜伽课的时候，听到背部爆裂声。她的一根钉棒断了。几天后，她在手术中移除了所有的内固定（请记住，这是她 26 岁时的第 5 次脊柱手术）。几年后，她从一个脚凳上面摔了下来，折断了背部剩下的 4 枚螺钉中的 3 枚。

　　这个故事要表达的是：金属会断裂。当这位客户 30 岁出头的时候，她已经做了 7 次脊柱手术：4 次融合，2 次内固定移除，以及放置一个用于治疗慢性疼痛的脊髓电刺激仪。你会在本章末尾读到她本人的来信。

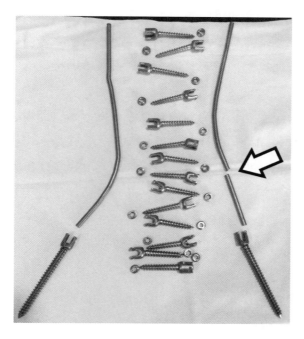

　　让我们来谈谈可活动性融合术。即使你做的是脊椎可以活动的拴系手术，也不意味着你可以随心所欲地让脊柱做任何动作。研究表明，大约 50% 的患者会发生拴系断裂 [72]。

　　手术可能引起的另一个问题是邻近椎体节段性疾病（也称为邻近节段综合征、移行综合征或邻近节段退变）。这是脊柱融合术正上方和下方的区域由于过度活动而出现的并发症，这是对脊柱融合区域活动能力丧失的一种代偿。椎间盘突出、椎间盘狭窄、脊椎滑脱和其他继发性问题也可能是融合术的后果。

脊柱周围肌肉的血液也可能出现阻断。这是因为在手术中流向肌肉的血供被破坏，导致肌肉不能工作。这些帮助你保持身体直立的肌肉，因为无法再起作用，只能像木偶一样挂在钉杆上。

我有一个客户，融合术后已经 9 年了，在我给她上了几次私人课程后，她开始抱怨她的脊柱附近发痒，而且几天后还没有消失。我让她去拿她的手术后病历，他们说她的脊柱肌肉血流已经被阻断。这位女士是一名护士，意识到那些缺血的肌肉实际上在 9 年后开始苏醒，由于我让她做的强化训练，导致她的脊柱感觉发痒。虽然手术后的一些问题可以通过运动来纠正，但不是所有的问题都可以。还有很多不同类型的问题可能会出现在融合手术中，不管是活动的还是固定的问题。

有很多成年患者向我咨询他们是否应该做手术，因为在向外科医生咨询后，这些人被告知他们的情况术后会变好。我认为最好不要把成年患者的整个脊椎都融合，现在有研究支持这一观点。这项研究表明，接受手术的成年患者在手术后情况更糟。在这些研究中，接受过手术的成年患者报告了更高的疼痛程度、更低的自尊和更低的功能舒适度 [73、74]。

另一项研究表明，在 24 名成年经历融合手术的客户中（研究中患有脊柱侧凸的成人占 14%），他们共做了 34 次手术 [75]。这意味着有些人不得不接受多次手术。作为一个成人，只是为了拥有一个直的或几乎直的脊柱，你愿意冒这样的风险吗？

所以，如果你在十几岁的时候没有做过手术，那么我建议你采用保守的方法来保养你的身体。你的生活质量很可能会因为没做手术而保持更高的水平。

如果你患有 Ehlers-Danlos 综合征，手术对你来说风险更大，因为你的手术切口很难愈合，而且你的血管很脆弱，皮肤很薄 [76]。因为你的关节活动幅度过大，所以手术后你需要非常警惕手术脊椎邻近节段的疾病，并需要一个很好的肌肉强化计划。如果你正在考虑手术，请牢记这些。

对于那些患有神经系统问题的脊柱侧凸患者，手术可能特别危险。在患有脊髓性肌萎缩的儿童中，脊柱融合术与永久性运动技能丧失相关[77]。

我有个客户是一名护士，她告诉我，她有一个年纪很小的十几岁的患者，从手术中醒来发现腰部瘫痪了。这个手术是一位已经为青少年做了超过300台脊柱融合术的当地外科医生主刀，这个青少年的两个姐姐的手术也是这位医生做的，她们手术后恢复很好。这名青少年就没那么幸运了。我的客户告诉我，那个外科医生几周后就退休不做手术了。

无论接受脊柱侧凸融合术的人是什么年龄，都可能发生真实而可怕的并发症。这种极具侵袭性（我敢说风险很大）的手术可能会导致永久性瘫痪，因手术感染而导致再次手术移除内固定、内脏穿孔，甚至死亡[78-85]。

你需要做背部手术并不意味着你的整个侧凸的脊柱都需要被融合

随着人们年龄的增长，脊柱会慢慢出现磨耗和损伤。患有脊柱侧凸的人由于其独特的脊椎结构通常会有额外的磨耗和损伤。

骨刺常发生在脊柱的凹部，为了在这里加强支撑而长出更多的骨头。脊柱的凸侧可能会出现滑脱，这是椎体轻微向一侧滑动的情况。这些情况，再加上关节炎、骨质疏松、椎间盘或椎体楔形变和狭窄、脊椎滑脱（或任何以"脊椎"开头的诊断）、椎间盘退行性疾病，以及轻中度椎间盘突出，都是你做X线或MRI检查脊柱侧凸时，在放射学报告中可能看到的词。你在报告中看到了一个或多个这样的词，并不意味着你需要做手术。以上这些都可能是无症状的，它们虽然存在，但不会引起疼痛或其他问题。有时这些问题是你疼痛的根源，可能需要手术治疗，但这并不意味着整体的侧凸曲线必须被融合。

几乎每个有脊柱侧凸的人都考虑过手术，甚至去咨询过外科医生，看看手术是否是治疗他们背部的最佳方法。有些人因为 Cobb 角的角度而不得不接受手术，而有些人则在痛苦中寻求缓解。这些是正常的，也可以理解。

在我不断地了解脊柱侧凸的各个方面的过程中，我偶然发现了脊柱外科医生 David Hanscom 博士的几本书，这些书帮助我在面对脊柱手术的时候对自己的立场更有信心。每一个有脊柱侧凸问题的人都应该读一下 Hanscom 医生的书：《你真的需要脊柱手术吗：根据外科医生的建议控制病情》和《重新掌控：外科医生摆脱慢性疼痛的路线图》。他提出如下观点。

> 我并不反对脊柱手术。但我强烈反对在诊断不明确、结果无法预测的情况下冒险进行大手术。因为每次脊柱手术都会改变脊柱，也会造成一定程度的永久性损伤。因此，除非有明显的、可识别的、可通过手术纠正的问题，否则手术不应被考虑作为一种治疗选择 [86]。

Hanscom 博士是一位著名的复杂畸形脊柱外科医生，拥有 30 年的经验。他不仅需要明确的诊断，还会关注患者的压力。他明白一个人的神经系统状态也会决定手术是否成功。

他报道过很多患有脊柱侧凸经历了背部疼痛的患者，有些做了融合手术有些则没有。他的建议和患者的治疗结果可能会让你大吃一惊。通常情况下，即使有人患有脊柱侧凸，他也宁愿做一个小手术来固定引起疼痛的急性区域，避免脊柱侧凸被融合。我的一位客户 Melissa 就是这种情况，我每周都要见她一次。

在 Melissa 43 岁的时候，我成为她的普拉提老师。虽然在过去的 10 年里，她一直在练习普拉提（同时进行施罗特疗法、物理疗法、按摩疗法、干针疗法等），但她意识到，在当地的普拉提教练的指导下，她的脊柱侧凸并没有得到改善。她的家里有普拉提设备，大约 9 个月后，我们通过每周的私人治疗和她新的手法物理治疗师的治疗，使她的曲度有所减小。当她告诉我她的一条腿有轻微的神经疼痛时，我让她去做 X 线检查，看看她的背部是怎么回事。X 线片显示她的脊柱侧凸曲度变小了，她很高兴。

接下来的几周，尽管她的手法物理治疗师和我都在努力，她一条腿的神经疼痛还是加重了，并慢慢地在另一条腿上显现出来。是时候和外科医生沟通一下了。不到 2 周的时间，她就卧床不起了，没有助行器就不能走路。

多年来，她身体的磨损让她付出了代价，她的两个椎间盘完全退化了，并逐渐发展到椎体上。她找到了两名神经外科医生一起配合工作，让她恢复了正常的生活。他们将她的下两节腰椎和骶骨融合在一起。由于外科医生的知识和技能，他们能够不去管她的脊柱侧凸问题，只修复引起问题的区域。

他们告诉 Melissa，因为她经常练习普拉提，而且通过最近的曲度减少情况证明了她可以照护她的脊柱侧凸问题，他们有信心在手术期间不去处理她的脊柱侧凸问题。一路上，我陪着 Melissa 走着每一步，她做得非常好。手术后半年了，如果你亲眼看见了她的生物力学情况、力量和灵活性，你永远不会知道她已经做了融合手术。

有一天，我和 Melissa 谈了很长时间，关于同时控制悲伤（因为必须进行融合）和喜悦（因为能够减小她的侧凸曲度）。我希望她在照顾自己的身体和情绪状态方面的干劲、坚韧和奉献精神对脊柱侧凸世界是一种鼓舞，因为我深深感受到了这一切。

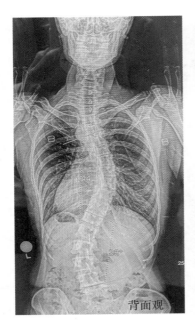
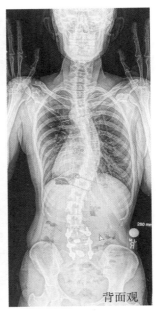

背面观   背面观

不是所有的外科医生和手术都是一样的

在决定是否进行手术时，很容易被忽视的一点是外科医生的教育和经验。请不要犯这样的错误。并非所有外科医生的教育和经验都是一样的。

例如，有研究写道："北美存在几种学习途径，医生可以通过这些途径学习临床和技术技能，以掌握 AIS 手术技能……接受儿科研究院培训的外科医生的手术平均失血量和输血率……明显低于未接受此类培训的外科医生。了解外科医生的不同培训途径可能直接影响结果"[87]。

脊柱侧凸手术不断发展。新仪器不断被发明，技术也在进步，手术也有很多种。你必须明智地做出选择。

早在 20 世纪 60 年代，我的一位脊柱侧凸客户就做过 Harrington 钉棒脊柱侧凸手术，现在没有人再做这种手术了。对该手术进行了 43 年随访的研究表明：这种技术对于治疗这种疾病是不充分和无效的，因为它不能充分限制曲度的进一步进展[88]。我不愿意看到你选择的手术经过 43 年随访得到这样的结果。

　　现在，让我们来看看在撰写本书时，目前正在进行的各种脊柱侧凸手术。我将脊柱侧凸手术分为 3 类：活动性的、非活动性的和不确定的。我想让你充分了解手术的各个方面。如果是对的手术时机和地点，人们的手术一定都很成功。我认识一些人，他们接受手术且手术康复后的生活质量明显提高。我希望你在进行任何手术之前都要明智地进行研究。

　　看到脊柱侧凸手术界踊跃地为脊柱侧凸患者创造性地创新手术治疗方案，我对此感到惊讶。科学家和工程师已经开发出一种机器人来执行脊柱侧凸融合术钻孔方面的操作，该机器人可以在椎骨上钻孔，精度在 **0.1 mm** 以内 [89]。这对手术患者来说意义巨大，因为它比人类的手要精确得多。机器人可以感知客户的呼吸模式，如果客户在手术床上意外移动，这会影响植入物拧入脊柱的方式。虽然这些令人难以置信的设备仍在测试中，而且很可能几年内都不会使用，但请关注未来类似的进步情况。

　　外科技术的进步对脊柱侧凸客户有着深远的意义，但当它们仍处于最初的试验年份时，你应该不想成为一只小白鼠。从不同类型的外科医生那里寻求多种意见，因为现在你有比几年前更多的选择。

活动性手术

　　前入路脊柱侧凸矫正术（anterior scoliosis correction，ASC）是一种灵活的脊柱侧凸矫正手术，切口在身体侧面而非背部，可避免脊柱沿线的肌肉被切割。因此，一些人认为这是一种更美观的手术，因为瘢痕位于身体两侧而非背部。肺部需要放气以进入胸椎，器官需要移至一侧以进入腰椎。将螺钉插入脊柱曲线的凸面部分，并在其上连接一根弦以拉直脊柱，从而使曲线的凸面更加闭合，并打开凹面。在这种手术方案中，脊柱仍然是灵活的，并且在手术后可以移动，因为金属棒并没有附着在所有的椎骨上。

　　ASC 与椎体拴系术（vertebral body tethering，VBT）的不同之处

在于，ASC 可用于 65° 以上的椎体曲线、僵硬的曲线、发育成熟的青少年、成人和复杂的曲线等各种情况。ASC 是由 VBT 发展而来 [90]。

我现在有一位 20 岁的男性客户，他接受了两次 ASC 手术。他最初的 Cobb 角是胸椎 74°，腰椎 56°。第一次手术后，胸椎和腰椎的 Cobb 角分别是 34° 和 8°。第一次手术后一年半，下方的曲线消失了，下方腰部的曲度消失了，但胸廓的侧凸曲度达到了 60°。医生决定让他再次接受手术，将螺钉重新固定在腰椎的另一侧。第二次手术后，主曲度下降到 24°。1 年后，他的主曲度继续下降，现在达到了 19°，腰椎侧凸再也没有复发。他的背部看起来真的很棒。

他的外科医生特意告诉这位年轻人的母亲，术后最好的治疗方法是普拉提训练。这就是她找我的原因。这个客户目前在 Spiral Spine 普拉提工作室训练已经有几年了。他在头两年（第二次手术前后）都参加了私人课程，现在严格参加团体课程。他整节课都在开玩笑，从外表、功能或行为上看，你永远不会知道他背部做了两次手术。当他告诉工作室其他人他的故事时，他们总是感到震惊。他的脊柱侧凸手术故事令人惊叹，我对那些外科医生为他所做的一切赞不绝口。

VBT 的操作和 ASC 类似。与后入路脊柱融合术相比，这种手术被认为是微创的，尽管在我看来它仍然是相当于有创，因为在每个椎骨都放置了一个螺钉。手术仅需 4~6 小时，与后入路脊柱融合术相比，恢复时间也少得多。VBT 仅适用于骨骼不成熟的客户，因为它依赖于骨骼生长调节，其中脊柱的固定侧生长小于非固定侧，可以看到曲度得到充分减小 [91]。

为了让您了解 VBT 的统计数据，我将向您介绍一项针对 29 名平均年龄为 12 岁的脊柱侧凸患者的研究，这些患者的 Risser 等级为 0 或 1 级（意味着身体仍然有生长潜能）以及 Cobb 角为 42° 或以上。这些患者平均每人有 7 节椎骨接受了螺钉固定，大多数患者在研究结束时骨骼已经发育成熟，20 例患者的主曲度小于 30°（成功率为 74%）。约一半的患者怀疑内固定断裂。在这些患者中，2 名接受了后入路脊柱融合术，4 名接受了 VBT 翻修手术[92]。我喜欢活动性手术的设计，并且更喜欢这种手术而非脊柱融合术，但由于活动性手术的性质，身体可以活动但金属固定物也更容易断裂，这是需要注意的事情。

Spiral Spine 普拉提工作室的一位十几岁的客户进行了 VBT，取得了巨大成功。手术前她的 Cobb 角为 62°，手术后立即达到 26°。手术 1 个月后，这个十几岁的女孩开始在我的工作室跟着老师每周上课。手术已经 11 个月了，她的曲度是 21°。那个女孩的母亲向我工作室的老师讲述了她女儿背部持续变直的情况给老师留下了深刻印象。这是一个很好的病例，说明了手术应该何时以及如何进行，以及之后如何用运动继续减小Cobb 角。

VBT 是 FDA 批准的，因此您的保险可以涵盖手术费用[93. 94]。话虽如此，VBT 的硬件和系统有许多不同的制造商，外科医生的培训途径不同以及 VBT 有不同的技术。甚至有一种版本的 VBT，其中一个磁性部件附着在系带上，因此外科医生可以将设备放置到客户的背部以缩短系带[95]。因此，请对这种手术的各个方面进行研究，因为外科医生之间的差异很大。

非活动性手术

对那些寻求脊柱融合术的人来说，这种类型的手术是目前公认的"金标准"。后入路脊柱融合术（posterior spinal fusion，PSF）需要沿脊柱切开，然后将两根长金属棒按照棒的长度拧入每个椎骨，以便将它们紧固在脊柱上。这使得手术融合的区域在他余生中绝对静止不动以稳定并防止椎体曲度增加。

虽然 PSF 是最常进行的脊柱手术，但由于其复杂性以及全身麻醉的时间（通常为 8~10 小时，具体取决于椎骨融合的数量），其是目前最危险的脊柱手术之一。融合的椎体越多，手术时间越长，也代表着风险越大。

有篇研究旨在了解导致 PSF 患者术后肺部并发症的危险因素。结果显示危险因素为：主曲度大于 75°、患有呼吸系统疾病、翻修手术和胸廓成形术（去除背部突出的肋骨）[96]。在考虑这种手术时，请牢记这些因素。

研究表明，在某些情况下，你可以通过手术矫正其中一条曲线，这被称为选择性融合，另一条曲线会自动矫正[97]。然而，我有一些客户进行了选择性融合，但他们的另一条曲线在接下来的几年中继续缓慢进展。我绝对不会把手术后的"自发矫正"称为永久性的。但是，通过正确的普拉提矫正训练和按摩工作，我所有客户的第二条曲线的曲度都惊人地减小了，这使他们无须再进行另一次手术来修复第二条曲线。

这是一张我的客户选择性融合的照片。你可以看到术后未融合的区域即刻效果很好（最右边的图片）。随着时间的推移（在图片中从右向左看），你可以看到融合区域上方和下方的曲线继续恶化。同样，我不会把这个客户的脊柱侧凸称为永久性的"自发矫正"。要知道，如果你进行了选择性融合，你必须像我们其他未融合的人一样继续治疗未融合的椎骨。

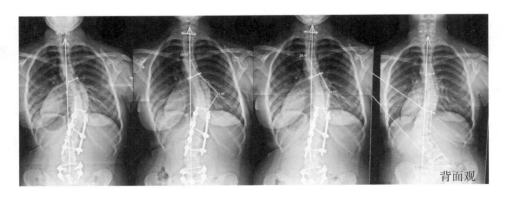

背面观

将做了 PSF 手术的患者与接受前入路脊柱融合术（脊柱前部入路手术对比脊柱后部入路手术）以矫正脊柱侧凸的患者进行比较，并在手术后 5 年比较其肺功能[98]。PSF 组患者的肺部健康状况保持得相当稳定，而前入路脊柱融合术组患者的肺部健康状况则显著下降。除非脊柱侧凸以外还有别的病理情况，而前入路融合术是解决这个问题的最佳方法，否则我会避免前入路脊柱融合术。

不确定性手术

我把这些手术称为不确定性手术，因为研究表明手术完成后失败率很高，而且由于其可怕的后果，有诉讼仍在进行中。我想让你知道，在有人试图说服你之前，有些所谓的选择确实不可行。

Apifix 是一种后入路手术，将一个小巧的棘轮装置拧入主弯凹部的上下端椎体。这是一种微创手术，大约需要 90 分钟，客户几周后就能正常生活。

一旦身体切口愈合，就会指导患者通过脊柱的凹陷部分进行简单的呼吸和拉伸运动，此时该装置会向上"扭转"一格，使脊柱更直。随着时间的推移，这个过程会慢慢地继续下去，直到这个人感觉自己已经尽可能地挺直。只要 Apifix 装置留在体内，受 Apifix 装置影响的椎骨几乎都可以移动。

尽管这项研究得到了 FDA 的批准，但 Apifix 的研究结果并不理想，它的失败率很高。尽管曲度减小了约 15°，但由于血液中的有毒金属或血液中毒，50% 的客户需要进行翻修手术 [99]。由于失败率高，这项研究提前停止。

MAGEC 是这一类型的另一种手术，目标是将手术次数降至最低。该手术在患儿背部植入一根杆，医生可以通过每隔 6 个月左右在患儿背部放置一个特殊的磁性装置来延长这根杆。每次就诊时，医生都会小心地将杆加长一点，使脊柱更直，而不会像 PSF 那样让孩子再次手术或阻碍孩子的躯干生长。这个概念很新颖，但结果一直存在问题。研究表明，杆被磁力机器延长到所需的水平时，延长杆对椎骨之间的椎间盘有副作用 [100]。

Nuvasive 公司的 MAGEC 生长杆系统被召回，即使后来设备改进了，但仍然存在系统故障。该设备的端盖从住院患者身上脱落，使端盖附近的组织暴露于钛中并引发问题[101, 102]。尽管 FDA 发出警告，但这些设备仍在儿童身上使用[103, 104]。旧版本不再生产，只有较新的版本正在流通并被植入儿童体内，但似乎仍然存在问题[105]。现在甚至有一起正在进行中的针对这些设备的诉讼[106]。

警告：脊柱侧凸手术是暴利产业

　　几年前，我在谷歌上注册，每当互联网上有含有脊柱侧凸这个词的文章发表时，我都会收到电子邮件提醒，这样我就可以了解脊柱侧凸界正在发生的事情，并了解新的研究。我没想到我的收件箱每天都会被如下标题的文章淹没。

- ↗ 脊柱侧凸管理市场的参与者关注更现代的广告技术，以增进收入[107]。
- ↗ 脊柱侧凸治疗市场将在 2021—2026 年呈现利润增长趋势[108]。
- ↗ 到 2027 年儿童脊柱侧凸治疗市场的潜力和增长趋势突出[109]。
- ↗ 2028 年的预测分析，脊柱侧凸矫正器市场预计到 2029 年将达到 120.4 亿美元：规模、收入、增长率、限制因素[110]。

　　脊柱侧凸并不是一种暴发的新流行性疾病。脊柱侧凸的发生率相当稳定。那么，公司如何预期未来几年的收入增长呢？

　　是什么为脊柱侧凸行业带来了大量资金？支具，但更具体地说是手术。这些公司正在推广支具和手术，因为这可以赚钱。

　　大型医疗公司在金钱上激励外科医生，不仅激励外科医生开某些支具的处方，而且激励外科医生进行更多的手术。此外，外科医生也被鼓励在这些手术中使用某些公司的脊柱侧凸手术产品。

　　你们的利益真的被关注了吗？还是他们的利益？

　　我并不是说所有的外科医生都只是为了得到你的钱，因为我知道事实并非如此，但在考虑支具或手术时，你需要将这一想法放在最重要的位置。

　　你必须自己掌控自己的脊柱侧凸情况，你不能让外科医生掌控你的脊柱侧凸问题。如果尚未咨询几个不同的外科医生，了解他们的手术技术，就不要做手术。我不知道有多少人告诉我他们"喜欢他们的外科医生"，并且为此选择做手术。所以你会在 3 次 15 分钟的咨询后爱上一个男人，然后让他随心所欲地摆弄你的身体？（好吧，我的表述可能过分夸张了，但你明白我的意思。）

　　请做术前研究，获取多种意见。你很可能不得不去其他州看专门从事不同脊柱侧凸手术的顶级外科医生，但你在这方面投入时间和金钱非常值得。向脊柱侧凸行业的其他人士（外科医生除外）咨询，例如普拉提教练、施罗特疗法专业人士和按摩治疗师等。看看他们对你的脊柱侧凸有什么看法。

　　如果你尝试过替代疗法，但你根本不满意，并且觉得手术绝对是唯一的其他选择，那么详细了解一下你的外科医生。该外科医生是否拥有分销公司的一部分或拥有手术中使用的脊柱侧凸硬件的专利？如果他在手术中使用公司的一些产品，他会从公司那里获得回扣吗？你需要有针对性地问这些问题，不然他们不会告诉你。我知道你不想认为你的"真的很好的外科医生"正在做这些事情，但我不能否认十多年来我的收件箱一直充斥着这类邮件。

　　我不希望父母为孩子做出无法挽回的选择。我不希望成人做出他们以后会深深后悔的选择。我一直在我的普拉提工作室看到这样的例子，我无法为他们改变这些选择。

　　脊柱侧凸产业是一个拥有巨大利润的产业。你做研究，以确保你接受手术不是因为你喜欢你的外科医生以及他们在你的城镇很便利，而是因为手术是你身体的最佳选择。

　　几年前，一桩价值数十亿美元的刑事案件曝光了医生在脊柱手术中使用欺诈性螺钉而获得金钱回扣的丑闻。这些人被定罪，罚款数百万美元，并在监狱中度过了数年 [111]。

　　虽然这个病例并不是与脊柱侧凸有关，但它确实让患者了解到他们根本不知道自己体内发生了什么。人们过于信任他们的外科医生和医学专业人士，在外部设备被植入他们的体内之前不做任何调查和研究。你需要详细了解外科医生计划对你做的一切，包括对内固定的研究。

　　加利福尼亚州总检察长宣布对美国 Medicrea 公司提出数百万美元的诉讼，该公司制造了一些用于脊柱侧凸手术的内固定硬件。Medicrea 公司非法向医生支付报酬，鼓励外科医生使用他们的手术设备，这违反了联邦反回扣法规 [112]。

　　此外，一名外科医生获得了 2000 万美元的赔偿，因为 Medtronic 公司侵犯了他的脊柱侧凸器械专利 [113]。是的，这是一大笔钱。

　　这一部分可能会让人感觉非常紧张，但在过去的 10 年中，我震惊地目睹了脊柱侧凸世界的这一面。我并不是说手术是错误的选择。这也许是你正确的选择。我想说的是，如果你选择走这条路，你需要对手术的各个方面进行研究。

不再草率地做出选择

　　在这一章中，我想说的是，如果你认为确实需要手术，你必须对所有的选择做研究，以发现对你的身体最保守的治疗方法。一旦你完成了就可以休息，你已经做了所有你能做的。

　　如果你决定进行脊柱融合术，你仍然需要照护你的身体。你需要保持强壮，尤其是保持你的核心力量，以防止你生活在疼痛中。你需要保持仍可活动的部分强壮和灵活，以防止你的所有肌肉变得过于紧张，从而进一步引起疼痛。

为恢复做准备

任何手术的准备工作并不仅仅是找到合适的外科医生。你需要计划如何准备手术和从手术中恢复。你需要为恢复做计划，因为你在手术后不舒服，在那个时候你的心态也不适合制订恢复计划。以下是你制订康复计划时需要考虑的一些事情。

麻醉药物会让你便秘，所以手边准备一些术后可以服用的补充剂来帮助你的肠道运动很重要。我个人最喜欢的有芦荟胶囊、肠润茶和鼠李皮（非处方草药泻药）。如果需要的话，在晚餐或睡觉的时候服用它们，第二天早上醒来的时候就会很顺畅了。

如果你有一位结肠保健师，可以让他在手术几天后给你做一次结肠冲洗，这也是有益的。当我接受全身麻醉时（不是为了脊椎手术），我刚才推荐的补充剂有助于我的肠道蠕动。但手术后我的大脑仍然很蒙，因为所有药物都在我的身体里，直到我进行结肠冲洗。当所有的药物都从我的身体里排了出来，我的脑雾才消失。

在手术之前，如果你的血清铁含量低，有贫血病史，或者你知道可能在手术中失血过多，你可能需要检查一下你的血清铁含量。这尤其重要。研究表明，12% 的脊柱侧凸患者在接受手术时患有贫血（血清铁含量低），并且出血和输血的发生率明显较高[114]。你也可以询问你的医生，在手术后是否应该服用铁补充剂，他们可以在手术后监测你的血清铁水平，确保其恢复到正常范围。

如果你需要在手术后服用补铁剂，我曾经服用过 Gaia 的液体铁，强烈推荐。很多补铁剂会加重便秘，因为大多数人在手术后就已经便秘了，你需要确保补铁不会让情况变得更糟。你会在第十三章读到更多关于补充剂的内容，这些补充剂可能是你手术准备和恢复的关键。

手术后的营养也应该是你计划的一部分。大多数人在手术后的头几天食欲不佳，所以你可以食用蔬菜和水果，如羽衣甘蓝、菠菜和浆果制作的高营养奶昔，会很有帮助。在奶昔中加入优质蛋白粉、营养丰富的绿色超级食物粉和明胶也会帮助你的身体更快痊愈。

你还需要注意手术后水的摄入，在家里各处放置瓶装水会很有帮助。把它们放在你坐着、躺着、休息和睡觉的任何地方。你可能没有心情喝水，但你真的需要喝水，如果你喝了你会感觉更好。

可以考虑在手术后进行按摩。寻找一个好的治疗师应该是你准备手术的一部分。最好的选择是曾经为你治疗过的人，他们可以来你家，但即使你必须去他们的工作室，你的身体也会受益。虽然治疗师不会在你的手术部位操作，但他们可以在其他会紧张的部位操作，因为你的身体会因为疼痛和糟糕的睡眠而紧张。手术后尽快让非手术部位放松下来，对整个身体都有好处，还能促进睡眠，这意味着能更快痊愈。

有些人因为血栓的问题而无法在手术后接受按摩。我有一个接受融合手术的客户，她是一名护士，她在恢复室给我发消息，说她的肌肉一直痉挛，没有药物能让它们放松下来。我建议她让人给她按摩，但因为有血栓问题，这就不被允许了。我问她有没有带着她的电动按摩器（我知道她去哪儿都带着），她说带了。她咨询了医生，医生同意她使用这个设备，所以她在医院和回家后都大量使用电动按摩工具来缓解肌肉痉挛，直到她被允许进行按摩。

你计划的另一个关键部分是运动。从医院回家后头一两天开始散步。也许第一天你会走到邮箱处然后回来。第二天你可能会这样做 2 次。每天坚持锻炼，慢慢地鼓励和提醒你的身体，它可以而且需要运动。几天后，你就能在这个街区锻炼了。继续增加你每天的步行量。

在家休养的时候，你也可以增加一些简单轻微的动作。慢慢移动身体未受手术影响的部位。在没有负重的情况下，稍微旋转手腕和肩膀。转动脚踝，膝关节向内、向外旋转，髋关节小幅度轻柔活动。

运动计划中别忘了你的脚。我和我的客户用小软球按摩脚部取得了巨大的效果。每天早上从活动关节，活动紧绷的肌肉和粘连的筋膜开始。在训练有素的教练的监督下（可以线上完成），你不仅可以用这些球慢慢地放松脚，还可以用这些球放松手术中没有受到影响的其他肌肉。我亲眼看见了一些客户在手术后通过我的仔细引导用小球进行放松训练，我因感到宽慰而哭泣。

不知道如何准备和进行手术恢复？你可以提前与 Spiral Spine 普拉提工作室的工作人员预订线上课程，我们将很高兴地指导你如何制订手术准备和恢复计划。如果你需要有人督促你活动身体，你甚至可以在手术后预订线上课程。

最近，我请我在本章前面提到的 Melissa 分享了她的建议，她是这样说的。

我很感激我通过 Erin 的工作以最好的状态进入手术！手术前我通过普拉提所做的努力都在手术后得到了回报。

从心理角度来看，还有很多的工作要做。身体上的疼痛和身体上的恢复是极具挑战性的，但我没有预料到它会对我的心理产生什么影响。你一觉醒来，背就完全不同了，有很多事情需要处理。

最重要的是 Erin 一直宣扬的内容。组建你的梦之队，他们在你做手术之前就已经在处理你的身体问题了。这真的是上帝给我的礼物，他把 Erin 和我的手法治疗师带到了我的生活中。虽然外科医生很重要且为我付出了时间，但他们没有经历过我所必须忍受的。虽然我很感激这两位伟大的外科医生帮助我缓解了神经疼痛，处理我复杂的脊柱侧凸情况，但我从来没有得到过关于如何在手术后帮助我身体的建议。他们告诉了我很多不该做的事情，却没有告诉我什么对我有益。他们只告诉我需要走路。我明白，我需要休息和康复，但医生不明白的是，手术部分在康复时，身体的其他部分遭受着痛苦，这其中必须有一个平衡。

我认为她的话完美地描绘了许多客户经历过但就是不愿意谈论的事情。如果你要做手术，做一个前期准备和术后恢复计划，这样你的脊柱侧凸在术前和术后就都可以有良好的状态。

别只听我说的话

这些年来，我听了许多脊柱侧凸患者的故事，总是惊讶于其中一些故事的多样性和疯狂程度。所有这些故事结合研究的发现帮助我形成了对脊柱侧凸手术的看法。我必须再分享一位客户的故事。

我和一个非脊柱侧凸的男性普拉提客户一起工作了大约 10 年，有一次他在一堂课上突然对我说："嘿，我告诉过你我爸爸有脊柱侧凸吗？"我完全蒙了，回答说："没有。"他说，他爸爸在 3 岁的时候得了小儿麻痹症，被固定在一个金属盒子里好几个月，这是那时常见的治疗方法。这一治疗显然改变了他父亲对自己身体的照料和疼痛的看法。我问他父亲的脊柱侧凸曲度是多少，我的客户说是 80° 左右，我惊掉了下巴。我问他是否做过融合手术，我的客户说："没有，他永远不会做。事实上，我从来没听我爸抱怨过他的背。"在他去世之前，他从来没有因为他的脊柱侧凸有任何问题：他的肺没有问题，他的心脏没有问题，他的椎间盘没有问题，他的骨头也没有问题。

我把这个故事和那些曲度在 40 多度的正考虑手术的客户做比较，他们没有疼痛，但却被医生逼着要做手术。这位老人在孩童时期因治疗小儿麻痹症而遭受了如此多的创伤，在他看来，他根本不希望因为不必要的手术而遭受更多的痛苦。我不禁想，那些正在考虑为他们十几岁的孩子做手术的父母，可能没有经历过类似这位脊柱侧凸曲度为 80° 的老人的创伤。

因此，他们对于这个决定将如何影响孩子的未来，缺乏至关重要的知识。必须思考手术带来的创伤是否值得。

脊柱侧凸手术是一个我认为谈论或公开讨论不够多的话题。我在社交媒体上联系了大家，告诉大家我在写这本书的这一章，希望把大家的想法、意见和个人经历都写进去。人们的想法多种多样，我需要阅读和消化所有这些人的手术经历。

- "我在 13 岁的时候因 S 型脊柱侧凸接受了脊柱融合术（T2~L2），当时我被告知这是紧急情况，绝对有必要阻止我的曲度增长，如果不做手术，我可能几年后就得坐轮椅了。21 岁的时候，我感到难以置信的疼痛，导致我像婴儿一样躺了好几天。当我去找我的外科医生寻求指导时，他拍了一张 X 线片，发现内固定正常，然后让我回去了。我今年快 30 岁了，刚刚开始学习如何照护我的背部。你正在做的工作非常重要。我认为，很多孩子在没有其他选择的情况下就匆忙接受了这些改变人生的手术。"

- "我的朋友患有非常严重的脊柱侧凸，这让她非常没有安全感，当医生让她做手术时，她立即接受了。她在手术中失血过多，导致了不可逆的脑损伤。她被直升机转移到另外两家医院，然后再次被转移。在第 3 次转院时，她的心脏血流停止了，并被戴上了生命维持设备。最终她离开了。她只有 17 岁。我依然对此感到悲伤。我很快就要做脊柱侧凸手术了，我很害怕。"

- "还有其他人抑郁到不想下床去看医生吗？在无数次拒绝承认脊柱融合术疼痛是真实存在的事实后，我觉得没有任何医生愿意帮助我。我患有抑郁症和焦虑症，但我感觉医生不想处理这个问题。"

- "我女儿的外科医生说，手术后，我女儿的背部将有 2 根钢棒和 18 枚螺钉，她的活动能力会比现在更好。难道他没有脑子吗？"

- "我姐姐 20 多年前做了脊柱融合术。手术后，她被告知不能运动。现在她害怕尝试任何事情，只是为了以防万一。一切似乎都很痛苦，她找不到一个能让她接受相关训练的教练。"

"17岁的时候，我进行了一次非常大的脊柱融合术。手术前我没有太大的疼痛，尽管有60多度的Cobb角和30多度的旋转。我非常幸运，恢复得很好。我今年36岁，怀孕生了两个孩子，没有任何副作用，业余时间还会爬山。我很幸运，有一位顶尖的小儿骨科医生。（感谢父母！）另一方面，当我的身体不活动时，我确实会感到疼痛。不活动会让我的颈部瘫痪，走路也会痛。我还做过胸廓成形术，所以我的右肩胛骨下面很痛。我花了1年的时间才恢复背部的部分感觉。我把所有的压力都压在颈部和肩膀上。对我来说，物理治疗、按摩治疗和积极的生活方式一直是最好的药物。谢谢你们所做的一切！"

"我认为，我的父母为我选择脊柱融合术是出于对我最大利益的考虑。然而，我也可以说，我不认为这是一个非常明智的决定。我该庆幸我做了这个手术吗？我不确定。我现在已经27岁了，正试图弄清楚如何在胜任劳动强度很大的治疗师职业的同时应对相当严重的背痛。我真希望脊椎融合的"术后处理"更常见。我14岁做完手术就出院回家了，没有太多的随访信息。我现在去看医生，他们似乎也不知道如何治疗这样一个旧问题。这是一个令人沮丧的诊断，它不会在手术后消失。就像你说的，这需要一辈子的时间来学习如何照护自己和自己的脊柱。我现在比以往任何时候都更致力于缓解疼痛的工作，做一些加强训练，并希望学会不让我的脊柱侧凸妨碍日常生活的方法。也感谢你们致力于进行这些艰难而必要的沟通。这个充满了扭曲的脊柱侧凸的世界需要你们！"

"手术让我重获新生，但这是一项艰苦的工作。普拉提是我的救世主。手术后1年，我的头痛才停止，经过多年的锻炼，我才感觉'正常'。我曾经是一名体操运动员，所以我有良好的关节活动度，但失去了所有的肌肉力量。"

"我 27 岁，一直处于慢性背痛之中。没有人告诉我如何照护我的脊柱。15 年前，我进行了全脊柱融合术，我恳求其他人考虑更保守的治疗选择。"

"我认为强化身体肌肉力量的治疗和术前心理辅导应该是强制性的！我在 13 岁时接受了脊柱融合术，当时我完全不知道自己会陷入怎样的境地。我也知道我的父母认为这个决定是最好的选择。但事后看来，我父母和我希望我们当时能探索其他的选择。我有过一次脊柱融合术，当时使用了 Harrington 钉棒。据我所知，这个钉棒目前已经不在临床中使用了。使用这类钉棒并没有成功，我最后做了 5 次脊柱手术，最后一次是移除钉棒的手术。我还有一个 45° 的下弯。但我的胸椎因为 7 年前的钉棒植入已经融合了。手术后在大学时期，我自学了许多知识（术后很多年），我找了一位物理治疗师实践施罗特疗法，他还教了我很多纠正脊柱旋转的姿势，开始通过负重进行力量训练，我看到自己的脊柱在视觉上有明显的变化，最后找到 Spiral Spine 普拉提工作室以及跟着其中一位老师经过几个月的学习，知道了核心力量对健康的脊柱是多么重要。我发现对我的身体最有帮助的做法是：健康的饮食，保持健康的体重，经常运动，同时注意什么运动对我的身体有好处，我需要调整什么。"

"我的外科医生在进行脊柱融合术时不小心损伤了我的 L5 神经。我的右下肢受到严重影响，足下垂的问题可能是永久性的。"

"手术让我恢复了生活，帮助我摆脱了疼痛，但是出现了一些没有人更多谈论过的相对于身体的精神层面问题。我是武术冠军，脊柱融合术结束了我的职业生涯。现在已经过去 3 年了，我正在寻找回归原来生活的路。"

"由于我脊柱侧凸曲度增加的速度，我绝对需要进行脊柱融合术。我有一个很棒的外科医生，我很感激他，但他们没有为手术之后和长期的干预做准备。我强调了跟进随访，但不幸的是，这种情况并没有发生，因为经济衰退导致我的父母失去了工作和保险。幸运的是，我一直没有疼痛直到几年前我在健身时受伤。我现在 26 岁了，正在找另一位外科医生（我之前的外科医生保险不支持）通过颈部硬膜外阻滞来控制我的疼痛。它有一点帮助，但不是我想要的。我认为根据每个人的具体情况，他们应该告诉客户关于物理治疗师和其他非手术治疗的选择，而不是只做支具和观察。我当时对我现在知道的任何事情都一无所知，我希望我在手术前可以尝试一下。作为一个 11 岁的孩子，除了戴支具并且关注脊柱侧凸的曲度之外，我可能不会拒绝锻炼和其他治疗的选择。我的父母当时只得到了另一种意见，并为此付出太多。我现在在外科工作，对这个系统有了更多的了解。我认为现在的人们普遍能够获得更多的信息。谢谢你做了那么多。因为这种情况太复杂了。"

- "我女儿 13 岁，医生告诉她她适合做手术，但她绝对不想做手术。我很担心手术会对她的一生产生影响。"

- "我 16 岁的时候做了矫正脊柱侧凸的手术。在过去的几年里，我一直经历着非常严重的疼痛，现在已经到了对我的工作能力产生负面影响的地步。最近我放弃了那份工作，暂时接受了一份不那么紧张的工作。当我被告知手术痊愈后可以过上正常的生活时，我就不沮丧了，但我发现事实并非如此，至少不是像我想象的那样。"

我想让两位经历过脊柱侧凸融合的美女来和你们聊聊，以此来结束这一章。Eva Butterly，在我上了她的播客《脊柱侧凸勇士》后成了我的朋友。她给我带来了快乐和脊柱侧凸方面的灵感。Amanda Alvarado 是我的客户，我在本章前面提到过她，她做过 7 次脊柱手术。她拥有护理学博士学位，以及医疗领域的其他证书。她的工作和她的经历让她可以分享她的特殊观点，还有智慧的见解。

Eva 的故事

我的脊柱侧凸之旅始于 12 岁，当时我的小学老师注意到照片上的我的一侧肩膀耷拉着。她把这件事告诉了我妈妈，我就被带到整脊治疗师那里了。初步会诊后，我被诊断为脊柱侧凸。整脊治疗师告诉我们，脊椎按摩是可以调整治疗脊柱侧凸的。我和妈妈之前都没听说过脊柱侧凸，但我们相信了整脊治疗师的判断。我每周去她那里做 2 次脊椎按摩，持续了 6 个月。

不幸的是，这对我的背部几乎没有效果。我的脊柱侧凸似乎在迅速进展，以至于背部开始出现一个突出的"肋骨隆起"。妈妈决定去看医生，于是带我去看了骨科医生。在做了一系列的检查后，医生告诉我，我得了快速进展的青少年特发性脊柱侧凸（胸椎 98°，腰椎 74°）。我需要尽快接受脊柱融合术来稳定我的脊柱。现在尝试保守的治疗方法已经太晚了，所以手术是我唯一的选择。我被告知手术会阻碍我的生长，当我做完手术后，我的躯干就不再生长了。

6 周后，经过一系列的输血和医院准备，我接受了 12 个小时的脊柱融合术，用 Harrington 钉棒稳定了我的脊柱。我的外科医生选择不让我的脊柱完全融合，因为他说那样会让我失去活动能力和灵活性，所以选择让我的脊柱部分融合。

2005 年脊柱融合术的恢复过程是非常痛苦的，无论是身体上还是情感上。几天后，当我能站起来四处走动时，我感觉自己像个机器人。我的身体僵硬、不灵活。在医院住了 2 周后，我出院了，在家里度过了接下来的 6 个月的康复期。在这段时间里，我非常虚弱和脆弱。

手术的压力让我瘦了很多，头发也变稀疏了。我没有精力再去上学，妈妈就请了家教，让我在家上学。我的家人和朋友都很棒，他们并没有因为我的手术而对我有任何不同。我深深地记得，手术后的几周，因为我不能走很远，我的朋友们带我坐着轮椅出去散步。尽管我有过脊柱侧凸的经历，但我仍有一个相对正常的青少年经历。

遗憾的是，手术后我仍然有一个突出的"肋骨隆起"。我可以选择接受一种叫作胸廓成形术的手术，切除我的一些肋骨，让我的脊柱侧凸变平。我被告知手术会非常痛苦，而且纯粹是为了整形的目的，所以我决定拒绝手术。脊柱融合术让我失去了很多，如果不是医学上必须手术的话，我很乐意接受我的胸廓有点扭曲。

第一次手术 6 个月后，我看着背上的伤疤。我注意到它的顶部开始裂开，白色分泌物渗出。我给妈妈看了，我们决定去医院检查一下。不幸的是，我的背部发生了感染。我的身体对金属制品产生了排斥，我需要再做一次手术，把内固定取出来。这个消息对我来说是毁灭性的，我不想再经历一次创伤性的背部手术。

在那次检查的 4 周后，我回到了医院，接受了内固定移除术。他们为我做了一个全身石膏，在接下来的 12 个月里，我每天要穿 22~23 小时。这是为了确保我背部的骨头能够融合在一起，在没有金属的情况下保持稳定，当然我的脊柱因此也绝对不会再弯曲了。每当有人靠近我，我就会退缩，因为害怕他们会碰到我的背。

由于手术和恢复带来的种种并发症，我休学了整整 1 年。回到学校的时候，我决定在另一所学校开始新的篇章。我想要一个全新的开始，因为我不希望人们因为我的脊柱侧凸而同情我或以任何不同的方式对待我。

在脊柱融合术后我的躯干停止了生长，但我也达到了 4 英尺 10 英寸（约 147 cm）的高度。我找不到适合我的衣服。所有的衣服要么太长，要么太大。我记得去买礼服的时候，找不到一件能拉上拉链的裙子。我在服装店里忍不住哭了起来。我感到很糟糕。

我对自己的运动能力没有信心，甚至在我患脊柱侧凸之前也是这样。在融合术后的那几年（15~18 岁），我经常久坐。医生告诉我，我必须避免高强度的、接触性的运动，以免给我的脊柱带来不必要的压力。这让我相信我是一朵娇嫩的花，我不能做太多，否则我可能会损伤我的背部。

大学里的一天，我哥哥邀请我和他一起去健身房做举重训练。尽管我很害怕，我还是去了。他教了我所有基本的复合举重。由于我的身体形状（四肢长，躯干短），我在某些举重动作中天生就很强壮，比如硬举。以前我从来没有觉得自己是一个强壮能够运动的人，所以看到我有一些运动能力，而且我的身体对这些动作的反应很好，这真的很鼓舞人心。

很多人问我，我是否曾经担心举重会损伤我的背部，我的回答是没有。举重训练一直让我的身体感觉很强壮。每次训练结束后，我都不会感到疼痛。这是一个缓慢而渐进的过程。

我继续和哥哥每周在健身房训练4~5天，在接下来的几个月里，我的身体开始发生变化。我有了厚实的肩膀、强壮的腿、肌肉发达的背部，以及一些腹肌。这让我的外形变得更匀称，我原本以为我有脊柱侧凸是不可能做到这些的。

我总是被告知，我不能改变自己的体型，除非我做手术。但事实是，我去健身房并不是为了改变自己的外貌，我只是想做些改变，让自己感觉更好。我太喜欢那种身体上和精神上都变得更强大的感觉了。通过在健身房持续不断地挑战自己，我养成了自律、坚定的美好品德，并且对自己的能力和身体充满信心。

这就是为什么我决定从事私人教练和健身教练的职业。健身房的训练对我的生活产生了如此深远的影响，我想帮助其他人达到类似的结果：相信自己，增加自信和自我价值。由于我有脊柱侧凸的背景，我对那些对自己身体缺乏信心的人有着很深的同理心。我想鼓励人们，不管生活给你带来什么困难，你都有可能在精神上和身体上变得强大和自信。

我曾作为比基尼选手涉足健美界，参加过力量举重比赛，最近我还参加了超级马拉松的训练。目前我正在参加跑200千米不间断的超级马拉松训练。在我最疯狂的梦想中，我从来没有想过我会在手术前或手术后跑超级马拉松，并成为一名私人教练。

尽管有这些困难和并发症，但如果我没有经历这些，我想我不会是现在的自己。在融合手术后的几年里，我确实对那些对我的病情处理不当的治疗者有很多怨恨，比如那个整脊治疗师。这么小的年纪就遭受了这么多创伤，这让我的身体形象很糟糕，缺乏自信，自我价值感也降低。手术后，我花了很长时间才找到自我。我最终找到了自己的路，我把这归功于健身。现在回想起来，我对这段旅程只有感激之情。在我这么年轻的时候，它教会了我很多宝贵的人生经验。

我对任何正在考虑进行融合手术的人的建议是，首先考虑所有其他非手术治疗方案。可尝试施罗特疗法或普拉提，而不是像我经历过的这样。

自 2005 年以来，外科创新已经取得了长足的进步。然而，手术融合是一个永久性的决定，它将对你的生活产生巨大的影响，有时是好的，有时是坏的。重要的是你要先做研究，找出所有的答案以及潜在的资源，然后做出适合你具体情况的明智决定。

我的朋友们，希望我能为你的脊柱侧凸之旅送去爱和光明。

Eva，脊柱侧凸勇士

Amanda 的智慧箴言

当我考虑给脊柱手术客户建议时，我的第一条建议总是一样的，如果你一定要做手术，并不代表你失败了。你的身体没有让你失望，你也没有让你的身体失望。你在网上读到的很多内容都告诉你要做什么才能远离脊柱融合术，不要误解我的意思，如果这是一种选择，最好不要做。然而有时候，就像我的情况，这不是一个选项，我的曲度非常严重，它压迫了我的心脏和肺，影响了我的肺活量。手术不是为了整容，而是医学上需要去这么处理。

首先，考虑所有的选择。试着使用支具，尝试物理治疗，试试普拉提，试着按摩。创伤最小的方法往往是最好的。从 8 岁到 15 岁，在第一次进行融合手术之前，我每天需要戴支具 22 个小时。作为一个上小学和上中学的小女孩，戴支具的效果并不理想，但我愿意再戴一次，因为这让我在第一次手术前多了 7 年时间。这让我的身体得以成长，让我的灵魂得以成熟，也让我在自己的健康照护中发挥了积极的作用。

其次，如果有手术指征，要多见见不同的外科医生。找到最擅长解决你的问题的外科医生。所有的脊柱都是独一无二的，所有的外科医生都是不同的。对我来说，我找了一个专门做脊柱侧凸矫形手术的外科医生来为我做首次手术。对于我的中期手术，由于椎间盘退行性病变在我最初的融合平面以下，我不得不做，我选择我的第一个外科医生为我做了手术。但这是个错误，因为他可以给脊椎做手术，但他不能成功地给我做这次手术。这导致了之后更多的手术。最后，对于最后的这个手术，我找到了全国最好的外科医生，他在纽约，针对我的一系列问题：椎间盘退行性病变、脊柱侧凸和多次失败的背部手术综合征而进行手术。因为他的专业知识，我的疼痛减轻了，我的生活质量提高了，作为一名儿科先天性心脏病手术的专科护士，我能够每周工作 60 小时。就算为了手术治疗需要坐飞机，也值得这么做。我为了自己的后背花费的时间和金钱，真的是无法估量。坐飞机做手术是很昂贵的，但我几乎可以肯定这比一次糟糕的修复要便宜得多。

最后，确定成功的手术还需要什么。有些人需要一个支持系统或某些治疗，另一些人需要做一些能让自己分散注意力的事。是时候为自己考虑了。弄清楚术前需要什么，可以帮助你在术后取得成功。我仍然有慢性疼痛和神经损伤。我的情况会一直这样。对一些人来说，没有慢性疼痛的生活是不可能的，但这并不意味着你的生活质量就必须很差。寻找一个支持系统，一个好的按摩师，一个好的普拉提教练，以及一套好的日常护理。

Amanda Alvarado，DNP，CPNP-AC，RN-C

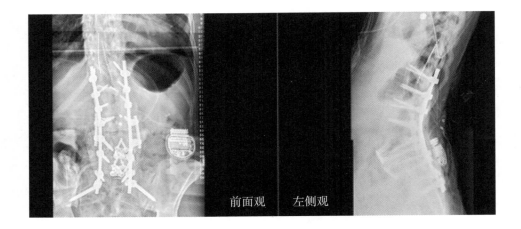

前面观　　左侧观

第十二章

脊柱侧凸的根源

"我的脊柱侧凸是从哪里来的?" 这是每个人都会问的老问题,但大多数人无法回答。有趣的是,脊柱侧凸可以由无数种情况或医学状况引起。通常情况下,脊柱侧凸是由多种原因造成的。医生和研究人员花费了大量的时间和金钱来确定脊柱侧凸的根本原因。即使经过了这么多的研究,但对于许多脊柱侧凸患者来说,"脊柱侧凸从哪里来的?"这个问题仍然没有明确的答案。

据估计,在美国,2%~3% 的人口(大约 1.72 亿人)受到脊柱侧凸的影响,大多数人不知道他们的脊柱侧凸是如何产生的 [115]。以下是一些可能与脊柱侧凸相关的诊断。这不是一份详尽无遗的清单,但你会发现脊柱侧凸的根本原因可能来自许多不同的地方。

- Aicardi 综合征。
- 青少年特发性脊柱侧凸。
- Albers-Schönberg 病。
- Angelman 综合征。
- 芳香族 L- 氨基酸脱羧酶(AADC)缺乏症。
- 多关节畸形性肌肉强直。
- 风湿性关节炎。
- Bertolotti 综合征。
- 中枢性耳石前庭系统疾病。

- 脑瘫。

- 颈部肌张力障碍。

- CHARGE 综合征。

- Chiari 畸形。

- CLOVES 综合征。

- 椎体压缩性骨折。

- 先天性半椎体。

- 先天性腰化。

- 先天性骶化。

- Conradi-Hünermann 综合征。

- 库欣综合征。

- 椎间盘退行性病变。

- 杜氏肌营养不良症。

- 肌张力障碍。

- Ehler-Danlos 综合征。

- 小关节滑膜关节退行性变。

- Friedreich 共济失调。

- 神经节瘤。

- Giuffré-Tsukahara 综合征。

- 水平凝视麻痹。

- 婴儿特发性脊柱侧凸。

- 幼年特发性脊柱侧凸。

- 下肢长度不等。

- Loeys-Dietz 综合征。

- 马凡综合征。

- 肌肉萎缩。

- 肌营养不良。

- 肌肉疾病。
- 神经纤维瘤病。
- 骨关节炎。
- 骨软骨发育不全。
- 脆性骨病。
- 骨软化症。
- 骨质疏松症。
- 身体创伤。
- 帕金森病的比萨综合征。
- 脊髓灰质炎。
- 多发性纤维性发育不良。
- Pompe 病。
- Prader-Willi 综合征。
- Rett 综合征。
- 类风湿关节炎。
- Sanfilippo 综合征。
- Scheuermann 综合征。
- 脊柱裂。
- 脊髓损伤。
- 脊髓肿瘤。
- 脊柱发育不良。
- 脊髓髓内异常。
- 椎管狭窄。
- 脊髓分裂畸形。
- 椎骨 - 肌肉骨发育不良。
- 斜视和其他眼科功能障碍。
- 应力性骨折。

- 脊髓空洞症。
- 脊髓栓系综合征。
- Turner 综合征。
- VATER 综合征。
- Williams 综合征。

我还见过一些患者，处方药可能是他们患有脊柱侧凸的原因。造成脊柱侧凸的原因可能有许多，但这些人的情况是在脊柱侧凸出现和开始长期用药之间存在明显的相关性。

我还见过其他一些不同的情况，手术也可能是导致脊柱侧凸的原因。其中一个涉及脑部手术，另一个涉及器官手术。在第一种情况下，脊柱侧凸在手术后几周出现，在第二种情况下，患者从手术中醒来时就出现了脊柱侧凸。

我并不是说我刚才列出的所有项目都是脊柱侧凸的根本原因，我只是想说脊柱侧凸是这些诊断的一部分。脊柱侧凸的诊断通常是表浅的，而且对侧凸原因的诊断通常缺乏洞察力。尽管如此，我们对某些脊柱侧凸的原因已有相当多的了解，所以让我们谈谈最常见的几种脊柱侧凸是如何表现的以及其已知的病因。

青少年特发性脊柱侧凸

当人们谈论脊柱侧凸时，通常指的是青少年特发性脊柱侧凸（adolescent idiopathic scoliosis，AIS）。如果在 1~3 岁发现脊柱侧凸，那么它被定义为婴儿特发性脊柱侧凸；当在 4~9 岁发现时，则被视为幼年特发性脊柱侧凸；而当患者年龄为 10~18 岁时，则诊断为青少年特发性脊柱侧凸。大多数脊柱侧凸病例都是 AIS。

在医学领域，术语"特发性"简单来说就是指病因不明。但坦率地说，每个诊断都有其原因。AIS 是对某人脊柱当前状况的描述，但显然它并没有提供任何线索，说明是什么导致了他们脊柱侧凸了 10° 或更多。

许多研究者已经得出结论，AIS 的发生发展涉及多种因素，如神经系统功能失调、激素紊乱、遗传特征和特定营养物质的缺乏 [116]。在下一章中，我将分享一些研究人员在 AIS 患者中发现的维生素和营养物质缺乏情况，以及一些可以提供帮助的补充剂，所以如果你认为自己患有 AIS，请务必阅读这一章。

通常情况下，你会看到家族中多代人患有脊柱侧凸，因为在许多 AIS 病例中可能存在遗传因素 [117, 118]。但仅仅因为你可能拥有某个特定的基因，并不意味着它会导致你与其他拥有相同基因的人一样患有脊柱侧凸。

你还会遇到一些没有脊柱侧凸家族史的人（就像我自己），在这种情况下，家族遗传因素可能不涉及其中。尽管如此，像我这样没有脊柱侧凸家族史的人仍然可能有遗传易感性并发展成脊柱侧凸。这就涉及表观遗传学，即你的环境（包括食物、睡眠等）如何影响你的基因（我在下一章专门讨论了这个主题，敬请关注）。

外部因素，如体育活动和生活方式，也已被证明与患有 AIS 的人直接相关。佩戴牙套、低体重指数（BMI）以及参加古典芭蕾训练都与脊柱侧凸的发展相关。

AIS 与儿童开始古典芭蕾训练的年龄密切相关，通常在 7 岁之前。研究显示了明显的统计趋势，随着儿童芭蕾受训的年数、每周跳舞的频率和每天参与的时间的增加，他们患 AIS 的可能性也会随之增加 [119]。

其他研究显示牙齿和下颌的不对称，即咬合不正与脊柱侧凸存在关联 [120, 121]。许多患有脊柱侧凸的人也有咬合不正，而我发现其中许多人在十几岁时接受了正畸治疗来修复咬合不正问题。这对我来说是一个有趣的话题，因为严格的正畸治疗可以改变颈部上方几个椎骨的排列，然后整个脊柱可以根据这几个椎骨的移动而发生相应的变化。有时，脊柱侧凸会因为正畸治疗而改善，但我通常看到的是相反的效果。

这也适用于我自己。我在青春期前戴过牙套和头套。我当时身材纤瘦，从小就接受古典芭蕾的训练。我满足了所有这些条件。回顾过去，我不太幸运。

还有一些关于力量和活动与患脊柱侧凸的可能性的有趣研究。一项研究发现，18 个月大的儿童如果能够独立站立而不需要支持，到 15 岁时患脊柱侧凸的可能性会降低 66%。10 岁时积极活跃的儿童患脊柱侧凸的可能性会降低 53%，而中度活跃的儿童患脊柱侧凸的概率仅降低了 30%[122]。如果你可以询问你的父母你是否符合上述某一种情况，这可能会为你寻找患脊柱侧凸的原因提供一些启示。

对于 AIS 患者，神经张力可能是需要考虑的另一个因素。Roth 医生在 1968 年，以及 Porter 医生在 2001 年提出，许多 AIS 病例是由于脊神经过度紧张引起的，这被称为 Roth-Porter 假说。人们认为，在许多患有 AIS 的人中，某一部分脊髓的生长方式或速度与周围的骨骼不同。因此，脊柱骨骼不能保持完全堆叠，脊柱会扭曲和侧弯形成脊柱侧凸。有趣的是，一项针对脊柱侧凸患者 MRI 检查的研究显示，在脊柱侧凸曲线的顶点，脊髓的形状实际上发生了变化[123]。

我发现一些患者，我认为他们脊柱侧凸的根本原因是神经紧张，他们的腘绳肌也非常紧张。经常表现为一条腿比另一条更加紧绷。很多情况下，我发现很多儿童和青少年无法在不屈曲膝关节的情况下将腿从地板上抬到 45°，因为他们的腘绳肌过度紧张。

AIS 的特征是受累的脊柱曲线失去了灵活性，变得僵硬[124]。肌肉会出现不对称，但重要的是要注意，这些不平衡并不是脊柱侧凸的根本原因[125]。

相比男生，脊柱侧凸更容易影响女生，而且随着年龄的增长和侧凸程度的增加，两性之间的差异变得更大[126]。因此，基本上，女性更有可能出现更严重的脊柱侧凸，而且这种可能性会随着年龄的增长而增加。

最近的研究发现，如果你是男性，你的胸椎曲线向左而不是向右，脊柱有尖锐的弯曲，且患有肠反流，或者出现脚踝不自主的抽搐，应该进行全脊柱 MRI 成像，以确保你的脊髓一切正常。大约有 10% 被诊断为 AIS 并具有这些特征的人实际上是因为脊髓异常而患有脊柱侧凸 [127]。

　　脊柱通常在背后呈现字母 S 的形状，肋骨处有一条向右弯曲的曲线，远离心脏，腰椎处有一条向左弯曲的曲线。有时，在后背主要的 S 形曲线上方或下方可能还会有一些额外的曲线。

　　AIS 的曲线通常伴随着脊柱的旋转。我将脊柱的旋转想象成一个螺旋，上下贯穿整个脊柱，因此，我称其为"螺旋脊柱"。结果，几乎总是会看到背部一侧的肋骨比另一侧更突出。这是脊柱侧凸的轴向旋转造成的 [128]。由于曲线通常在肋骨处，椎骨会旋转，肋骨会与旋转的椎骨一起移动。当这种情况发生时，肋骨之间的间隙会扩大。这种扩大通常伴随着骨骼重塑，因为由于身体从右到左的不均匀负荷，椎骨和肋骨实际上会略微改变形状。医学界将这称为"肋骨隆起"。

　　现在我已经向你介绍了"肋骨隆起"这个术语，我必须补充一下：每当我听到有人使用这个词时，我都感到不安。言语有力量，而这些听起来不太敏感的医学术语往往会对患有脊柱侧凸的人产生负面影响，无论那个人是否意识到。我鼓励你寻找另一种方式来描述脊柱侧凸的这一"特征"。通常，我会称呼身体背部"一侧比另一侧突出"。它可能看起来微不足道，但你表达事物的方式可以改变你对自己的看法。

　　我还发现了一项有趣的研究，研究了眼部问题与脊柱侧凸之间的关联。那些患有斜视（即两只眼同时看向不同方向）的人患上脊柱侧凸的风险非常高 [129]。研究将这种类型的脊柱侧凸描述为大多数 AIS 病例的样子。

　　另外还有几项研究显示，那些在出生时或年幼时被诊断患有水平凝视麻痹的人，在儿童时期都患有进行性脊柱侧凸 [130, 131]。在研究中，不是一点或一些，而是所有这些人都在儿童时期患有脊柱侧凸。我建议你如果患有脊柱侧凸，要密切关注所有眼科问题，并尽早予以纠正，以防止脊柱侧凸恶化。如果你的孩子有眼科问题，我猜测在年幼时处理它们可能有助于预防脊柱侧凸或防止脊柱侧凸恶化。

我在社交媒体上发布了这项研究结果，惊讶地发现有很多人做出了回应。一位母亲评论道："哇，我的女儿在 5~11 岁接受了斜视治疗。她在 12 岁时被诊断患有 42° 的脊柱侧凸。我一直认为这可能有关。快进到这周，支具矫正 2.5 年后，医生说曲度达到 52°，现在是时候做手术了。我仍然在尽力寻找其他方法。"

在我发布这项研究后，我工作室中的一位脊柱侧凸青少年的母亲告诉我，斜视是她女儿的第一个诊断，当时她女儿 5 岁。她的女儿现在 15 岁，患有脊柱侧凸、偏头痛和 Ehlers-Danlos 综合征。没有人告诉她，她女儿新近被诊断出的脊柱侧凸可能可以追溯到 10 年前。

另一位母亲发帖说："来自发展性验光师的视觉疗法改变了我女儿的生活！即使你的视力是 20/20，你仍然可能有视觉问题。常规验光师可能会错过这一点。发展性或行为验光师可以进行诊断。"

你是否知道你可以锻炼你的眼睛？是的，这是真的。如果你怀疑眼部问题与你的脊柱侧凸有关，那么请寻找眼部疗法来帮助平衡它们。我敢打赌，你的脊柱会受益于你的努力。

功能性脊柱侧凸

功能性脊柱侧凸是脊柱侧凸的另一种类型，通常是由围绕脊柱的肌肉紧张引起的 [132]。与 AIS 不同，通常不涉及明显的椎体旋转或遗传因素。在功能性脊柱侧凸中，通常会看到脊柱呈 C 形曲线，而不是像 AIS 一样出现 2 个或多个曲线。

在功能性脊柱侧凸中，当前的生物力学动作、以往的创伤或身体部位的形状可能会导致脊柱侧凸。一旦你能够找出根本原因，将脊柱调整到更中立的位置通常就相对容易。脊柱周围的肌肉紧张得到缓解，脊柱侧凸就会减轻甚至消失。

在《解剖列车》（*Anatomy Trains*）一书中，Thomas Myers 写道："如果你希望改变骨骼之间的关系，可先改变软组织中的张力平衡，这样骨骼将自行重新排列"[133]。这一概念对功能性脊柱侧凸也适用。

那么，什么是由生物力学动作引起的功能性脊柱侧凸呢？可以这样理解：带小孩的妈妈、美发师、厨师和戴假肢的人有什么共同之处？他们都以一只手反复进行某些动作。在某些情况下，这会导致他们的肋骨随着时间的推移向一个方向移动，而功能性脊柱侧凸正是源于这种缓慢的移动。生物力学需要在重复动作的背景下进行评估，通常需要加强个体非主导侧的肌肉。

长短腿（即一条腿比另一条腿长）可能会导致功能性脊柱侧凸。如果当你的双腿伸直时，可以明显看到其中一侧髋部高于另一侧，那么很可能是腿长不一。当骨盆如此不平衡时，脊柱必须通过侧向弯曲来进行代偿，从而会产生功能性脊柱侧凸。

有时，人们天生一条腿比另一条腿略长。还有的时候，这可能是由于股骨骨折错位或畸形愈合引起的。

偶尔由于膝或髋关节置换手术造成长短腿，从而引起功能性脊柱侧凸。在进行这种手术后，人们有时会出现腿长稍微不同的情况。手术修复后的关节较非手术修复侧略长，骨盆因新关节高度的提高而略微不平衡。接下来会发生什么：功能性脊柱侧凸。

有位男性，他叫 Larry，不久前给我打电话谈论他的脊柱侧凸。他已经 62 岁了，最近因为慢性背痛去看医生。他告诉我，医生诊断他患有脊柱侧凸。我立刻问他是否可能从年轻时就有脊柱侧凸，直到现在才被发现。Larry 说不可能。他曾在武装部队中服役，而在他服役期间肯定有人会发现他的脊柱侧凸。

排除了先天性脊柱侧凸（因为这是在子宫内发生的，你将在后文看到）。也排除了 AIS，因为那是在他服兵役之前的青少年时期可能发生的。Larry 说他没有骨质疏松症，所以退行性脊柱侧凸（由于脊柱骨折）也基本可以被排除了。

　　然后我问他是否在最近几年内做过手术。Larry 说他曾做过两次髋关节置换手术，第一次手术后关节位置不良，不得不在第 2 天重新进行了手术。医生在他复诊时测量了他的腿长，告诉 Larry 他的两条腿长度相差 8 mm。我们找到了根本原因。外科医生不仅给 Larry 安装了坚硬的钛合金髋关节，还给他带来了功能性脊柱侧凸。

先天性脊柱侧凸

　　这张 X 线片是一位拥有第 6 腰椎（通常我们只有 5 个腰椎）的客户的。如果你看 X 线片上钢笔指向的位置，可以看到整个结构在左右两侧完全不同。这是在他出生之前，在他母亲的子宫内发生的。由于一块骨头发育不正确，影响了它上下的骨骼。他患有一种在他畸形腰椎上方发展的轻度脊柱侧凸，并且他的骨盆在该腰椎下方偏离中立位。这种畸形被称为 Bertolotti 综合征，但先天性脊柱侧凸也可以源自其他多种骨骼畸形。

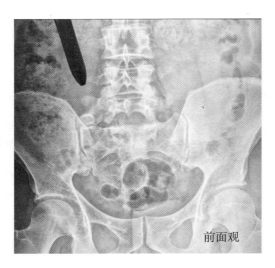

前面观

先天性脊柱侧凸，即与产前发育相关的脊柱侧凸，是我接诊过的脊柱侧凸中最不常见的。说实话，我认识的和见过的患有先天性脊柱侧凸的人或客户可能不超过 10 个。

深入了解你的脊柱侧凸根源

如果你在本章中找到了与自己相符的情况，那很好，因为这将为你提供更多关于自己身体的信息。如果你读完本章，没有在这些类别中找到和自己情况相符的案例，这时你需要成为一名侦探，寻找你脊柱侧凸的根本原因。如果某个特定的词语或诊断引起了你的兴趣，可以在线搜索相关研究，以了解你脊柱侧凸谜题的线索。在搜索栏中键入你想了解更多信息的主题或诊断，同时附加上"脊柱侧凸研究"，我敢打赌，你会惊讶于你所发现的内容。

多年来我获得的所有这些信息，只是因为我充满好奇心，想找到我和我的客户身体问题的答案。我找不到其他人可以帮助我整理这些信息，所以我意识到我必须自己去做。你也可以做同样的事情。

我找不到其他人可以帮助我整理这些信息，
所以我意识到我必须自己去做。
你也可以做同样的事情。

请阅读下一章，以了解更多可能造成你脊柱侧凸的营养缺乏信息。不要放过任何细节，你身体的各个部分都相互关联。让新发现的数据引导你找到下一个线索。享受这成为身体侦探的激动人心的旅程。这最终将提高你的生活质量，因为你处理脊柱侧凸的同时，最初的问题通常也可以得到解决。

　　我希望我提供的信息能引发你的兴趣。对于"我的脊柱侧凸从何而来？"这个悬而未决的问题，我鼓励你继续寻找答案。

第十三章

营养素、检测、补充剂与食物

这一章是我与 Heather Massie 共同努力的成果。她是我长期治疗的一位脊柱侧凸客户，同时也是一位营养专家和为了保护孩子免受脊柱侧凸伤害而努力的母亲。她还是一位非官方的脊柱侧凸研究者。有一天，我告诉她，我发现自己被淹没在过去 15 年收集的大量有关脊柱侧凸营养学研究的资料中了。我有一堆至少高 12 英寸（约 30.5 cm）的纸张文件，还有 100~200 个电子版文件。我询问她是否可以帮助我筛选、整理这些资料，并将它们整理成通俗易懂的文章，供我们、我们的家人以及全球的脊柱侧凸者使用。在她神经放射科医生丈夫的协助下，她答应承担这项任务。我们花费了数百小时进行阅读研究，努力探索全球各地的人如何找出自身的营养不足，并在没有好的当地医生指导的情况下自行进行营养水平的调节。

接下来，Heather 想说几句话："随着时间的推移，我了解到，脊柱侧凸的健康照护必须采取个体化的方式，并进行频繁的调整。Erin 和我意识到这一点的重要性，因为我们肩负着帮助我们的孩子们的使命。我和我的丈夫也看到了这一切的意义，因为我们担心我的脊柱侧凸基因已经传给了我们的孩子。我们从孩子很小的时候就关注他们的营养，以防止潜在的遗传基因表现出来。我们定期检查孩子是否有营养缺陷，并及时治疗。也许通过这项研究，我们可以改变我们家族的遗传基因，阻止下一代发生脊柱侧凸。"

Heather 和我分享的这些信息并不会让我们从中牟取利益。我们也不通过出售测试来证明你有某种缺陷，然后让你购买我们的补充剂，也不会从本章提到的任何公司中获得任何回扣。我们只是充满好奇心的人，并且拥有敏锐的思维，希望能够帮助你和你所关爱的人。

我不是医生，不能进行诊断或开具处方，因此在做任何事情之前，请咨询你的医生。我只是在分享研究结果，并将其与个人经验结合在一起。我强烈建议你在这个过程中寻找一位功能性医学从业者来指导你。Heather 和我已经与许多功能性医学从业者接触过，正因为他们的专业知识，使我们的健康状况朝着好的方向发展。

每当脊柱侧凸领域公布新的、不确定性的遗传研究（例如，每当发现某个神奇基因可能导致脊柱侧凸，或者某种神奇药物可以治愈脊柱侧凸）时，我感到很沮丧。我认为研究治愈脊柱侧凸的灵丹妙药是在浪费金钱和时间，因为脊柱侧凸是复杂的，而本书早前涵盖的大量研究也证明了这一点。必须将注意力从等待神奇的药物转向采取预防措施，从内部解决问题。不要等待，立即行动。同时需要将注意力转向如何避免下一代发生脊柱侧凸，并从根本上改变我们体内可能在脊柱侧凸的发展中起重要作用的缺陷。那时我们才能取得真正的进步。

每个人的营养需求存在差异。本章探讨了与脊柱侧凸相关的常见缺陷。以此作为出发点，我们建议你根据自身状况，结合实验测试调整营养摄入，并深入研究脊柱侧凸的根本原因。请想一下本章是否有与你经历相似的地方，然后从那里入手。

我认为脊柱侧凸就像一颗洋葱，需要剥去外皮，逐层评估，直至完全剥开。请记住，这是一个逐渐揭秘的过程。

如果你患有脊柱侧凸，并且有孩子，无论他们是否也患有脊柱侧凸，请明智地为他们进行这些测试。同样，如果你患有脊柱侧凸并计划要孩子，我强烈建议你在怀孕之前，与此相关的各项指标都处在最佳水平。为了更好地理解我们在本章中提及的大量研究，也为了让你能够最简单地理解和整合这些信息，我将本章分为 4 个部分。

第一部分讲述了脊柱侧凸客户存在的营养缺陷，以及身体各个系统与营养物质是如何相互作用的。就医时，你首先是自己的家庭医生，要事先做好功课，了解为何需要进行某些测试。你的医生可能不熟悉这些信息，可能没有花数百个小时进行研究。通过仔细阅读这一部分，你可以帮助医生更好地关注你或你孩子的健康。

第二部分包括一份测试列表。根据研究，患有青少年特发性脊柱侧凸（AIS）的人是需要进行测试的。你可以查看列表，然后告知医生你希望进行这些测试。此外，我还提供了一系列无须去医生那里的家庭测试。

第三部分包括一些补充剂和其他疗法，你可以根据测试结果决定是否使用。

第四部分是按照营养组织分类的食物列表。无论测试结果如何，我建议你多样化饮食，从列表中选择食物。如果测试结果显示你缺乏某种营养素，这份列表可以帮助你选择相应的食物来充当补充剂。

值得注意的是，这个章节非常庞大，几乎可以独立成一本书。尽管我在本章中分享了 Heather 和我的个人经验，但与本书的其他部分相比还是很枯燥，因为这部分引用了大量的研究资料。作为奖励，我建议你拿起你最喜欢的红酒或茶，因为本章不仅内容很深刻，而且非常重要。

准备好一根荧光笔、一个日记本和一支笔，因为你可能需要做些笔记。同时，准备好多次阅读这一章，因为我将与你分享许多改变人生的研究成果。

愿这些信息赋予你力量，给予你希望。

营养素

在我开始之前，我想强调一点，在引用研究时，我并不打算过多地介绍研究人员及其杰出成就。然而，每位研究人员都应该因为他们的言辞和工作而受到赞扬。我采用这种方式撰写本章，旨在提升可读性。如果你对某个领域产生了兴趣，请查阅相应的研究文献。

研究指出，AIS 可能源于身体激素、神经和骨骼系统的紊乱[134-137]。越是纵观全局越发现凡事总有两面性，尤其是我们必须同时涉及遗传学和表观遗传学。

遗传学涉及我们从亲生父母那里继承的基因。这些基因可能是突变的或多样的。正如 Ben Lynch 博士在他的著作 *Dirty Genes* 中所言。

> 遗传拼图的核心是一种被称为单核苷酸多态性（SNP）的变异类型。我们已经鉴定了大约 1000 万个 SNP，每个人身上都有 100 多万个 SNP。尽管大多数 SNP 对我们的身体影响较小，但有一些 SNP 可能在健康方面产生显著影响[138]。

专家们在脊柱侧凸客户中发现了一些 SNP，同时还确定了一种模式[139-141]。在发现的严重脊柱侧凸患者的 28 个遗传 SNP 中，91% 的患者至少有其中的 7 个，每个患者平均有 10 个 SNP[142]。基于此稍后我会拓展介绍更多关于此的信息。

基因的另一面是表观遗传学（外界因素会影响我们的基因），涉及食物、水、睡眠周期和空气等因素。因此，在表观遗传因素正常的情况下，仅仅拥有一个 SNP 并不代表它就会对我们的身体产生影响。

几年前，当我与自己的身体博弈并深入挖掘答案时，我进行了一些基因测试，这些测试帮助我解答了许多问题。我发现许多 SNP 都会影响到我。我告诉很多脊柱侧凸客户自己做了这些测试，他们也选择做测试。尽管我们都患有脊柱侧凸，但有些人 SNP 与我的不同，这再次印证了每个人在患有脊柱侧凸时都会有不同的经历。

有些 SNP 会在我们的身体处理激素方面产生影响。我和一位客户发现我们有一种 SNP，会使我们难以正确分解和代谢雌激素。我的另一位脊柱侧凸客户发现她有一种 SNP，导致她的 5- 羟色胺水平低且褪黑素转化差。另外两位脊柱侧凸客户发现他们有一种 SNP，阻止了 B 族维生素的利用，而这对褪黑素转化至关重要。还有一位客户发现她同时有这两种SNP。

我的 SNP 让我了解到为什么我的激素水平一直失衡，为什么我从很久之前就开始便秘，为什么我的 B 族维生素水平一直很低。这些信息为我改善健康提供了方向，我也能将结果提供给我的功能性医学医生，以便他们更好地帮助我。

已经确定在 AIS 人群中存在激素紊乱[143]。脊柱侧凸曲度的恶化与身体快速生长期有着明确的关联，比如青春期[144]。青春期是身体激素开始发生变化的阶段，也是脊柱侧凸首次出现的时期。我在自己的工作室中见证了这一点。

脊柱侧凸通常在青春期迅速发展，因为这是青少年骨骼增长最快的时候，女孩在 11~13 岁，男孩在 13~15 岁[145, 146]。被诊断为 AIS 的人中不仅女孩多于男孩，而且许多女孩在青春期前就被确诊[147]。患有 AIS 的人往往月经初潮较晚，这会导致青春期生长异常，从而影响脊柱侧凸的发展[148]。当我们寻找脊柱侧凸的原因时，我们需要关注女孩青春期期间发生了什么。

女孩通常在 9 岁左右开始迅速生长，而男孩则在 11 岁左右，这种增长将持续 2~4 年[149]。青春期的身体发育分为两个阶段。第一阶段包括身高的增长，增加 20%~25%。青春期是继胎儿期之后生长最快的时期，长骨可生长到成人的长度。女孩可能会长高 2~8 英寸（5~20 cm），而男孩则可能会长高 4~12 英寸（10~35 cm）。第二阶段包括体重的增长，主要是体重与骨骼、肌肉和脂肪组织发育的关系。此外，在青春期，性激素会刺激生殖器官和第二性征的发育[150]。

青春期是一个神奇的生长阶段。在此期间，完成了最终身高的

20%，以及成人体重的 50%。骨密度增加了 45%，发生了戏剧性的骨骼重塑。软组织、器官甚至红细胞的大小都有所增加。因此，青春期是生长发育的高峰期，营养需求在青春期时达到巅峰[151]。青春期受营养的影响，需要更多的能量、蛋白质、铁、钙、锌、维生素 D、维生素 K 和维生素 B₉[152, 153]。女性在月经开始时需要更多的铁，而男性同样需要更多的铁形成瘦体重[154]。

此外，内分泌干扰素会严重妨碍青春期的发育。内分泌干扰素可能包括塑料瓶、金属食品罐衬里、洗涤剂、食品、玩具、化妆品、杀虫剂和阻燃剂中的化学物质[155, 156]。要注意食物的烹饪和存储，家用清洁产品的使用，以及你在身体上使用的产品。身体可能会在外部世界的产品中不知不觉地产生反应，特别是在青春期。

激素平衡对身体至关重要，因此即使微小的不平衡也可能导致整个身体出现副作用[157]。激素不平衡在青春期（无论男女）、月经期、怀孕期、更年期和衰老期间更为常见[158]。每十年一个阶段，激素会经历周期性的变化。你是否经常听到"等你长大一些就会明白"，因为随着年龄的增长，我们的"激素水平在波动"，会使某些激素增多或减少[159]。

性激素水平异常会影响脊柱侧凸的进展。卵泡刺激素（FSH）、黄体生成素（LH）、雌二醇和孕酮的水平可作为正常性成熟的标志和潜在病理学指标，例如脊柱侧凸。实际上，这些激素水平降低应该被视为脊柱侧凸发展的最重要因素之一[160]。

雌二醇是雌激素家族中最为重要的一员，对性发育起着至关重要的作用[161]。在年轻女孩中，雌二醇水平通常较低。随着青春期的到来，通常在 8~14 岁，位于大脑下方的垂体分泌两种激素（黄体生成素和卵泡刺激素），这两种激素共同作用刺激卵巢产生雌二醇。增加的雌二醇主要负责乳房发育、生殖器生长以及在青春期的女孩中改变脂肪的分布[162]。雌激素影响骨骼重塑、生长以及骨骼获取，而这些在特发性脊柱侧凸中都受到影响[163]。雌二醇浓度与脊柱侧凸的发展之间存在联系，因此如果你患有脊柱侧凸，应该测试雌二醇水平 [164]。

当我和 Heather 开始整理这些信息，并将其与我们的个人经历联系起来时，突然意识到，我和 Heather 都经历过初潮延迟。我 15 岁开始初潮（14 岁时被诊断患有脊柱侧凸），而 Heather 在 13 岁被诊断患有脊柱侧凸，但她几乎可以确定的是：在此之前她就患有脊柱侧凸，因为她在前几年因为"小提琴肩"一直在一名脊柱侧凸医生那里就诊。我们都经历了不同的激素问题，并且在生完孩子后也面临着同样的问题。我了解到 Spiral Spine 普拉提工作室的许多脊柱侧凸客户也有类似的激素问题。

就我个人而言，我已经看了无数医生，试图弄清楚我的激素和女性器官问题。我第一个孩子流产了，第 3 次怀孕时阴道流血不止。我知道这是不正常的，但没有人能给我答案，或者我只是被医生忽视了。

原来，我的子宫里长着息肉和息肉样组织，一个卵巢上有一个 8 cm 的囊肿，必须通过手术切除。一个又一个医生错过了这些。我不得不去收集我怀孕时的所有超声波报告，通读一遍，找出导致我激素问题的罪魁祸首。

我甚至找了自己的妇科肿瘤医生来为我做手术，因为我的妇产科医生不愿意给我时间。当我打电话给妇科肿瘤医生来处理这个问题时，他们问我的转诊医生是谁，因为没有转诊医生我就不能看病。然后我不得不打电话给我的妇产科医生，告诉他们我的想法，告诉他们我需要见的医生的名字，并告诉他们最好在 15 分钟内打个电话，这样我就可以安排手术了。2 周后我进了手术室。我子宫里的组织是癌前病变，卵巢上的囊肿有葡萄柚那么大，已经转移到了我的内脏。

从我记事起，我就有纤维囊性乳腺组织，从 20 多岁开始，我做过多次乳房超声波、乳房 X 线检查和活检。12 年前，当我在一家乳腺中心做囊肿活检时，也就是在我怀孕和哺乳的那几年里，我的医生说这不是癌症，所以我不需要做任何事情。我听了他们的话，允许它继续增长。大约 1 个月前，当我在研究这个问题时，我意识到那些医生错了。当我去做超声波检查时，放射科医生很惊讶 12 年前的医生允许它留在我体内，因为它需要被切除。

最近，我新的功能医学医生正在看一位之前医生做的激素测试。我以前的医生告诉我，我所有的激素都在正常范围内，我很好。但我新的功能医学医生说我患有前期多囊卵巢综合征。我很震惊，因为一切都在实验室数值的范围内，但他说某些数字颠倒了，表明如果不做改变，我 1 年内就会患上真正的多囊卵巢综合征。

在本章的最后，我会告诉你更多关于我的故事，但我说这些都是为了鼓励你关心你的激素健康。激素很复杂，可以影响你身体的很多部位。我知道你们很多人都有激素问题，我猜很多医生都忽视了这个问题。继续寻找了解情况的妇产科医生和功能医学医生，他们可以帮助你医治过去积累在你身体内的问题，并帮助你创造一个良好的身体功能环境，因为你是值得的。

褪黑素

在青春期前和青春期，当雌激素，特别是雌二醇分泌最活跃时，AIS 有褪黑素信号问题。这表明褪黑素问题与脊柱侧凸的发展有关 [165]。褪黑素是一种激素，由大脑中的松果体内分泌腺在黑暗环境下产生 [166-168]。研究表明，缺乏褪黑素会对特发性脊柱侧凸的预后产生影响。因此，褪黑素补充剂可以防止脊柱侧凸进一步发展，尤其对于 Cobb 角小于 35° 的轻度病例 [169]。

研究还发现，褪黑素通过"清除自由基和发挥抗氧化作用"来改善骨骼健康 [170]。通过对患有 AIS 的脊柱侧凸患者在手术中骨提取的样本组织的研究，发现他们的褪黑素信号"明显受损" [171]。褪黑素不足也与肿瘤生长有关 [172]。

研究发现，晚上入睡的时间会影响月经功能，晚睡并且作息时间不规律的人比早睡早起并精力充沛的人更容易出现月经问题 [173]。因此，需要注意女孩应在青少年时期保持规律的作息时间。

锌

激素受到锌代谢的影响[174]。锌会对激素、褪黑素和甲状腺代谢产生影响[175, 176]。在青春期，锌对正常生长发育起着至关重要的作用[177, 178]。此外，锌还可能对那些患有多囊卵巢综合征的人产生积极的影响[179]。在调整锌的含量时，要同时关注铜的含量，因为锌和铜之间的关系很复杂，摄入其中一种元素可能会降低你体内另一种元素的含量[180]。理想情况下，锌和铜的比例应该是 8：1[181]。

肠道健康

肠道微生物在多种营养素的吸收和利用中发挥着重要作用[182]。此外，肠道细菌在维生素 B_{12}、叶酸和维生素 K 等微量营养素的吸收和合成中也是至关重要的[183, 184]。据估计，肠道微生物群大约贡献了人体每日维生素 K 所需量的一半[185]。

研究发现，患有 AIS 的人肠道中存在大量的细菌，如普雷沃菌、格氏乳杆菌和脱硫弧菌。其中，普雷沃菌越多，Cobb 角越大[186]。

有趣的是，普雷沃菌和脱硫弧菌通常与牙周病有关[187, 188]，而它们的丰富程度也与细菌性阴道病、类风湿关节炎、代谢紊乱和低度系统性炎症相关[189]。

改变一个人的肠道微生物组成已被证明能够缓解多种与雌激素相关的疾病[190]。此外，超过 90% 的血清素（让我们感到快乐的激素）在肠道中产生。肠道微生物与性激素（如雌激素和孕激素）之间被发现存在联系[191, 192]，身体需要血清素来制造褪黑素[193]。

我们的身体与我们的肠道微生物群有一种重要的共生关系：它吸收所有这些微生物，消化它们，然后产生其他化合物，供我们的身体使用，有些最终是有益的，有些是有害的[194]。当肠道微生物失衡时，健康问题可能会出现[195]。

维生素 B

B 族维生素对神经系统的发育至关重要[196]。在深入讨论特定的 B 族维生素之前，我们需要先讨论一下脊柱侧凸患者体内存在的一些对 B 族维生素吸收有影响的 SNP。

MTHFR 基因负责将叶酸（维生素 B_9）转化为我们身体可以利用的物质。这一过程被称为甲基化，它发生在身体的每个细胞和组织中。甲基化有助于身体排毒，如果你的身体不能正确地甲基化，毒素会在你的血液中积聚，最终导致疾病。它的另一个作用是帮助我们体内的酶有效地工作。酶是一种蛋白质，它的作用类似于化学反应的开关，它们在每个细胞和组织中启动非常重要的过程。同样，甲基化也会影响我们的基因，这些基因也是由蛋白质组成。事实上，甲基化可以开启或关闭基因，这可能对我们的健康有益，也可能有害，取决于基因[197]。

患者有一个可能使他们甲基化受损的 SNP，并不意味着他们的甲基化受损。事实上，他们可能有完全正常的甲基化！另外，甲基化基因中没有 SNP 的人可能有严重的甲基化失衡，需要治疗[198]。请在服用补充剂前进行测试。

MTHFR 基因会以多种方式变异，并且在种族群体中有所不同。研究表明，超过一半的 AIS 患者都具有 *MTHFR* SNP，远超过普通人群[199，200]。*MTHFR* 变异会使得基因的功能降低约 65%[201]。另一项研究发现，与普通人群相比，进行性脊柱侧凸患者的 *MTHFR* 和 *MTRR*（另一种在 B 族维生素甲基化过程中很重要的基因）SNP 也显著增加[202]。

在一项病例研究中发现，患有严重的早发性脊柱侧凸的 4 个月大的婴儿，有几个 *MTHFR* SNP。维生素 B_{12} 和维生素 B_9 是一些可用于治疗的补充剂，有改善效果[203]。一位专门研究甲基化的医生甚至说，脊柱侧凸是甲基化问题的一个生理现象[204]。如果一个人有 *MTHFR* SNP，维生素

B$_6$ 和维生素 B$_{12}$ 通常也很低 [205, 206]。最后，*MTHFR* SNP 同时与骨密度降低有关 [207]。

> **一位专门研究甲基化的医生甚至说，脊柱侧凸是甲基化问题的一个生理现象。**

我发现自己有一个 *MTHFR* 基因变异，还有两个 *MTRR* 基因变异，这是几年前发现的。当我开始想要解决身体问题时，我的化验结果显示，我身体中所有的 B 族维生素都严重不足。多年来，我一直在服用高剂量的 B 族维生素复合物。随着时间的推移，我体内的维生素水平慢慢上升，我的身体其他方面得以正常运作。现在，我每天只需服用维生素 B$_9$，因为其他 B 族维生素的水平现在能够保持在适当的范围内。了解所有这些影响 B 族维生素的基因变异，有助于我理解为什么我的 B 族维生素无法保持在适当的水平。

几年前，我让我的两个儿子做了基因测试，看他们是否有 *MTHFR* 基因变异。结果发现，一个儿子没有基因变异，而另一个儿子有两个不同的 *MTHFR* 变异。这是否令人惊讶呢？我的丈夫也有 *MTHFR* 基因变异，小儿子遗传了我们两个人的变异基因，但大儿子没有。因此，我小儿子的 B 族维生素水平很低，所以一直在服用 B 族维生素复合物。

我有一个 60 多岁的脊柱侧凸客户，曾经患有严重的抑郁症，一直在看心理医生。这位明智的医生通过血液检查和 *MTHFR* 基因变异测试发现，她不仅 B 族维生素水平极低，还患有 SNP。医生为她开了高剂量 B 族维生素，1 个月后她的抑郁症消失了，她继续服用 B 族维生素，症状就没有再出现。

维生素 B_9（叶酸）有助于蛋白质代谢，是降解同型半胱氨酸（如果摄入过量可能有毒）的关键因素，对 DNA 和 RNA 的形成至关重要，是健康红细胞的重要成分，对快速生长至关重要[208]。整个甲基化循环都以维生素 B_9 或 L-5- 甲基叶酸开始，因此如果你有 *MTHFR* 变异，维生素 B_9 摄入不足可能会导致许多问题[209]。

维生素 B_{12}，也称为钴胺素，有助于制造血红细胞及在神经周围形成绝缘层，发送神经信号，提供能量，并直接影响褪黑素的产生。我们知道许多脊柱侧凸患者都有褪黑素问题[210-212]。那些拥有 *MTHFR* 变异的人通常维生素 B_{12} 水平较低[213]。维生素 B_{12} 水平低可以导致神经系统功能紊乱、乏力、虚弱、疲劳、贫血，并影响本体感觉[214-216]。本书中曾提到过，脊柱侧凸患者很难感知自己在空间中的位置，这其中是否也有相关性或者因果关系？总之非常值得思考。

缺乏维生素 B_{12} 很常见，特别是如果你年龄超过 60 岁、不爱吃肉或使用抗酸药，你会在缺乏维生素 B_{12} 很长一段时间后才开始出现症状[217]。如果你是素食主义者，请在怀孕、备孕或哺乳时摄取足够的维生素 B_{12}，因此测试对你来说应该是首要任务[218, 219]。此外，尽量避免使用质子泵抑制剂和抗酸药，因为它们可能导致维生素 B_{12} 缺乏[220]。

N- 乙酰半胱氨酸

AIS 与神经炎症有一定关联，神经炎症是身体神经系统内的一种炎症[221]。研究表明，在斑马鱼这个"忠实的 AIS 模型"中，当脊柱侧凸开始发展时，引入 N- 乙酰半胱氨酸（NAC）补充剂可显著减缓曲线发展的速度[222]。与炎症有关的免疫细胞聚集在侧凸的位置。NAC 是一种具有抗氧化和抗炎特性并很好获得的补充剂，可安全、简便地调节免疫[223, 224]。

几年前，一位功能医学医生建议我使用 NAC（作为抗过敏药），让我从中受益匪浅。当时我并不知道 NAC 会对我身体的多个方面都有帮助。

ω-3

ω-3 脂肪酸是一种能减少炎症、强化骨骼的重要脂肪，它可以通过饮食摄入。脊柱侧凸患者需要这种脂肪[225-227]。此外，它们还在神经递质功能中发挥作用，并且是大脑日常运作的重要组成部分，因为大脑的 60% 是由脂肪构成的[228-230]。

通过基因测试，我发现了一个 SNP，表明我大脑中的必需脂肪酸含量较低。令人惊讶的是，其他一些脊柱侧凸患者也具有相同的 SNP。尽管多年来我一直持续补充和食用富含脂肪的食物，但我的血常规化验显示，我的脂肪酸水平一直很低。

更有趣的是，我大儿子的化验结果显示，他的必需脂肪酸比我还低。我的功能医学医生很震惊，虽然多年来我一直给他补充，但仍然很低。目前，他正在服用多种不同种类的补充剂，包括液体和片剂，并采用高脂饮食。值得注意的是，12 岁的他还没有任何患有脊柱侧凸的迹象。但我仍然好奇，通过改善这种营养缺乏和其他维生素缺乏的问题，是否能够防止他患上脊柱侧凸，这个问题只有时间才能回答。

骨密度、维生素 D、维生素 K 和钙

维生素 D 是维持骨骼健康的重要成分，有助于减少身体的炎症，提高神经肌肉和免疫功能[231]。研究表明，AIS 患者的维生素 D 水平通常比其他人更低，因此建议有脊柱侧凸的人监测维生素 D 水平[232]。维生素 D 水平与骨密度、激素水平以及女孩初潮的年龄之间存在关联[233]。比较高的维生素 D 水平可能是改善 AIS 患者骨骼质量的重要因素[234]。

约 30% 患有 AIS 的人存在骨丢失，这意味着他们的骨量逐渐减少并开始失去质量[235]。尽管骨丢失通常是对中年妇女的诊断，但研究显示，许多患有 AIS 的小朋友和青少年也出现了骨丢失[236, 237]。手术前的活检样本显示，AIS 患者的骨骼修复速度存在问题，这表明异常的代谢可能是导致骨密度低和脊柱侧凸的重要因素之一[238]。

一项有趣的研究发现，68% 的 12~14 岁患有 AIS 的女孩，存在骨密度明显降低 [239]。在 12~14 岁没有更进一步的骨流失。这项研究表明，在 12 岁之前骨密度降低可能是导致脊柱侧凸的主要原因，而不是脊柱侧凸的次要原因。

脊柱外科医生注意到骨骼质量的差异，怀疑维生素 D 缺乏可能与之有关 [240]。所以在手术之前，测试并提高维生素 D 水平直到正常是很值得的，但这些并不在手术前的常规检查中。

骨丢失可能是患有 AIS 的人曲度进展的重要危险因素 [241]，也是被诊断为骨质疏松症的前兆 [242]。由于许多患有 AIS 的人骨密度较低，他们在成年后患骨质疏松症的风险更高 [243]。一项针对 70 岁左右患有骨质疏松症的妇女的研究发现，48% 的人患有至少 10° 的脊柱侧凸。尽管许多骨质疏松性脊柱骨折发生在脊柱侧凸曲线内，但并非引起脊柱侧凸的原因 [244]。

某些维生素对保持健康的骨密度很重要。维生素 D 帮助你的身体吸收钙。一旦钙被吸收了，维生素 D 就无法再控制它在体内的去向。这时维生素 K_2 就开始发挥作用。维生素 K_2 可以激活或"开启"体内许多不同的蛋白质。其中一些维生素 K_2 激活蛋白引导钙进入你的骨骼和牙齿，也是钙的归属。当这些钙引导蛋白不能发挥作用时，那是因为没有维生素 K_2 来激活它们。维生素 D 和维生素 K_2 共同工作。维生素 D 帮助钙进入体内，维生素 K_2 将它"输送"到骨骼中。这两种营养物质对骨骼健康和心血管健康都是必不可少的且有益的 [245]。

没有维生素 K_2 将钙运送到需要的地方，钙就不能被身体充分利用。缺乏维生素 K_2 的人患骨质疏松症的风险更高。钙和维生素 K_2 的联系可以解释为什么亚洲人的骨质疏松率较低。虽然他们通常不消耗太多的钙，但他们的饮食中富含维生素 K_2，从而帮助他们更多地利用钙，如果没有足够的维生素 K_2，就可能会发生骨质疏松 [246]。

这是我的个人经历，我家所有人都严重缺乏维生素 D。多年来，医生一直监测我的维生素 D 水平，尽管我每天摄入大量维生素 D，但水平一直在波动，并经常跌至危险的低水平。最近，我向专业人士咨询，得知身体如果一直在对抗病毒，维生素 D 可能会迅速耗尽，这就能说明我和两个儿子为何一直要面对这个问题。提到这一点是为了鼓励你，如果摄入了很多维生素 D，但它的水平一直很低，请让专业人士更细致地检查你的身体。

铁

骨骼健康中另一个值得关注的营养素是铁。铁是身体生长和发育不可或缺的矿物质。你的身体利用铁来合成血红蛋白，这是红细胞中的一种蛋白质，负责将氧气从肺部输送到身体的各个组织，同时还涉及肌红蛋白的生成，该蛋白质为肌肉提供氧气。此外，铁还是身体制造一些激素的必需元素[247]。铁对于呼吸、能量产生、胶原蛋白合成、某些神经递质的形成以及正常的免疫系统都至关重要[248]。

铁在维生素 D 的代谢中扮演着重要角色，因此可能对骨骼的健康产生影响[249]。铁缺乏与肌肉质量和骨密度有关[250]。铁是参与胶原蛋白合成的酶的辅助因子。在实验室测试中，铁水平低可能导致骨强度降低[251]。

最后，铁含量低会降低免疫力，降低身体活动能力和工作表现，并导致疲劳、皮肤苍白和头晕[252-254]。当铁储备耗尽时，这种情况被称为铁耗尽。铁进一步减少会有缺铁红细胞生成，从而产生缺铁性贫血[255]。有趣的是，很多患有 Fanconi 贫血的人患有脊柱侧凸，Fanconi 贫血是一种罕见的遗传性骨髓疾病[256]。

月经期女性，以及青少年、孕妇、婴儿（尤其是早产儿和低出生体重婴儿）、食物中缺铁的人、铁吸收困难的人和经常献血的人往往铁水平低[257, 258]。生长和发育问题可能出现在铁水平低的婴儿和儿童中[259]。

脊柱侧凸手术通常会有大量失血，所以确保你术前和术后血中的铁含量一致是很重要的[260]。我知道一些脊柱手术客户在术后出现了缺铁性贫血。

一些奇怪的现象，如渴望吃冰、黏土、泥土和纸，则表示患有缺铁性贫血，也叫异食症 [261，262]。我知道这听起来很奇怪，但是我在一个朋友和一个亲人身上目睹了这一切。他们俩都很渴望嚼冰，经常会看到他们带着一杯冰。对他们进行测试，结果被诊断为缺铁性贫血，及时补充铁后，现在表现不错，奇怪的行为也消失了。

Heather 还给我讲了一个关于自己怀女儿时异食癖的故事，当时她的浴室正在重新装修，她记得她看了一晚上，脑袋里就在想，这看起来不错，她想吃一些灌浆水泥。请放心她当然没有真的吃，别担心！在这个奇怪的想法出现之后，她怀疑自己缺铁而且血清铁水平很低，在她的下一次产检中，医生发现她的血清铁水平很低，建议其服用补充剂。

过去我也曾与缺铁性贫血做斗争，和我的许多脊柱侧凸客户一样。甚至我的许多十几岁的客户都有同样的问题。

相反，确保你的铁蛋白水平不要太高，因为这可能会增加骨折的风险 [263]。如果你处于绝经期或绝经后期，可能会发生铁沉积，导致骨流失 [264-266]。

硒

硒是另一种重要的营养素，它属于必需的微量元素，具有强大的抗氧化作用，对于骨骼健康和免疫功能至关重要 [267,268]。研究表明，患有 AIS 的人通常硒水平较低 [269，270]。

低硒状态常常伴随死亡风险增加、免疫功能下降和认知能力下降。相反，较高的硒水平或硒补充剂具有抗病毒效果，对男女的生殖功能至关重要，并可以降低自身免疫性甲状腺疾病的风险 [271]。

锰

患有严重脊柱侧凸（50°或以上）的人，*SLC39A8* 基因变异的可能性是正常人的 2 倍，他们的身体很难吸收和利用锰 [272]。这个基因表达的蛋白是金属锌、铁、镉和锰的运输蛋白，但具有此 SNP 的人无法吸收锰[273, 274]。有些研究表明，具有此 SNP 的一些人也可能难以吸收锌，但并非所有具有此 SNP 的人都会如此[275]。这种 SNP 还会通过破坏肠道屏障的完整性，使人有克罗恩病易感性或许多其他疾病易感性[276]。

锰是一种微量矿物质，在人体中含量极低，主要存在于骨骼、肝脏、肾脏和胰腺中。锰有助于身体形成结缔组织、骨骼、凝血因子和性激素。它还在脂肪和碳水化合物的代谢、钙吸收和血糖调节中发挥作用。锰对正常大脑和神经功能也至关重要[277]。

研究人员称，遗传变异并没有使基因的工作完全停止，只是使基因的工作不能达到最佳状态[278]。如果存在锰缺乏，很可能是由基因原因引起的[279]。锰缺乏非常罕见，因为人们可以通过饮食获得足够的锰[280, 281]。研究建议，具有 SNP 的人通过膳食干预脊柱侧凸是可行的[282]。

研究人员在移除 *SLC39A8* 基因的小鼠身上完成了一项实验。结果显示血液和其他组织中的锰浓度降低，而铁和锌的浓度不受影响。他们得出结论：血液中的锰水平可能是脊柱侧凸的一个风险因素。[283]

最近，我的一位老师告诉我，她的一位曲度进展迅速的脊柱侧凸青少年客户，检测结果显示锰水平较低。这让我很吃惊，虽然我刚刚完成了这一部分的撰写，但是以前从未听说过有人锰水平很低，而且我也从来不知道脊柱侧凸患者需要检测锰水平。

检测

你应该定期进行实验室检查，以评估你的干预是否有帮助，或者是否需要进行调整。

总体营养

Genova Diagnostics 公司有一项名为"NutrEval"的检测，提供了关

键的维生素、矿物质、氨基酸、脂肪酸等的全面信息。其中包括 B 族维生素、ω-3、锰、铜、硒和锌等。你还可以选择添加维生素 D 和 *MTHFR SNP* 的信息 [284]。

遗传

StrateGene 是一项可在家中进行的唾液测试 [285]。

Scoli Smart Labs 提供的脊柱侧凸 DNA 测试，是一种可在家里做的唾液测试 [286]。

激素

↳ 你可以通过血液、尿液和唾液测试来检测性激素水平 [287-289]。任何实验室和医生都能进行雌二醇和其他性激素测试。

↳ Everlywell 公司的"女性健康家庭综合激素测试"，可在家中通过采集指尖血液和唾液样本来完成 [290]。

↳ 雌二醇血液测试：对青春期前的女孩来说，雌二醇水平高与青春期提前有关，水平低表明青春期延迟 [291]。

○ 10 岁左右女孩的雌二醇参考范围〔假定青春期平均开始年龄为（10.5±2）岁〕。

■ 10.5 岁：无法检测 ~24 pg/ml

■ 11.6 岁：无法检测 ~60 pg/ml

■ 12.3 岁：15~85 pg/ml

■ 14.5 岁：15~350 pg/ml[292]

○ 成人的雌二醇参考范围。

■ 女性（绝经前）：30~400 pg/ml（110~1468.4 pmol/L），由于在月经周期的不同阶段产生不同的激素，这一范围可能会受月经周期的影响。

■ 女性（绝经后）：0~30 pg/ml（0~110 pmol/L）

> ▪ 男性：10~50 pg/ml（36.7~183.6 pmol/L）[293]

褪黑素

褪黑素的数值在一天中有波动。唾液褪黑素的正常参考范围为 0.6~25 pg/ml[294]，而尿液褪黑素的范围为 0.8~40 ng/ml[295]。

- ↳ Genova Diagnostics 将褪黑素测试作为唾液激素测试的一部分。
- ↳ Genova Diagnostics 还提供了一项专门的唾液褪黑素测试，在一天内取 3 次（早上、中午和午夜）样本以检查褪黑素水平[296]。
- ↳ Thorne 提供尿液褪黑素测试，在 24 小时内取 4 次（夜间、早晨、白天和傍晚）样本，以测试褪黑素水平[297]。
- ↳ Buhlmann Labs 也提供唾液和尿液褪黑素测试[298]。

锌

血液中锌的正常参考范围为 0.66~1.10 µg/ml[299]。

- ↳ 你可以向医生要求进行锌的血液测试。
- ↳ 在家中进行锌味道测试大约需要 30 秒，虽然无法提供具体的水平结果，但可以帮助你确定是否存在锌缺乏。
  - ○ Metagenics 提供锌的计数测试[300]
  - ○ 标准流程进行锌的测试[301]

肠道健康

可以向医生申请粪便样本测试，以评估你的肠道内部发生了什么情况。有许多公司提供粪便测试。以下是一些选择。

- ↳ 活力健康肠镜[302]。
- ↳ Thorne 提供家庭肠道健康测试[303]。
- ↳ Sun Genomics 提供家用 Flore 粪便样本测试盒[304]。

B 族维生素

↳ 你可以向医生要求进行血浆同型半胱氨酸测试，以检测维生素 B_6、维生素 B_9 和维生素 B_{12} 的水平。如果同型半胱氨酸升高，可能表明维生素 B_6、维生素 B_9 或维生素 B_{12} 水平偏低[305, 306]。此外，同型半胱氨酸测试也是检测 *MTHFR* 突变的测试之一[307, 308]。

○ 正常实验室结果小于 13 μmol/L。同型半胱氨酸小于 7 μmol/L 代表健康状态[309, 310]。

○ 同型半胱氨酸水平升高表示维生素 B 缺乏。较高的同型半胱氨酸会阻碍维生素 B 的吸收[311]。

↳ 甲基丙二酸（MMA）测试是检测维生素 B_{12} 水平的常见方法。与同型半胱氨酸类似，如果缺乏维生素 B_{12}，MMA 会升高。MMA 可以通过血液（血清）或尿液进行测试[312, 313]。同型半胱氨酸和 MMA 测试通常同时进行。为了获得更准确的结果，你应该在 MMA 尿液测试前禁食[314]。

○ 虽然维生素 B_{12} 缺乏的范围尚未达成普遍一致，但健康的人的血液 MMA 应低于 370 nmol/L 或 0.37 μmol/L[315]。功能医学医生可能希望这个数字尽量低，低至 243 nmol/L[316, 317]。

○ Quest、Labcorp 和许多其他实验室提供血液（血清）或尿液 MMA 测试[318-320]。

○ Life Extension 提供 MMA 尿液测试盒，可邮寄到家[321]。

↳ 血清叶酸（维生素 B_9）或红细胞叶酸检测是测试维生素 B_9 水平的常见方法之一[322]。

○ 血清叶酸（维生素 B_9）的参考范围为 2.5~20 ng/ml[323]。

○ 红细胞叶酸水平的参考范围因年龄而异，如下所示。

▪ 成人：140~628 ng/ml 或 317~1422 nmol/L

▪ 儿童：超过 160 ng/ml 或超过 362 nmol/L[324]

ω-3

可以通过血液来检测 ω-3 的水平，结果将以百分比形式呈现。ω-3 测试的正常参考范围为 8%~12%，以 10% 为理想水平。大多数人的 ω-3 水平在 6% 左右[325, 326]。

- Quest 诊断公司和 Cleveland 心脏实验室可提供检测[327]。
- 可以向医生要求进行 ω-3 水平测试。
- 也可选择 OmegaQuant 的 ω-3 测试[328]。

骨密度

- 医生可以根据你的要求进行 DEXA（双能 X 线吸收法）扫描，以检查骨密度[329]。

维生素 D

不同的医疗团体对于维生素 D 水平的最佳范围提出了不同的建议。美国内分泌学会建议维持在 40~60 ng/ml，而功能医学研究所则提倡维持在 50~80 ng/ml[330]。

- 可以向医生要求进行 25（OH）D 血液测试。
- True Health Labs 可提供在家中进行的维生素 D 测试[331]。

钙

正常的血钙水平为 8.6~10.3 mg/dl[332]。

- 可以通过同一血液样本来测试钙和维生素 D 水平。
- 可以通过尿液基本元素测试来评估钙水平。
- 可以从 True Health Labs 订购综合营养测试板／微量营养素测试板[333]。

铁

检查缺铁性贫血较容易。以下是你的医生可以开具的检查。

- 红细胞大小和颜色测试：缺铁性贫血时，红细胞比正常情况下更小且颜色较淡[334]。
- 血细胞比容：正常水平可能会随年龄而改变。
  - 成年女性：35.5%~44.9%
  - 成年男性：38.3%~48.6%[335]
- 血红蛋白水平。
  - 女性：11.6~15 g/dl
  - 男性：13.2~16.6 g/dl[336]
- 铁蛋白：这种蛋白有助于储存体内的铁，低铁蛋白水平通常表明体内储存的铁水平较低[337]。

硒

成人硒的正常血清浓度为 70~150 ng/ml[338]。值低于 70 ng/ml 可能表明硒缺乏[339]。

- 可以通过 LabCorp 或 Quest 进行硒血液测试[340]。
- 硒也是微量矿物质血液测试中的被测矿物质之一[341]。

锰

红细胞锰水平可以更加准确地反映人体组织中锰的实际含量，有助于了解前几个月内的锰流失[342]。

你可以通过 Blueprint Genetics 进行 *SLC39A8* 单一基因测试[343]，但这项测试费用较高。如果医生需要进行测试，请与你的脊柱侧凸医生确认你的保险是否可以报销。

任何医生都可以测试血液和红细胞中的锰水平。其正常参考范围如下。

  - 红细胞：11~23 µg/L
  - 血液中 4~15 pg/L（相当于 72.8~273 nmol/L）[344, 345]

补充剂和其他疗法

在购买和使用任何补充剂之前，请记住两件重要的事情。第一，使用补充剂是为了支持身体的需要。如果你不清楚你需要补充什么，最好先进行检测，了解身体的状况。第二，始终检查补充剂的成分。本节中会提到 Heather 和我推荐的一些值得信赖的公司和产品。当然，还有其他值得信赖的公司，但使用前请务必进行充分的研究。

你会看到一些关于补充剂之外的建议，我还列举了一些可以影响特定营养素的其他疗法。

激素

请记住，无论 Heather 还是我都不是医生，我们不会建议女孩使用激素或避孕药来平衡激素，因为有许多自然的方法可以做到。具体如下。

- 针灸可以影响激素，升高雌二醇水平 [346]。针灸已被证明可以减轻痛经 [347]。
- 秘鲁人参 [348]。
- 黑升麻根 [349]。
- DIM 和 I3C（吲哚 -3- 甲醇），有助于分解雌激素，使其能够从体内排出。它们通常被包装在一起 [350]。
- 薰衣草、茴香、檀香和百里香等精油已被证明有助于平衡激素。如果你对此感兴趣，请进一步了解 [351]。
- 月见草油 [352]。
- 定期锻炼：有助于改善呼吸，帮助排毒，并有助于储备脂肪。即使是轻度的锻炼也有效 [353-355]。
- 充足的睡眠 [356, 357]。
- 亚麻籽可以降低雌激素水平 [358]。
- 马卡 [359]。

- 管理压力[360, 361]。
- ω-3[362]。
- 有机覆盆子叶茶有助于缓解月经症状[363]。
- 灵芝蘑菇[364]。
- 清洁和美容产品可能含有外源性雌激素，请选择天然或有机的替代品[365]。
- 西伯利亚大黄对绝经期的女性有帮助[366]。
- 通过高质量的益生菌来维持肠道健康[367, 368]。
- 维生素 D[369]。
- 牡荆（圣洁莓）有助于治疗月经紊乱，还有助于骨骼健康[370, 371]。
- 瑜伽可能有助于提高绝经后女性的雌二醇水平[372]。

褪黑素

- 褪黑素很容易购买，你可以在晚上服用，因为它会让你感到困倦。
- 蓝光可能会干扰一个人的昼夜节律，抑制褪黑素的产生，降低睡眠质量。限制接触发出蓝光的电子设备，尤其是在睡前，以帮助褪黑素的产生[373, 374]。你还可以购买"防蓝光眼镜"来阻挡蓝光。蓝光滤光镜片也被广泛用于处方镜片上。

锌

锌补充剂容易购买且价格合理。Marine Healthfoods 推出了一种名为 OysterMax 的补充剂，它是纯牡蛎提取物，是锌、维生素 B_{12}、碘、硒和铜的天然来源[375]。

肠道健康

益生菌补充剂购买方便且价格不贵。

B 族维生素

Seeking Health 是我最喜欢的生产 B 族维生素的公司，因为他们为那些携带 *MTHFR* 基因变异的人制造了预甲基化的补充剂。Seeking Health 是由 Ben Lynch 博士创办的公司，他是一位专门从事甲基化研究的遗传学家，他为那些想要了解更多关于基因和甲基化的人提供了大量材料。

维生素 B_9

- 维生素 B_9 的天然形态是叶酸盐，叶酸盐的活性形态是甲基叶酸盐（一种关键的甲基化化合物），人造形态是叶酸。如果你具有 *MTHFR* 基因变异，建议使用预甲基化的 L-5- 甲基叶酸或 L- 甲基叶酸，因为叶酸会妨碍甲基化[376]。若你是 *MTHFR* SNP 携带者，应避免摄入含有叶酸的产品，因为身体无法将其转化为可用的活性形式[377]。L-5- 甲基叶酸是我每天服用的补充剂。

- Quatrefolic 中的叶酸盐能够绕过叶酸还原酶较慢的转化步骤，将维生素 B_9 转化为身体能够立即使用的状态[378]。

维生素 B_{12}

根据你的 SNP，确定哪种形式的维生素 B_{12} 适合你，这可能需要一些试验。

- 氰钴胺是美国最常用的维生素 B_{12}，但对那些具有 *MTHFR* 基因变异的人来说，这不是一个明智的选择，因为身体必须将其转化为甲基钴胺。相比之下，你可以通过食物或补充剂获得甲基钴胺，以更有效地使用维生素 B_{12}[379, 380]。

- 羟钴胺和腺苷钴胺也是补充维生素 B_{12} 的选择，但如果存在神经问题，则甲基钴胺可能在吸收率上更为优越[381, 382]。

- 对于缺乏维生素 B_{12} 的人，建议口服甲基钴胺 1000 μg[383]。

N- 乙酰半胱氨酸（NAC）

确保 NAC 是你的补充剂中唯一的成分，大多数 NAC 是 500~600 mg 的胶囊形式。我的医生推荐了 Jarrow 的缓释 NAC 补充剂，我已经使用了大约 1 年的时间。Heather 使用 Designs for Health、Life Extension 和 Thorne Research 提供的 NAC 都取得了成功。

ω-3

你的身体无法自行产生 ω-3，所以必须从食物或补充剂中获取。建议每天摄入 250~500 mg 的二十碳五烯酸（EPA）和二十二碳六烯酸（DHA）[384, 385]。我家使用两家优质公司（Rosita 和 Nordic Naturals）生产的特级初榨鳕鱼肝油。

维生素 D

我更喜欢通过一种补充剂同时补充维生素 D_3 和维生素 K_2，所需的维生素 D_3 和维生素 K_2 已经正确配比。有许多信誉良好的公司制造维生素 D_3/ 维生素 K_2 补充剂，例如 Seeking Health、Thorne Research、Nordic Naturals 和 Ortho Molecular Products，但还有很多其他选择。它们有胶囊、液体（滴入水中）甚至软糖的形式。

维生素 K_2

如果维生素 K_2 与维生素 D 一起补充，就不需要担心摄入量。

钙

补钙很有争议性，补充钙可能会对骨骼和心脏健康产生负面影响[386, 387]。虽然研究发现，补充钙和维生素 D 可以增强骨骼强度、防止骨量低和维生素 D 水平低的人出现曲线进展，并可以作为轻微脊柱侧凸曲线的预防措施，但美国约翰霍普金斯大学和哈佛大学建议在食用钙补充剂之前要谨慎，更建议通过饮食摄入钙 [388，389]。

请咨询你的医生，看看摄入钙补充剂对你是否有益。

铁

铁补充剂往往会导致便秘，而当你必须服用数月甚至数年才能将铁水平提高时，这可能是一个大问题 [391]。建议空腹服用铁，因为如果与食物一起服用，吸收率可能会降低 40%~66%[392]。另外，应避免同时服用铁和钙补充剂，因为钙补充剂可能会抑制铁的吸收 [393，394]。

- 硫酸亚铁是最便宜和最常用的口服铁补充剂 [395]。
- 对于同等剂量的铁元素，双甘氨酸铁和蛋白琥珀酸铁相比硫酸亚铁、葡萄糖酸和富马酸盐，胃肠道不耐受性较小，但价格更昂贵 [396]。
- 不同的年龄和生活阶段每天需要不同量的铁。
  - 男孩在生长发育期（14~18 岁）需要 11 mg。
  - 女孩在生长发育期（14~18 岁）需要 15 mg。
  - 怀孕期间需要 27 mg。
  - 哺乳期需要 10 mg[397]。
- 每天可摄入的最高铁量（不会造成有害影响）如下。
  - 14 岁及以上的男性和女性为 45 mg。
  - 14 岁以下的男性和女性为 40 mg[398]。
- 使用铸铁炊具也是增加铁含量的一种选择 [399]。
- 请经常进行铁的血液检查，因为过多的铁会损害肝脏 [400]。
- Gaia 公司生产了液体铁，是我喜欢的产品，因为其中含有与铁混合在一起的草药，不会导致便秘。液体铁一旦打开，就要放在冰箱中，因为它是液体物质。我用了 1 年多的时间成功将我的铁水平提高到了所需水平，并成功地保持这个状态。

硒

硒补充剂很容易获得且价格低廉。

锰

研究发现，高剂量的锰可以缓解由 *SCL39A8* SNP 引起的锰功能障碍。研究人员指出，需要密切监测治疗效果，可通过糖基化测定和血锰测定来避免锰中毒[401]。

其他研究表明，半乳糖和镁补充剂在患者治疗方面取得了成功[402]。另有研究指出，口服半乳糖补充剂是一种治疗选择，能够完全恢复糖基化。*SLC39A8* 缺陷将微量元素缺乏与遗传性糖基化疾病联系起来[403]。

通常，我们通过饮食调节锰水平，而不是通过补充剂，因为我们通常可以从食物中轻松获取足够的量。在尝试补充剂之前，建议尝试下文中提到的食物，并查看测试结果。锰通常包含在维生素和矿物质补充剂中。当使用含锰的补充剂时，请务必仔细遵循说明。这些产品中提供的锰量稍微超过成人每天可耐受的上限（每天 11 mg 锰）。每天摄入超过 11 mg 锰可能导致严重副作用。在服用锰补充剂时，医生应监测锰水平，以确保不会发生锰中毒。对于没有 *SCL39A8* 基因突变或缺陷的个人，我不建议在未经确认和医生监督的情况下服用锰补充剂[404]。

食物

下面并不是包含各种营养素的各种食物的综合清单。以下是一个研究的起点，如需了解更多，请根据个人需求进一步研究。请注意，这些食物并不是按照每种营养素的所需量排列。

激素

↗ 保持均衡饮食，不是说仅摄入高脂肪、高蛋白或高碳水化合物的食物，而是要平衡食用各类食物[405]。有助于维护激素功能的均衡饮食富含绿叶蔬菜、香草、香料、水果、健康脂肪和有机肉类[406]。

↗ 推荐采用抗炎饮食，如地中海饮食、DASH、Andrew Weil 抗炎饮食和古风饮食[407-409]。抗炎饮食的目的是排除油炸食品、苏打水、精制碳水化合物和糖、加工肉类、人造黄油，在某些情况下还要排除奶制品、麸质和其他谷物[410, 411]。

↗ 食物中 DMI 和 I3C（有助于分解雌激素，以便其从体内排出）[412] 的来源包括：西蓝花、小白菜、球芽甘蓝、花椰菜、茼蒿、辣根、羽衣甘蓝、芥菜、紫甘蓝、卷叶甘蓝、萝卜、水芹菜。

↗ 菌类，如灵芝、虫草、狮子鬃毛蘑菇、舞茸、青头菌、鹅膏菌、蘑菇、野生白姬蘑菇等，它们可增强身体应对压力的能力和促进免疫系统的调节[413]。

↗ "种子循环"是一种概念，即在月经周期的前半段食用亚麻籽和南瓜子，然后在周期的后半段食用葵花子和芝麻籽，以恢复激素平衡[414, 415]。这些特定的种子可以帮助增加特定的激素。已有人成功地使用种子循环方法恢复了激素平衡。如果你对这一概念感兴趣，请进一步研究。

褪黑素 [416-420]

↗ 鸡蛋。

↗ 鱼（特别是油脂含量较高的鱼，如三文鱼和沙丁鱼）。

↗ 枸杞。

↗ 蘑菇类。

↗ 开心果。

↗ 酸樱桃或酸樱桃汁。

锌 [421]

- 烤豆。

- 牛肉。

- 腰果。

- 鸡肉。

- 鹰嘴豆。

- 螃蟹。

- 龙虾。

- 燕麦。

- 牡蛎（牡蛎中的锌含量比牛肉高出大约 11 倍，是最富含锌的食物之一）[422]。

- 猪肉。

- 南瓜子。

- 瑞士奶酪。

- 酸奶。

肠道健康

- 益生元（难以消化的纤维食物）[423]。

  ○ 芦笋

  ○ 香蕉

  ○ 蒲公英叶

  ○ 大蒜

  ○ 菊芋

  ○ 韭菜

  ○ 洋葱

  ○ 海带

- 益生菌食品 [424]。

- ○ 开菲尔酒
- ○ 泡菜
- ○ 康普茶
- ○ 味噌
- ○ 腌制蔬菜
- ○ 酸菜
- ○ 豆豉
- ○ 含活性益生菌的酸奶

维生素 B_9（叶酸）[425, 426]

ι 芦笋。

ι 牛油果。

ι 豆类。

ι 西蓝花。

ι 菠菜和罗马生菜等绿叶蔬菜。

ι 扁豆。

ι 芒果。

ι 橙子。

维生素 B_{12} [427-430]

由于地球表面的微生物，维生素 B_{12} 主要存在于动物食物中 [431, 432]。

ι 牛肉和牛肝。

ι 水晶藻。

ι 蛤蜊。

ι 鸡蛋。

ι 海苔。

ι 营养酵母（每天 1 茶匙至 1 汤匙）可帮助你获得每日所需的维生素

B_{12}[433-435]。确保标签上注明富含维生素 B_{12}。Heather 主要食用素食，因此她要注意获取足够的维生素 B_{12}。她喜欢将营养酵母添加到自制沙拉酱和意大利面中，也喜欢将其撒在烤蔬菜、爆米花和沙拉上。她说这为食物增添了奶酪和坚果的味道。

- 三文鱼。
- 鳟鱼。
- 金枪鱼。
- 灰食蟹。
- 白蘑菇。
- 酸奶。

$\omega-3$ [436]

- 阿拉斯加鲑鱼。
- 大西洋金枪鱼。
- 海藻油。
- 凤尾鱼。
- 鳕鱼肝油。
- 奇亚籽。
- 鸡蛋黄。
- 磨碎的亚麻籽。
- 大麻子。
- 鲱鱼。
- 磷虾油。
- 沙丁鱼。
- 核桃。
- 白鱼。

维生素 D [437]

- 鳕鱼肝油。

- 含油脂鱼类，如鳟鱼。

- 蘑菇。

- 三文鱼。

- 每天晒太阳 5~30 分钟，或至少每周 2 天，不使用防晒霜。

- 金枪鱼。

维生素 K_2 [438-440]

- 牛肉。

- 奶酪，尤其是布里干酪和豪达干酪。

- 鸡肉。

- 鸡蛋。

- 发酵鳕鱼肝油。

- 羽衣甘蓝。

- 纳豆。

- 莎拉米。

- 菠菜。

- 瑞士甜菜。

钙 [441-443]

- 豆类。

- 小白菜。

- 布鲁塞尔芽菜。

- 带骨头的野生鲑鱼罐头。

- 带骨头的野生沙丁鱼罐头。

- 鹰嘴豆。

- 羽衣甘蓝。

- 芥蓝。

- 扁豆。

- 来自草饲动物的生鲜奶酪。

- 豆腐。

铁 [444-448]

当你将含铁食物与肉类、家禽、海鲜以及富含维生素 C 的食物（如柑橘类水果、草莓、甜椒、西红柿和西蓝花）一起食用时，你的身体对植物来源的铁吸收更好[449]。多吃这张清单上的对铁有益的食物。

- 烤土豆。

- 腰果。

- 鸡肉。

- 鹰嘴豆。

- 亚麻籽。

- 大麻子。

- 羽衣甘蓝。

- 菜豆。

- 瘦红肉，如里脊肉、牛腰肉和牛排。

- 扁豆。

- 澳洲坚果。

- 海军豆。

- 燕麦。

- 生蚝。

- 豌豆。

- 南瓜子。

- 藜麦。

- 葡萄干。
- 芝麻籽。
- 大豆。
- 菠菜。
- 番茄干。
- 瑞士甜菜。
- 豆腐。
- 火鸡。
- 白豆。

骨骼健康

- 避免饮用可乐，因为研究发现每天饮用可乐的人骨折和骨密度低的风险增加了一倍 [450-452]。
- 富含植物雌激素的食物有助于预防骨质疏松症 [453-455]。
  - ○ 豆类
  - ○ 鹰嘴豆
  - ○ 亚麻籽
  - ○ 扁豆
  - ○ 坚果，如杏仁、花生和开心果
  - ○ 黄豆制品，如豆腐
- 对想要通过喝牛奶来增强骨骼健康的人来说，研究表明，经常喝牛奶的人骨量减少，髋关节骨折明显增多。这可能与牛奶中的半乳糖有关。[456] 如果你喜欢喝牛奶，可以尝试一些不含半乳糖的非乳制品，比如豆浆、米浆或杏仁奶。
- 一些草药对于预防骨质疏松也是有帮助的，因为它们具有抗雌激素的特性。你可以选择将其制成茶饮用（试试甘菊茶？），或将其加入食物中（我个人喜欢茴香的味道！），或者作为补充剂服用 [457, 458]。

- ○ 茴香
- ○ 甘菊
- ○ 羊草 / 希腊山茶 / 牧羊人茶
- 橄榄、橄榄叶提取物和橄榄多酚具有保护骨骼的作用，可以促进骨骼形成 [459, 460]。橄榄叶补充剂也很容易获得。
- 白茶、绿茶、乌龙茶、红茶和普洱茶对骨骼健康有益 [461, 462]。

硒

硒在食物中的最佳来源是巴西坚果，每颗坚果含有 96 mg 硒 [463, 464]。几年前，一位功能医学医生建议我和儿子每天或隔几天吃一颗巴西坚果，以提高我们的硒水平。我们照做了，以替代食用硒补充剂。现在，这成为我们家的日常，我不再担心硒水平下降。如果你发现自己的硒水平较低，这是一个非常简单的解决方法。

锰

人很容易摄入过多的锰。正因为如此，"提高锰水平的最佳方式是通过健康的植物性饮食" [465]。

- 豆类。
- 坚果。
- 像糙米或全麦面包这样的全谷物。

寻求医生帮助

以下 3 个组织，可帮助你找到当地的医生进行测试并找出正确的补充剂。

- 功能医学研究所 [466]。

↗ 儿科医学研究院[467]。

↗ 美国自然医学协会[468]。

尽管我主攻普拉提，但为了获取有关营养、药物和补充剂的知识，我曾不得不在没有正规学科背景的情况下深入研究。这些知识并非出于兴趣，而是出于需要，因为当时我找不到任何人可以为我提供帮助。

怀最后一个孩子时，我的身体出现了问题，表现得异常奇怪。我咨询了各类医生和专家，包括西医和中医，甚至功能医学从业者，无论我说的那些有多夸张，他们都认为他们理解我。然而，他们都未能找到解决方案。我接受了大量检查，甚至进行了多次手术，但无济于事，我感到绝望，因为我知道一定是哪里出了问题。我尝试了能想到的各种办法，想找出问题所在，但没有人能够提供准确答案。

所有这些医生似乎都找到了谜题的一部分，但却无法看到整个画面。有人找到了主干，有人找到了尾巴，还有人找到了脚，但没有人认识到这其实是一头大象。我花了10多年的时间探索，都无法告诉你尝试了多少种不同的疗法、处方药和补充剂。为了找出答案，我甚至花费了数万美元。

最终，我找到了一位功能医学医生，通过几个月的各种测试，包括血液、尿液、粪便、鼻拭子和唾液测试，发现我体内含有大量霉菌毒素。我身体内的汞、塑料和汽油添加剂也很高。我不知道我的体内为何有这些物质。这位医生能够将所有信息整合在一起，而其他人却没想到，我寻找了10多年才找到他。这绝不是我旅程的终点，因为我知道这将是一条漫长的道路。由于我病情严重，所以尽管我的治疗仍在进行，但我感觉好多了，测试结果显示有了显著的改善。他改变了我的身体状况，真正改变了我的生活，让我感激不尽。

我分享这些经历是为了提醒你，如果基础检查无法解释异常，补充剂无法改善指标或症状无法得到缓解，就可能存在一些潜在的问题需要解决。我见过世界各地的脊柱侧凸客户，其中许多人可能存在潜在问题。如果医生告诉你一切正常，但你感觉不适，不要轻易相信。如果你感到困扰，请持续寻找，直到找到知识渊博的功能医学医生，他将会帮你找到根本原因。现在很多医生都可以通过虚拟方式进行远程诊疗，并协助你在当地进行测试和治疗。

请记住，脊柱侧凸诊断可能只是你潜在问题的一部分。如果测试和调整这些指标都无济于事，请寻求更多帮助。你值得这么做。

请记住，脊柱侧凸诊断可能只是你潜在问题的一部分。

第十四章

身为父母

如果你的孩子刚被诊断患有脊柱侧凸，你可能会感到不知所措、恐惧和内疚。更有可能的是，你得到了相互矛盾的信息和建议，你不知道该相信谁。现在你拥有了这本书，我敢肯定你不会满足于仅坐在那里等着孩子的脊柱变得更糟。

我也是一个母亲，我明白如何与社会潮流做斗争，因为你内心深处知道什么对你的孩子最有利。我也曾在我的工作室和世界各地的许多父母同行，并为他们提供咨询。这些我都明白。让我们一起踏上这段旅程。我知道你需要一个朋友陪你走过这段崎岖的道路。

我要你做的第一件事就是深呼吸。你是个好家长，我希望现在能给你一个拥抱。你可能会因为各种各样的事情责怪自己：没有早点注意到孩子的问题，信任专业人士但孩子的脊柱侧凸问题却不断恶化，这样的例子不胜枚举。我知道，这是一段艰难的时刻，我很难过你要经历这一切。

我想让你做的第二件事是找一位治疗师，帮助你处理面对孩子诊断结果时的情绪变化，特别是当你觉得这些情绪就像洪水一样把你淹没在你所面对的选择中时。你将不得不做出一些艰难且不被孩子理解的选择，这些选择可能直到他们自己为人父母才会理解。但是你必须做出这些选择，并为孩子的健康继续努力。你的孩子依赖于你。

如果你的情绪状态阻碍你做出这些选择，那么你需要认识到这一点，并寻求帮助，这样你才能帮助你的孩子。在内心深处，你是否为你孩子的形象感到羞耻？在我的工作室里，我目睹了一些父母对他们的孩子说了一些可怕的话——我要告诉你，这是不合适的。你的感受是真实的，它们需要被处理，但如果你不通过训练有素的专业人士来处理这些感受，它们就会影响你的孩子，而孩子自身也已经被无法控制的情绪淹没了。就像在飞机上常说的话，在给孩子戴上氧气面罩之前，先把自己的戴上。

这些年来，我看过两位心理学家，这对我、我的家人和我周围的人来说都是一种幸事。我无法独自走出黑暗和泥潭，我所有的内心情绪正从各处爆发而出。再一次，我鼓励你像关心孩子的情绪和身体状态一样关心自己的情绪健康。

我工作室里的每一位老师都知道，当他们面对一位新来的患有脊柱侧凸的孩子时，他们首先要评估孩子对于自己脊柱侧凸产生的羞耻感和父母为之而来的负罪感。老师们知道他们必须评估孩子和家长的情绪状态，以及孩子与家长之间的动态关系。

在我的工作室里，每个房间都有一个地方供父母坐下来安静地观看孩子上课——但当孩子们在设备上训练时，父母往往会忽视座位，尴尬地站在孩子旁边。当父母开始干预正在了解设备、自己的身体和脊柱侧凸的孩子时，他们的关系变得非常紧张。孩子和父母之间可能会爆发全面的言语冲突。孩子经常翻白眼、咒骂，然后沉默。老师最终成了裁判和调解人，这不是本课的目的。家长和孩子的情绪没有得到处理，他们把情绪释放在课堂中，孩子的脊柱侧凸就会成为课程中最后处理的事情。课程就会变得没有成效。

应一些老师的要求，我在我的工作室外面放了一条长凳，当父母的情绪太激动时，老师可以非常亲切地把父母请到那里，这样老师就可以简单地关爱孩子了。孩子的指导老师不能同时处理孩子的身体和情绪状态以及父母的情绪状态。那样需要处理的事情太多了。这就是为什么你需要先关心自己的情绪状态，这样才可以把关心的重点放在你的孩子身上。

随着时间的推移，一旦家长学会信任孩子的老师，我们就会要求家长不要来工作室，或者在最后进来，这样孩子就可以在接受所需护理的同时专注于自己的身体和情绪。这样工作室就成了孩子治疗脊柱侧凸的安全场所。只有到那时，我们通常才会看到孩子开始与他们的身体和情绪状态和解。在我的工作室里，一旦父母把自己从混乱的关系中分离出来，孩子们就会发生一些最美好的身体和情感变化。

我知道父母是为了孩子好，否则他们不会带孩子来我的工作室。作为一个非常关心儿子们生活的母亲（并且有一种关注过度的倾向），我也必须小心翼翼地调节自己插手儿子们活动的程度。我发现，当我给我的孩子们渴望的空间和自由，在练习或课程结束时只是与教练和专业人士简单沟通，或者通过短信和电子邮件私下交流时，我的儿子们会更平静，对给他们的指示反应会更好，并拥有更多的自主权。这是一场思维层面的斗争。我鼓励你考虑下如何给孩子想要的空间，同时确保你能了解孩子的进步。

不再轻率、情绪化地决定

我断断续续合作了几年的一个脊柱侧凸孩子的妈妈打电话给我，说他们的孩子要做手术。她告诉我，她很怕给我打电话，因为我不支持做手术。

我回答说："不，不，不。我不是说我不提倡手术，而是我不提倡鲁莽、情绪化、未经思考的选择，这些选择可能会对孩子产生终身的情感和身体影响。"这确实是我内心的不安，我的这份不安，主要想保护孩子们在以后的生活中免受不必要的身心痛苦，这是绝对可以避免的。

许多选择都是由脊柱侧凸孩子的父母做出的，他们既害怕又内疚。因为父母的情绪没有得到处理，他们很容易被外科医生、支具制造商，甚至运动训练师或其他运动专业人士的个性和亲切的态度所左右。

　　有一次，一位女孩的母亲计划在接下来的 3 周内为孩子进行脊柱手术，她告诉我，因为女外科医生在检查室里对待女儿的方式使得她们选择了这位年轻的医生。她告诉我，外科医生很快就和她十几岁的女儿建立了联系，逗她笑，安抚她的情绪，甚至在 10 分钟的检查结束时给了她一个拥抱。在那次预约之后，这位母亲"知道"这就是适合她们的外科医生。

　　我很快警觉起来，开始询问这位母亲，医生会在手术中做些什么。我问了这样的问题："外科医生会留下多少椎骨？""会融合多少节？""她能处理椎体旋转吗？""手术后还会有多少侧弯？""外科医生会使脊柱弯曲，让她有点后凸和前凸吗？""医生会在她的侧凸面切除肋骨吗？"

　　妈妈结结巴巴地说："我不知道这些问题的答案，但我可以问。我相信那位外科医生，所以我相信她会把控一切的。"说到这里，谈话结束了。我脸上挂着微笑，拥抱了她，因为她显然不想再听我的建议了。

　　如果你要让你的女儿坐飞机，你是想让她和最亲切的飞行员在一起，还是想让她和最安全、技术最可靠、甚至可能不会从驾驶舱出来对你微笑的飞行员在一起？答案是显而易见的，你应该用同样的标准来选择给你孩子做脊柱融合术的外科医生。

　　我才不管这个外科医生是否有世界上最糟糕的对待患者的态度。如果你已经决定为你的孩子做手术，你有责任让你的孩子跨越医生的个性，认真研究医生接受的训练、技术能力和手术中使用的技术。不管是好是坏，你为孩子的脊柱所做的选择都将伴随他们的余生。花时间确保你已经研究了所有的东西（参见第十一章），并做出了绝对最好的决定。我希望你完全平和地做出决定，这样你的孩子就不会在多年后对你说："我的脊柱一团糟，这都是你的错，因为你没有做相关研究，选择了这个糟糕的外科医生，仅因为这个外科医生态度很好。"

　　相反，你可以说："毫无疑问，我美丽的孩子，我当时为你的背部做出了绝对最好的选择。现在有不同的技术和手术吗？当然是的，因为医学一直在进步，但在你做手术的时候我们亲眼所见，最顶尖的外科医生用的最尖端的技术。我爱你，一直都爱你，我希望你过得最好——包括当初我选择让你做这个手术的时候。"

上述情况很少发生。相反，父母被内疚所吞噬，父母和孩子之间的不健康情感关系将在他们的余生中持续下去。我见过太多这样的情况了，我不希望你重蹈覆辙。

再次建议，一个值得信赖的心理学家可以帮助你整理你的情绪，这样你就可以为孩子做出明确的、非情绪化的选择。

你是孩子的守护者

你必须成为孩子身体健康的守护者，而且是唯一的守护者。我这么说并不是出于对整个医学界的反感，也不是出于对最有可能照护你孩子的儿科医生和（或）骨科医生的反感，但我诚实地告诉你，你是唯一一个可以为你孩子的脊柱健康发声的人。在孩子人生的这个阶段，你所做的选择将决定孩子未来的命运。

你必须坚持不懈地做研究，制订计划。时间很重要，你不能被动。没有神奇的水晶球，可以看到你孩子的脊柱是否会好转或迅速进展。虽然世界各地的研究人员都在做基因研究，试图弄清楚这个问题，但在写这本书的时候，我还没有看到任何值得一提的成果。

你的孩子很重要，不能说，"哦，我的医生说我孩子的脊柱什么都不用做就会好"，结果 4 年后因为脊柱侧凸了 25° 而做了脊柱融合术。我太看重我的孩子了，不会这样对他们，我相信你也一样。

你必须坚持不懈地做研究，制订计划。

时间很重要，

你不能被动。

　　举个例子，我将分享一个 Spiral Spine 普拉提工作室的客户案例。她叫 Ellie，14 岁，脊柱侧凸超过 60°。她妈妈绝对没有为女儿发声的热情。Ellie 很沮丧，有明显的身体畸形羞耻感。她妈妈却责怪她没有改变的动力，每天睡到下午 1 点。

　　Ellie 的爸爸当着她的面粗暴地叫她"手机冠军"，因为 Ellie 太爱玩手机了。Ellie 的父亲和母亲都告诉我他们不会给他们的女儿做手术，但似乎他们也不会为她做任何其他事情。

　　Ellie 每节课对我翻白眼 10 次左右，我能理解她的父母在家里受到了什么。这不是 Ellie 的错，尽管她的父母不这么认为。Ellie 的父母已经花了 9 年的时间来治疗她的脊柱侧凸，因为她在 5 岁时被诊断出患有脊柱侧凸。想想看，这么多年来，他们看着女儿的身体扭曲，看着她的情感坍塌进深渊。来到我的工作室是他们第一次为她的身体做尝试，距离她确诊已经过去了 9 年。他们甚至没有试过支具，我相信她的医生已经建议过了。

　　要让妈妈带女儿来上私教课就像拔牙一样困难。Ellie 在 6 个月的时间里零星上了几堂课，她妈妈找了个借口说是因为钱。但在他们最初来到我的工作室 1 年多后，这位母亲告诉我，她想为女儿买一台普拉提健身机作为圣诞礼物，希望这能激励她做普拉提训练。

　　我很生她父母的气，很生气。当孩子在处理严重的情感和身体问题时，他们以前不会，以后也不会做任何事情来引导和帮助孩子度过这段艰难的旅程。他们只会把一台昂贵的机器扔给她，却不给予任何指导，即使他们的女儿一年的课程花费都不及机器的成本费用。

这些父母根本不支持他们的女儿。

你需要知道"观望和等待"是一种选择：这是一个被动的选择，但却是一个有意识的选择。如果你的医生说："你孩子的侧凸曲线还没有严重到需要手术的程度，所以我们只能等着观察。"那么你需要制订一个计划，因为你的医生显然对帮你制订计划不感兴趣。医生假设曲度要么会自己稳定下来，要么会进展到手术的地步，甚至没有提到还有其他选择。如果你什么都不做，只是和你的医生一起"观察和等待"，你选择不为你的孩子做任何事情，那么你和你的孩子将不得不处理随之而来的后果。

你对孩子的生活有很大的影响力。请不要把它交给别人，除非你知道你可以完全信任那个人，并且他们为你孩子所做的选择是正确的。你孩子的情绪和身体健康太重要了。

一个 15 岁名叫 Sadie 的脊柱侧凸女孩，她每周来我的工作室上课。在过去的 2 年里，Sadie 的身体状况百出。她的问题始于突然的偏头痛，随后诊断为 Ehlers- Danlos 综合征，疲惫和抑郁，以及会造成全身疼痛的痤疮。1 年后，她被诊断患有脊柱侧凸。

除了给 Sadie 做出这些诊断，并给她开了一种镇痛的药物（让她无法思考或做事），Sadie 看过的许多专家都没有帮助她。这位母亲被激怒了，她开始亲自做研究，她意识到所有这些事情都是有联系的，尽管医学界没有人会意识到这一点。

她让 Sadie 从学校退学，开始在家学习，因为她的女儿不仅在学业上很挣扎，而且在友谊上也很挣扎。她找到了一位心理学家，Sadie 每周都会去看他。我把他们交给了 Spiral Spine 普拉提工作室的一位教练，他和她女儿的关系很好。Sadie 每周都会去见这位教练，风雨无阻，这是她一周中最开心的事。Sadie 在身体上和情感上都得到了很大的改善，他们将开始每周上两节课。

　　要知道，这一切都是要付出很多的。他们家离我的工作室有一小时的路程，Sadie 的父母经常因为工作安排而需要权衡谁带她去工作室。他们还在过去两年负担着沉重的医疗费用。其他家庭成员也在帮忙，她的叔叔每周支付她第二次私教课程的费用。我们的教练也把她的时间贡献给了这个家庭，每隔几周还会给她上免费的私人课程。

　　看到这位母亲为女儿所做的努力对我来说是一种欣慰。我能看出她脸上的疲惫，但她是她女儿坚定的守护者。很多时候，我看到这对母女一起走进工作室，Sadie 因为偏头痛几乎睁不开眼睛，头发没有梳理，脸上长满了深深的瘢痕性痤疮。妈妈把她的女儿紧紧地抱在怀里，然后把 Sadie 的脸放在她的手里，这样她们互相对视，她告诉女儿她有多爱她。她向女儿肯定她是多么美丽和坚强，她是多么为她感到骄傲，这时 Sadie 都会扑进她妈妈的怀抱。Sadie 知道她是安全的，她的妈妈会为她而战。她不会被遗弃，也不会让她自生自灭。在她挣扎的内心深处，Sadie 知道她的妈妈认为她值得被称为她的宝贝女儿，值得为她奋斗。

　　最近，在看了骨科医生后，Sadie 自豪地走进工作室，并且宣布她的脊柱侧凸维持在良好的状态。

　　看到 Ellie 父母和 Sadie 父母的区别了吗？

　　多年来，我发现很多年轻人和老年人都患有脊柱侧凸，我可以自信地说，父母对脊柱侧凸的诊断承担多少责任，直接影响到患有脊柱侧凸的孩子成年后的情绪稳定程度，以及他们的身体状况。你的角色比你意识到的要重要得多。

制订计划

　　你得开始研究并制订计划，就像 Sadie 的妈妈那样。你需要在短时间内进行大量的自我教育。你需要快速但有条理地行动，因为没有人能看到未来，也不知道你孩子的脊柱会怎么样。即使你的医生可能对你孩子的脊柱没有紧迫感，但我告诉你，这是紧急的。

我不想吓唬你，但我宁愿和你一起庆祝你能够稳定你孩子的曲度，而不是等着收到关于你孩子手术进行情况的电子邮件——这在某种程度上取决于你现在采取的行动和你采取行动的速度。

你孩子的目标不仅是阻止曲度的发展，而是如果可能的话，积极地减小曲度（在很多情况下都是可能的）。小的曲度比大的曲度更容易稳定和减轻。我希望你能感受到我现在给你的紧迫感。

为了帮助你理清你的孩子需要尽快做些什么，我为你列了一张清单。尽快开始完成这张清单。

- 按照我在第五章中列出的方法，在一个三环活页夹中写出你孩子的故事。
- 学习如何使用脊柱侧凸计，并在孩子每次脊柱侧凸治疗之前和之后使用它，这样你就知道什么是有效的，什么是无效的，详见第七章。
- 如第五章所述，找一个运动治疗师。
- 如第五章所述，找一个手法治疗师。
- 找一个功能医学专业人士来管理第十三章中描述的测试。
- 找一个治疗师或精神科医生来帮助你和你的孩子克服我在第十五章中谈到的情绪。
- 确保你孩子的医生可以使用低剂量的 X 线检查仪器，并且只使用那个。这将减少以后患癌症的机会，因为患有脊柱侧凸的儿童需要使用很多次 X 线检查仪器来检查他们的脊柱侧凸。

在 www.Spiral Spine.com 上，我制作了名为"起点系列（Starting Point Steries）"的免费短视频，我鼓励你去看看。

我和我的工作人员与世界各地的人一起工作，我们很乐意成为您孩子的脊柱治疗团队的一员，所以不要犹豫，联系我们来上一堂虚拟课吧。我们很乐意为您制订一个计划，并整理好所有的事情。

很多家长告诉我，他们根本不知道从哪里开始。我现在给了你这张清单，所以请从今天开始。这可能需要你花一点时间来完成它，为你的孩子制订一个计划，但这是值得的。你的付出将永远庇佑你的孩子。虽然你的孩子现在可能不会感谢你，但我代表他们感谢你。

优先考虑孩子的脊柱侧凸治疗

简单来说：孩子和家庭生活的优先顺序可能需要一段时间改变，直到孩子的脊柱侧凸稳定下来，并找到一个可行的计划。请提醒你自己，你是父母，你知道什么对你的孩子最好，而不是起反作用。

在一位 13 岁的女孩得到她的最初诊断后，我就开始陪伴她一起治疗。她的 X 线片显示她的主曲度已经有 40° 了，我们每周都上一次课，持续了 6 个月。在她的随访 X 线片中，曲线仍然稳定在 40°。我并没有因为它没有减少而感到难过，而是因为它没有增加而感到满意。

在拍完 X 线片后不久，这位母亲允许女儿参加了学校的演出，因为女儿喜欢表演。我在 4 个月内只见过这个 13 岁的孩子两次，因为他们没有时间来工作室。在那段时间里，她的家人并没有把治疗作为优先考虑的事情，所以当她的曲线在下一次 X 线检查时增加到了 45° 时，我并不感到惊讶。

我认为课外活动对孩子来说很重要，但如果父母不能兼顾课外活动与孩子的脊柱治疗，那课外活动就不重要了。

如果你的孩子不按规定戴支具，那就想办法矫正。如果你的孩子不愿意做他们的运动治疗师给他们安排的练习，那么让他们多去工作室。如果你的孩子不改变他们的饮食或服用功能医学专业人士建议的补充剂，那么你需要处理这个问题。

我最近在我的工作室里和一个十几岁孩子的妈妈聊了聊，告诉她们应该做几次血液测试，看看女儿的血液指标如何，因为我怀疑她的血液指标有异常。女儿马上说她不喜欢抽血，那太可怕了。孩子的妈妈同意了，并说因为这个原因他们不会做血液检测。

再一次提醒，你孩子的治疗必须是优先考虑的，你需要提醒自己，你是父母。脊柱侧凸的长期影响不会引起孩子的重视，孩子通常也不理解任何长期后果。啊，这就是青春的快乐。他们不明白，而且可能在未来的许多年里也不会明白。你应该负起责任，制订计划，并把它列为优先事项。

你的孩子需要肌肉力量

大多数孩子直到高中以后才有足够的肌肉力量。如果你的孩子在十几岁（甚至更小）时被诊断出患有脊柱侧凸，你需要提前让你的孩子经常锻炼身体，这样他们就可以建立整体的身体力量和意识。快速获取肌肉力量需要优先考虑。

我有两个青少年客户，他们住在英国。他们的医生都希望他们不要再运动，也不要再参加任何体育活动。

一个是女孩，医生想让她停止跳舞；另一个是男孩，他的医生希望他停止攀岩和其他所有他喜欢的运动。这两家的父母和孩子都向我提出了这个问题。当父母说要他们停止运动时，我可以看到孩子满脸的泄气表情。

我告诉客户和他们的父母，我希望他们继续做运动，因为他们需要保持强壮，因为他们喜欢这些运动。两个十几岁的孩子眼中顿时充满了喜悦。我用这份"还给他们的礼物"作为激励，告诉他们我希望他们继续做自己喜欢的事情，但他们需要加倍努力，做我给他们安排的练习，这样他们在做运动时就不会陷入困境。这是事实，而且奏效了。我把医生想要拿走的东西还给了他们，这是青少年开始自己锻炼并继续强化肌肉的动力。

大多数体弱多病的孩子需要迅速获得肌肉力量，在这种情况下，我非常提倡游泳。让你的孩子学会所有的泳姿，以改变身体的肌肉。在自由泳中，让他们从右到左交替呼吸，这样他们就不会陷入一个糟糕的运动模式。他们在游泳时不仅肌肉会迅速发育，而且由于他们在水中具有浮力，在运动过程中脊柱也不会受到额外的压力。这些都是优势。

Eileen 是我工作室的一位 16 岁的客户，她的肌肉力量很弱，对自己的身体在空间中的位置意识也很差。从小她的父母就没有让她做过运动，所以她现在没有力量也没有运动的意愿了。虽然她的颈段和胸段脊柱排列尚可，但是下肢力线较差。

Eileen 团队的一位物理治疗师告诉我，她想让 Eileen 加入社区游泳队来增强整体肌肉力量。因为在游泳时不需要站立，她的下肢力线排列不会影响她的整体脊柱链。我告诉物理治疗师我完全同意这个方案，我们决定让物理治疗师负责处理孩子下半身的问题，我负责处理上半身的问题。游泳可以加强孩子的整体肌肉力量。

我和 Eileen 的骨外科医生、物理治疗师都有邮件联系。外科医生说她想马上给 Eileen 做手术，因为她的整个身体太弱且不稳定。物理治疗师说，Eileen 不应该做手术，因为她现在的肌张力很低，而且在手术切除这么多肌肉后，她的肌张力可能再也不会恢复了。我插话说，如果 Eileen 的颈段和胸段在侧凸处融合了，那么几年后，侧凸就会发生在现在下方没有侧凸的节段。最终因为 Eileen 没有肌张力，她的脊柱将需要再进行一次从上到下的融合。物理治疗师也认同。Eileen 和她的父母最终选择在继续物理治疗和普拉提课程的同时开始游泳。她从未做过手术。

这位物理治疗师和我并不是唯一认为游泳对患有脊柱侧凸的孩子有好处的人。爱尔兰有一个 "Straight 2 Swim" 项目，帮助脊柱侧凸患者在游泳池里锻炼肌肉。他们鼓励那些患有脊柱侧凸的人通过在水中和陆地上锻炼来获得力量。来自"Straight 2 Swim"的一个团队最近在爱尔兰的山上训练，然后去攀登乞力马扎罗山！他们激励了世界各地的脊柱侧凸患者，同时他们建立了友谊。

找一项你孩子喜欢做的运动，这样运动对他们来说就不是一件苦差事。如果他们没有喜欢的运动，或者他们真的不喜欢运动，那就带他们去游泳，报名参加社区游泳队，这样既没有激烈的竞争，又有来自同伴的动力来推动你的孩子训练和增强力量。如果你想用一种保守的方法来稳定你孩子的脊柱（没有坚硬的塑料支具或手术后的金属），意味着你的孩子必须发展更多的肌肉，以便更好地稳定他们的脊柱。让孩子们强壮起来！

在做手术前绝对要尝试所有的事情

几年前，我和一个脊柱融合术后的青少年一起度过了特别难熬的一天。我记得在经历了几次情感上的艰难经历后，我开始写日记。当我看到脊柱侧凸的医疗系统是多么的支离破碎时，我流下了眼泪。

虽然我很少提倡手术，但有很多人在手术后来找我，我尽我所能地关爱他们的身体和心理。许多人已经成为我的终生客户，或者我工作室其他老师的客户。

有一个14岁的女孩来上我的课，4个月前她刚做完脊柱融合术，她的背部被植入了钉棒。在我们的第一节课上，我告诉了她哪些动作永远不能再做，不然如果她做了，可能会折断她的钉棒。她和妈妈甚至都没有意识到需要限制这些动作。当我告诉她们这些信息时，我看到她们两个人脸上的震惊。

为何？为何在手术前没有被告知可以做仰卧起坐的日子已经结束了？

在这个手术过程中，有很多医学人士参与，为什么是我来告诉他们？我和很多术后家庭谈过很多次这样的话题，每次谈话后我的心情都变得更沉重。

她妈妈告诉我，女儿的右腿在手术后瘫痪了 3 个星期。它最终恢复了运动能力并恢复到正常的功能状态。

在第二节课开始的时候，这个女孩告诉我因为左脚踝突然无力导致那周在学校摔倒了两次。在让她做了几次神经牵伸后，我确认她的左腿上有一些神经较为紧张。这不是手术后瘫痪的那条腿，而是另一条。我告诉她和她的父母，她需要回到她的外科医生那里，看看为什么她的左腿有神经问题。我确信这与她脊椎上的钉棒有关，因为我以前在另一个患者身上看到过同样的情况。

下课后她去洗手间的时候，她爸爸似乎承担了巨大压力，很小声地对我说："没人告诉我手术后会发生这种事，我完全没想到，如果我知道我的女儿会经历这一切，我不知道我是否还会让她做这个手术。我没有想到，我真的没有想到。"

这位父亲永远压在心上的重担同样让我心碎，因为他知道自己为女儿做出了一个永久的决定，而她需要永远面对这个决定所带来的后果。他选择做手术纯粹是为了帮助他的女儿，但最终的结果却给她带来了沉重的后果。

我知道这个家庭在手术前没有尝试过其他的治疗方式，也没有在手术前征求其他外科医生的第二和第三意见。但遗憾的是，现在这位父亲不能推翻重来了。

如果你正在考虑为你的孩子进行全脊柱融合术，请在手术前向做不同类型脊柱侧凸手术的骨科医生、矫正医生、专门研究脊柱侧凸的物理治疗师、熟练的脊柱支具制造商、熟练的按摩治疗师和知识渊博的运动专业人士寻求多种意见。请回顾第十一章，了解自己决定手术时需要注意的更多信息。

你孩子的自我印象

我希望你能仔细观察你的孩子和他们的自我印象。你需要高度意识到这一点。对那些患有脊柱侧凸的人来说，身体畸形是一个大问题，自残和过度自我批评也同样是个大问题。患有脊柱侧凸的孩子会因为他们的脊柱而认为自己很丑，即使他们的曲度非常小。

关于这个话题，我和纽约的一位施罗特物理治疗师通过电子邮件进行了交流，我们都发现饮食失调、跳舞和脊柱侧凸是密切相关的。舞者会花大量的时间对着镜子审视自己的身体。尤其是舞者和青少年，总是特别容易对自己的身体进行自我批评。

我的理论是，因为患有脊柱侧凸的孩子不能完全控制他们的脊柱，他们试图通过控制他们的饮食来掌握某种方法去控制他们的身体。他们也会因为自己对自己外表的看法而惩罚自己，所以自我剥夺就发生了。这是他们唯一能理解的如何改变自己外表的方法。

因为这个原因，我的工作室里没有镜子。我不希望女孩们一整个小时都盯着自己看。我也不像许多其他诊所那样让她们穿着比基尼训练。这会触发情绪，绝对会让人感到羞耻。这些年来，我买了所有我能找到的关于脊柱运动的书，并建立了一个相当大的图书馆。照片里的脊柱侧凸患者几乎是一丝不挂的（如果不是全裸的话）。当我在翻阅学习的时候，仿佛觉得自己在看色情书籍。这让我非常反感，因为那些与脊柱侧凸客户合作并创作这些书的人似乎对与他们合作的患者的情绪状态没有任何社会性意识。最重要的是，照片中的许多患者都是孩子。

作为家长，你必须对此保持高度警惕。你可能会找到一个很棒的脊柱侧凸专业人士，但他们也许没有关注到你孩子的情绪状态。可以让他们治疗你的孩子，但是孩子需要穿着衣服去训练。找一套可爱的、合身的、孩子挑选的健身服，让孩子穿着那套衣服训练。我和我的员工允许我们的客户穿任何他们想穿的衣服，我们依然可以看到他们身上我们想看到的一切。根据我的经验，你会发现很难有专业人士能意识到你孩子的情绪状态。你需要成为那个人。

我想让你的孩子知道，即使有脊柱侧凸，依旧可以变得美丽、坚强、成功。专注于培养孩子美好的自我形象，注意不要因为你看到孩子身上的一点错误就吹毛求疵而让你的孩子不敢展现自我。他们已经在处理很多事情。指出孩子身体上的差异很容易弊大于利。

例如，一位年轻的脊柱侧凸客户的母亲问我，她女儿的腰围是否会变得均匀一致——而她的女儿就站在我们身边。她的女儿听到后非常吃惊，然后就情绪化地不说话了。从那以后，她开始穿更大的衣服来遮掩自己的身体。几个月后，就在夏天来临之前，她的女儿问什么泳衣最能掩盖她的"腰部问题"。作为父母，一旦你指出孩子身上的缺陷，你的孩子就无法忽视这个缺陷，而且会过度关注这个缺陷。

《身体记分》（*The Body Keeps Score*）一书列出了一项研究，当儿童因严重烧伤住院治疗时，创伤后应激障碍（PTSD）的发展可以通过他们与母亲在一起的安全感来预测[469]。我知道这项研究不是关于脊柱侧凸的，但我绝对可以把它们联系起来。

你在孩子的生活中所扮演的角色会影响他们成年后对这些时期的情感回顾。每个父母对孩子的自我印象和情绪状态都起着很大的作用。作为一个孩子的父母，你的作用很大，因此也更重要。你对孩子的看法将根深蒂固地影响他们。

鼓励孩子管理自己的脊柱侧凸

我目睹了一些父母让孩子学会掌控自己脊柱的成功故事，我将在这一部分分享我最喜欢的两个故事。

第一个故事的主角是一位年轻女生 Janie。几年前，她开始上我的私教课，目的是稳定或减少她的侧凸曲度。她参加了 10 次我的私教课程，然后转到了我工作室的另一位老师（这在 Spiral Spine 普拉提工作室是常见的做法）那里，从那以后，她在小组和私人课程中都会与这位老师会面。Janie 是自己管理脊柱侧凸的典型例子。上完最初几节私教课，她的妈妈就信任我了，她允许 Janie 自己开车来参加工作室的课，这也是一种让女儿自己管理脊柱侧凸的方法。

Janie 停掉了一项她热爱并擅长的运动（赛艇），因为在我们上课合作之后，她意识到这项运动会伤害她的脊柱，对她的脊柱并没有帮助。因此，她也放弃了一个可能的大学奖学金（她很优秀），不然如果她再划一年，她就有资格获得奖学金，但是她认为她的脊柱更重要。她转而开始学习瑜伽。Janie 勤奋地练习普拉提，并且定期预约按摩。在上大学之前，她甚至参加了两个普拉提教师培训模块，以了解更多关于她身体的知识！她的导师报告说，在她上大学攻读人类学和时装设计双学位之前，她仅有一个很微小的曲度。

当 Janie 进入大学后，她立即开始寻找新的普拉提教练和按摩治疗师。她找到了一位普拉提教练（Janie 让这位教练买了我的《分析脊柱侧凸》一书，目的是让新教练了解脊柱侧凸知识），并继续练习普拉提。

这一切都发生在 Janie 19 岁之前。我觉得太神奇了！是的，她的父母资助了这一切，但 Janie 是这一切的发起者，是她促成了这一切。她做了研究，做了家庭作业，安排了所有的预约，然后自己开车去。

另一位年轻女士，我叫她 Naomi，她是我很多年前的一个脊柱侧凸客户。我在我的《美丽的脊柱侧凸后背》这本书中写了她的整个故事，我鼓励你有空读一下。我从那本书中摘录了她的一些故事，写在这里给你们看。

Naomi 在 7 岁时被诊断出患有 17° 的脊柱侧凸。确诊后不久，Naomi 的父母不仅开始每周带她去上艾扬格瑜伽课，还开始为她进行物理治疗。从那时起，Naomi 也开始接受肌筋膜按摩治疗师的治疗。一年内，侧凸有所改善，曲度降至 12°。

　　当她 9 岁的时候，她的侧凸曲度突然增加到 23°。Naomi 的妈妈认为这主要是因为 Naomi 开始进入青春期。大约在那个时候，Naomi 开始定期找我上普拉提课。我每周都和她一起上一堂垫上普拉提小组课和一堂普拉提提高班小组课。大约每 3 周，Naomi 还会和我一起上私人普拉提矫正课。在和我一起做普拉提的前 6 个月里，Naomi 的脊柱侧凸曲度下降了 5°，回落到 18°。

　　Naomi 的父母意识到，日常活动可能会对女儿的脊柱侧凸产生负面影响，所以他们对每一个决定都非常慎重。五年级的时候，Naomi 到了选择演奏乐器的时候了。某天上完普拉提课后，我们都坐在一起，分析哪种器械对她的脊柱侧凸最好（最坏）。在仔细考虑了持有乐器的所有生物力学因素后，我们投票选择了单簧管。

　　12 岁那年，Naomi 走进我的工作室，告诉我她胸腔的筋膜紧张抽搐了。我笑得很厉害，因为我从来没有听过这么小的孩子说出这么深奥的话。Naomi 已经正式学会了管理自己的脊柱侧凸。她能识别自己身体的感觉，知道该向谁寻求帮助，并能对自己感觉不对的事情采取行动。

　　几年后，Naomi 离开了这个国家，离开了父母大约 3 个月。Naomi 必须通过我为她安排的日常训练和伸展运动来控制她的脊柱侧凸。对 Naomi 来说，这是一段情感成长的伟大时期，因为她在那段时间被迫承认自己的脊柱侧凸。当她觉得自己哪一天筋膜抽搐时，她必须想办法进行伸展，因为没有人帮助她。

　　Naomi 现在已经从一所名牌大学毕业，主修日语和物理双学位。在大学里，她学会了一种她非常喜欢的击鼓，这让她的身体保持强壮，当她感到筋膜紧张时，她会通过普拉提做伸展和强化练习。她的整体曲度从 13 岁左右就一直保持在 13° 左右。

　　Naomi 的父母亲自去了解不同的身体技巧是否能帮助 Naomi 的背部，幸运的是，他们成功了。有一天，我和 Naomi 的妈妈聊起了 Naomi

为自己的身体所做的一切。她妈妈告诉我，不管孩子是否患有脊柱侧凸，所有这些都对孩子的整体健康有好处。我钦佩她妈妈对女儿的身体健康与情绪健康所做的努力。Naomi 的父母为她的健康付出了一切，这为她学会管理自己的脊柱侧凸铺平了道路。

让你的孩子自己管理脊柱侧凸，并想办法教他们如何在余生中照顾自己。

我希望这两个故事告诉你，患有脊柱侧凸的孩子可以成长为自信地照顾自己身体的人。让你的孩子自己管理脊柱侧凸，并想办法教他们如何在余生中照顾自己。

智慧之语

我将以那些已经走过你现在刚开始走的道路之人的智慧之言来结束这一章节。我在社交媒体上发布了我正在写的这一章，并询问人们会给最近被诊断出患有脊柱侧凸的孩子的父母什么建议。我被人们的评论震惊了。我真的开始哭了，感受到了所有这些人对脊柱侧凸孩子父母的爱。请知道，当你跑马拉松时，世界各地的人们都在为你大声欢呼。话不多说，下面是他们给你的智慧之语。

"虽然可怕，但你的孩子依然会有机会获得惊人的终身身体意识和整

体健康的机会 / 推动力！"

- "我的父母从来没有表现出什么不对劲，所以我也没有。我现在 63 岁了，仍然在锻炼，训练马匹，和孙辈们嬉笑奔跑。这一切都取决于你的自我观点——保持活跃，努力工作！"

- "找一个人来帮助你的孩子训练，以尽快形成更好的运动功能模式。"

- "我现在 65 岁了，12 岁左右被诊断为脊柱侧凸。我建议你多获取一些专业建议。此外，在年轻时进行核心力量的物理治疗对我非常有益。"

- "我希望我的父母能更多地了解训练、强化特定肌肉和日常拉伸的重要性。我觉得我 15 岁手术后，没有得到任何日后的保健建议。我还有慢性疼痛和严重失衡的肌肉，我觉得如果我被告知正确的日常生活方式，情况就不会那么糟糕了。我相信，找一位训练有素的按摩治疗师会有很大的不同。"

- "作为一名家长，我被告知不要自责。这不是因为我做过什么或者没做什么（比如佩戴牙套、发现得太晚、沉重的背包等），也不是因为我糟糕的基因，虽然在我们家族中，脊柱侧凸很常见。在漫长的生活方式调整过程中，克服负罪感是对力量的第一次考验。"

- "为你的孩子寻找辐射剂量最低的 X 线仪器。EOS 数码 X 线仪器是一个不错的选择，值得使用。照射 80 次 EOS X 线才等于照射一次胸部 X 线，这对降低罹患乳腺癌风险有很大好处。"

- "找到孩子喜欢的一项运动。我所有的脊柱侧凸客户都致力普拉提，因为他们喜欢它，它可以让他们远离疼痛。但它只有在你喜欢的情况下才有效，尤其是孩子们，他们不会坚持自己不喜欢的东西。"

- "我得到的建议或者希望得到的建议是，每种脊柱侧凸都是个性化的，就像你的孩子一样。让自己置身于强大的专业资源和医疗团队之中。找一个有治疗脊柱侧凸经验的物理治疗师，同时找一个知识渊博、经验丰富的运动专业人士。如果需要，寻求第二或第三意见。加入一个家长支持小组，一定要听、读、看 Erin Myers。需要一个团队来支持你、支持你的孩子，当你有一个好的团队（即使只有你和一两个专业人士），你可以有信心为你的孩子做出正确的决定。运动是关键，善待自己，一切都会好起来的。"

第十五章
脊柱侧凸的情绪问题

我撰写本章的目的，是让你们的眼泪、孤立无援和失控的情绪得到倾诉并被理解。在处理自己的情绪问题并与来自世界各地的脊柱侧凸客户并肩工作近 15 年后，我意识到大多数人都没有处理好自己的情绪问题。脊柱侧凸需要处理的生理问题非常多——我甚至可以说这是最复杂的身体问题之一，但我认为生理问题只占所有脊柱侧凸问题的 49%。另外 51% 的问题是情绪上的，这是千真万确的。

> ## 我认为生理问题只占所有脊柱侧凸问题的
> ## 49%，另外 51% 的问题是情绪上的。

我祈祷这一章能加深医学界和其他所有与脊柱侧凸患者打交道的人的同理心。我希望他们能够看到，在与脊柱侧凸患者打交道的过程中，需要采取一种更加全面和以人为本的方法。他们的言行所产生的影响比他们想象中的要深远得多。

我在社交媒体上收到了一位患有脊柱侧凸的女士的留言，她说道："我只想花点时间对你说声感谢，谢谢你分享了你的心路历程，分享了那些同道中人的心声。最重要的是，谢谢你为我们这些脊柱侧凸患者创造了一个空间，让我们能够在这里产生共鸣和回忆。你确实改变了人们的看法。"她言简意赅地道出了我的心声。脊柱侧凸之旅远不止单纯的脊柱弯曲和旋转那么简单。

我无法确定本章中使用的所有资料的来源，因为其中一些内容来自我多年来的治疗过程。在其中一次治疗中，我得到了一张描述不同情绪的纸，这张纸没有作者。如果我知道它的作者是谁，我一定会为他署名。

在脊柱侧凸之旅中，当我们与梦之队交谈时，我们需要使用一些词语来寻求和接受帮助。我在本章中使用的一些词语对你来说可能听起来很陌生，因为它们是治疗或精神病领域中的专用术语。

对于你们中的一些人来说，这将是沉重的一章。拿出你的日记本。如果你感到胸口或胃部发紧，泪水夺眶而出，或者内心开始涌动着强烈的情绪，我希望你把想到的东西写下来。把你的情绪发泄出来，让眼泪掉下来，如果愤怒需要发泄，就大声喊出来，然后写下来，这样你就可以开始处理这些情绪，并卸下身体中的负担。

在我的情感疗愈之旅的最初阶段，我甚至没有语言可以分享。只能用温度变化（"冷"或"暖"）、回忆、闪回、颜色和大量眼泪来描述我的无名感受。我还没有学会聆听身体里的情绪，就像我在第三章中提到的那样。天呐，我的泪水如海啸般从我的身体奔涌而出，并深深地烙印在我的心里。当泪水从我的内心深处涌出时，我的整个身体都在颤抖。我会跑进车里，关上车门，大声喊叫，把泪水挤出来。我会用尽全身的力气滑旱冰、用耳机播放劲爆音乐、哭泣、唱歌，以发泄内心的压抑。我知道我必须想办法把情绪发泄出来，这样才能有人帮我理清头绪。

因为最初无法用语言表达，所以我使用了不同的艺术形式。我会画画或涂色。一旦我能够把自己的感受通过颜色和形状表现在纸上，我就能够处理纸上的内容。我会与我的治疗师分享这些作品，他们能够帮助我处理这些情绪。我说这些是想让你知道，如果你也觉得无话可说，还有很多方法可以开始这段旅程。这需要时间，需要你愿意去感受多年来潜意识里极力不去感受的东西，还需要耐心。一切都会好起来的，我就是最好的证明。

深吸一口气。你能做到的，我为你感到骄傲，我们开始吧。

研究有哪些发现

脊柱侧凸患者会出现自卑、人际关系问题、社交退缩、抑郁、焦虑、消极的自我形象，甚至会产生自杀的念头和行为[470-474]。他们开始感到无助，甚至绝望，从而导致抑郁。脊柱侧凸患者的抑郁程度更高，对生活更不满意[475]。

大多数人接受融合手术的原因是担心自己的外观，但从手术的另一面来看，他们又对当下因身体缺乏活动能力而面临的问题感到焦虑。对于那些融合节段较多，脊柱底部只有一块椎骨没有融合的人来说，情况尤其如此[476]。

在脊柱侧凸领域，许多医疗行为都是在客户情绪失控的情况下进行的。研究人员一致认为，接受脊柱侧凸手术的人应在手术前接受心理咨询和支持[477]。在我与脊柱融合术客户并肩作战的所有经历中，从来没有人说过他们的外科医生让他们在手术前接受情绪方面的相关治疗，以确保他们的情绪不会失控。

我确实遇到过一位脊柱外科医生，David Hanscom 博士，也是《拿回控制权》和《你真的需要脊柱手术吗?》的作者。他明确建议在手术前进行心理治疗。他发现，如果他为生活在焦虑中的人做手术，即使有影像学检查证明身体疼痛与生理问题有关，他们的生理疼痛在手术后也很可能无法解决。另外，如果他的患者在手术前进行了情绪治疗，他们的身体疼痛大多会消失，而且他们往往会因此取消手术[478, 479]。

Hanscom 博士有时也会进行复杂的脊柱手术，但他要求患者先完成他为他们制订的所有与情绪相关的治疗。在这些情况下，他的手术几乎总是成功地消除了患者的疼痛。他讲述的许多脊柱侧凸的故事都值得一读。他的书读起来简单明了，他的想法也很容易实现。我强烈建议所有考虑手术的人都阅读这些书。

生气

脊柱侧凸患者的抑郁是真实且严重的。十多年来，我一直在与抑郁做斗争。抑郁往往是生气带来的被动损害。因此，如果抑郁源于生气，我们就需要弄清楚我们因为什么而感到生气。

我敢肯定，每一位脊柱侧凸患者在想到自己的脊柱侧凸时都会感到生气。我是如此，我的许多客户也是如此。尽管他们中的大多数人都没有将生气与之联系起来，更无法用言语表达自己的感受。为了帮助你找到自己的语言以及因为什么而感到生气，我在社交媒体上联系了 Spiral Spine 的全球脊柱侧凸社区，询问他们因为什么而感到生气。看看你是否对他们的一些评论产生了共鸣。

- "我很生气，因为有人给了我最糟糕的建议，我差点就采纳了。有人告诉我，因为我有脊柱侧凸，所以我永远不能怀孕生孩子，我差点和男朋友分手，因为我以为这是真的。但现在我们已经结婚了，还有两个漂亮的孩子。我被告知永远无法骑自行车，但我刚刚完成了多发性硬化症 150 赛程〔两天内骑行 150 英里（约 240 km）〕。有人告诉我，我再也不能打高尔夫、清空洗碗机、使用吸尘器等。我被告知我的寿命将缩短 15 年。除了手术，我没有其他选择，也没有关于成功率或失败率的真正解释，只是说这对我来说是不可避免的。有人告诉我，我 40 多岁就会残疾。这是一个沉重的标签。我感到生气的是，当我的脊柱侧凸在青春期进展时，没有人给予我的父母任何可能的选择。"

"我很生气，我不能调整脊柱让它变直。这让我倍感压力。即使在休假，我也不能因为想要休息一天而忽略照护它。这耗费了我大量的精力。"

"我很生气，因为当我最终达到目标体重时，我的侧凹曲线看起来更糟糕了。这太不公平了，我不想变成这般模样。"

"我生气是因为身体上的疼痛限制了我的行动。"

"当人们说'你那么年轻怎么就会背痛'时，我很生气！是的，我知道。谢谢你提醒了我。"

"我生气是因为行动不便。我的脊柱被融合了，当我在弯腰系鞋带等最普通的日常活动中遇到困难时，我感到非常生气。面对这些任务我也感到沮丧，但立刻又会对自己的样子感到不安，我很生气，因为这本该很容易。"

"我很生气，作为一个孩子，我不知道该如何帮助自己，所以我只能忍受。"

"我生气是因为由于慢性疼痛，一些简单的家务有时都很难完成。我为自己异于常人还自欺欺人而感到生气，我为不被理解而生气。"

"我很生气，因为在我的脊柱被融合后，不能再和孩子们一起玩耍，不能再做冒险的事情。"

"我对医生缺乏培训和知识而感到生气。他们总爱怂恿我们动手术。他们看不到每个人的身体和脊柱侧凸的程度都是不同的，应该以不同的、独特的方式对待每一位患者。"

"作为一个热爱舞蹈并接受过融合手术的人，我最生气的就是身体的活动范围受到限制。对于打扫卫生或搬东西这样简单的事情都会让我的背部很快受累也让我生气。我很生气，因为我们通常不知道术后应该注意或跟进什么！"

"我很生气，因为它无法被调整。我经常感到皮肤深层不舒服。我无时无刻不在想着我的脊柱侧凸。"

- "我很生气，因为小时候做完手术出院后，没有得到任何医疗帮助！我无处可去。"

- "我很生气，我的父母 / 护理团队在我年轻时选择了'等等看'。虽然当时可能还没有施罗特疗法和普拉提，但我们本可以讨论其他的自我护理方案（如定期的结构整合等）。"

- "我很生气，因为我觉得自己就像一个实验品，一开始在几乎没有帮助、也没阻止病情恶化的情况下进行了两次融合手术，并且仍然有严重的脊柱侧凸。我很生气，因为我从来没有机会了解自己是谁，失去了童年和所有记忆。我生气，觉得没有人能理解我。我很生气，没有人告诉我这影响的不仅仅是我的脊柱。我生气自己被遗忘在手术名单之外，比告知的时间晚了 8 个月。我对疼痛感到生气。我为没有选择而生气。我生气的是，在别无选择的情况下，坚强竟被视为一种赞美。它给了我很多积极的东西，但也让我生了很多气。"

- "感觉很不公平，脊柱侧凸对我的日常生活影响如此之大，却没有人看到或理解。"

- "我为自己的自卑而生气。当我坐下来、俯身帮助顾客、系鞋带或捡起东西时，我总是小心翼翼，因为我知道那是最引人注目的时候。"

- "我为直到长大成人后才知道自己患有脊柱侧凸而生气。当我成年后开始去看医生时，医生告诉我可能会瘫痪、不能生育，这些不真实的信息让我很生气。"

- "最让我生气的是，许多不同的医学专家和健身教练告诉我，设定健身目标时，我永远不能或不应该突破自己的极限（安全的范围）。我比他们想象中更强壮，我知道我可以做到，但他们却警告我，告诉我不可以。"

- "我很生气，因为医疗服务提供者不了解或不善于选择治疗方案。另外，他们不告诉我手术对我余生的影响也让我很生气。融合术后身体僵硬，不能像我喜欢的那样跳舞，这让我很生气。另外，我不能像其他人一样做运动，必须找到修正方法，也让我很生气。"

"我生气的是，医生似乎并不支持活动能力训练或物理治疗之外的任何身体治疗。此外，当医生因为 X 线片没有显示任何变化而对疼痛加剧不屑一顾时，我也很生气。"

"当我仅仅试图表述我的生活伴随慢性疼痛，人们的反应让我觉得自己是个负担时，我很生气。当我想做一些我喜欢的事情，却因为融合术后背上的钉棒而无法再做时，我很生气。"

"我很生气，因为医疗系统让我失望。观察、等待加上支具是我被告知的唯一的治疗方法。"

"脊柱融合术后，我没有得到任何指导，不知道该寻求什么样的康复治疗，甚至不知道康复治疗是否有必要，这让我很生气。"

"令人生气的是，我和许多像我一样的人基本上都被忽略了。"

"医护人员几乎没有任何见解，这让我很生气。我不得不自己去了解我的情况，并辗转了几位物理治疗师，直到找到一位对我的特殊侧凸曲线很了解的治疗师。"

"持续的慢性疼痛让我生气。我知道自己做一些事情，哪怕是最微小的动作，比如耸耸肩、扭扭腰，疼痛都会持续好几天。无法掌控自己的身体让我感到生气。事实上，这是一种无形的诊断（除非非常明显，否则只有受过训练的眼睛才能看到），很难让别人体会自己的感觉。"

"我很生气，没有人告诉过我这是高度遗传的，我会把这遗传给我的女儿。"

"我在 12 岁时被确诊，当时我由父母照顾。我们咨询了多位医疗专家，他们都建议进行手术。我的父母不想让我接受手术。我不知道为什么，但他们也没有尝试其他方法——没有尝试过佩戴支具、没有进行过物理治疗、没有锻炼。相反，不让我做任何可能导致我疼痛或不适的运动，这也意味着我不能参加任何体育活动。在学校的体育课上，我甚至有一个永久性的医疗借口。我承认我的父母当时可能没有得到足够的帮助和信息，不知道该怎么做，但他们在我的脊柱侧凸的发展过程中没有对我进行管理，这仍然让我感到生气。直到我 29 岁时，我才有意识地为自己的健康做些事情——这要感谢我遇到的一个人，他激励了我，并告诉我这是可能的。现在，我能够做一些我从未想过的事情，我很感激他。然而，有时我尝试新的活动或把自己逼得太紧，身体就会失去平衡。当这种情况发生时，疼痛又开始悄悄袭来，我就会感到生气、沮丧和无能为力。这是一段需要耐心的漫长旅程，我为自己没有早点开始这段旅程而感到生气和难过。想到还有一些患有脊柱侧凸的年轻人和我的父母一样，由于缺乏信息、资金、帮助或机会等原因而不能很好地控制病情，我也很生气。"

"我 4 岁的女儿每天都要戴支具，我很生气。"

真是满满都是怨念。光是重读这些评论，我就觉得心跳加速。我希望你能在一些评论中看到自己的影子，并觉得自己得到了共情。

生气不是一种坏情绪。它帮助我们说出真相，让我们敢于抱有希望。正如 Chip Dodd 在《内心的声音》一书中所说："真正的生气是一种关怀的感觉，它告诉我们有些事情很重要 [480]。"通过生气，我们被人了解，我们的身份被人看到——这很重要。

你在很多关于脊柱侧凸的评论中看到这一点了吗？他们为自己没有被某个人看到而感到生气——无论是医疗机构、父母还是健身行业中的人。我的生气告诉我，我可以说出自己的需求，可以被爱，可以被看见。我的生气告诉我，我是有价值的。你也是值得的——值得被关心，值得被听到，值得被征求意见，值得征求多方意见，值得被爱，值得被倾听，值得为之奋斗。你们是值得的。

生气的表现形式多种多样。生气的被动损害是抑郁和沮丧。攻击性损害是骄傲、评判和怨恨。你是如何陷入这些行为和情绪的？当你体验到这些感觉时，你的脑子里在想什么？

生气会告诉我什么时候需要提出要求。我发现自己陷入了同样的旧思维模式，即不告诉别人我的感受和需要。我年轻的时候就是这样，但没人管我，也没人听我说，所以现在我想，有什么用呢？我变得被动，陷入抑郁和沮丧，我猜你们很多人也是这样，因为我见过这种情况。我必须体验生气，说出生气的本质，看看我是如何削弱生气的，提醒自己我有资格说出我的需求和愿望，深呼吸，鼓起勇气关心自己，然后迈出下一步。

我要再说一遍，因为它值得被重复（重复、重复、再重复）：你有资格说出你的需求和愿望。你值得被看见。你是值得的。

恐惧感

我有一位脊柱侧凸客户，我称她为 Angela，她在十几岁时做过两次骶椎和腰椎融合手术来矫正先天性脊柱侧凸。她在 30 多岁时做了第 3 次融合手术，当她从手术中醒来时，融合椎体上方的游离椎体已经向一侧移位，造成了相当严重的椎体分离。那块椎骨还向侧面倾斜 45°。外科医生声称他完成手术时并非如此。Angela 最终选择不提起诉讼，因为她不知道自己能否胜诉，这将耗费大量精力，而且也无法修复她的背部。

但最后一次手术开启了她接下来几年的地狱生活。Angela 的背部和腿部神经持续疼痛。由于睡眠不足，她的眼睛总是布满血丝，她害怕再次接受融合手术，因为手术几乎会延伸到整个背部。她来找我的时候已经 40 多岁了，两个女儿正在上高中，她不想再做手术了。Angela 不想在一年的康复期里一直靠镇痛药度日，也不想错过女儿们在家里生活的最后几年。

Angela 在全国各地看遍了她认识的所有专业人士，从施罗特治疗师、整脊治疗师到私人教练。她以为自己已经失去了希望，于是在镇上找到了一位外科医生，并安排了几个月后的手术。她的一位朋友是我 10 多年前培训过的普拉提教练，碰巧告诉她在手术前可以来找我上一堂课。

在第一节课上，Angela 谈了至少 25 分钟关于她所有的手术，以及那些声称可以让她摆脱痛苦却让她承受更多痛苦的专业人士。所有这些在她的档案里都已经写了，我知道她是在拖延时间，不想和我一起上课。最后，我终于让 Angela 躺在普拉提训练器上，并开始活动起来。我们开始第一个练习，大约 30 秒钟后，我看着她的脸，发现她的眼泪夺眶而出。我平静地问她：“你感觉到了什么？”Angela 深吸一口气，平复全身的轻微颤抖，大约 1 分钟后才回答说：“我感到恐惧。”

这是我第一次遇到客户告诉我她感到恐惧，并在课程开始的一瞬间通过颤抖直观地向我展示恐惧，但这并不是最后一次。

此后不久，我与一位 20 多岁的女性合作，她 10 多岁时在中国做了手术。她的医生告诉她，她的右臂永远都不能动，但她非常痛苦，不明白为什么。看了她的 X 线片后，我觉得她的手臂没有理由不能动，于是就告诉了她。我告诉她，我将让她开始进行非常微小的活动练习（我指的是在不负重的情况下在很小的范围内活动手臂）。她的脸上露出极度恐惧的表情，整个身体紧紧地绷着。我问她：“你有什么感觉？”她说：“我好害怕。”

在那之后不到 2 周，我给一位患有脊柱侧凸的女士上了第一节课。在我尝试教她第一个练习之前，她就像石像一样站着，并说道：“我必须承认，我非常紧张和害怕。”她的身体无法自由活动，直到我把她抱起来。我带她做了一些呼吸练习，然后我们讨论了她紧张的原因。

我知道，我不能直接教人们关于脊柱侧凸的训练。我必须先解决他们的恐惧，因为这些恐惧已经占据了他们的身体。

你对于脊柱侧凸的恐惧是什么？把它们写在你的日记里。让它们掉落出来吧，因为我猜你的恐惧比你想象中的还要多。

我曾在社交媒体上询问人们对于脊柱侧凸的恐惧是什么，以下是一些回答。

“哦，天哪，我有太多恐惧了！如果我运动的方式加重了我的脊柱侧凸或增加了我的曲度怎么办？如果别人注意到了怎么办？如果我最终需要手术怎么办？"

"我非常害怕自己受伤。我害怕摔倒，因为我总觉得身体不平衡，我还害怕别人觉得我穿衣服（尤其是裤子）的样子看起来很奇怪。"

"我害怕怀孕，害怕随着年龄的增长，侧凸曲线也一起发展，我害怕运动时受伤。"

"我害怕我没有正确地拉伸和训练来改善疼痛、提高生活质量并防止病情恶化。我已经放弃了一些活动，我害怕失去更多我喜爱的活动。我害怕受伤后无法进行拉伸，因为运动是我的良医。"

"我 11 岁的女儿刚被诊断出脊柱侧凸，她很紧张，不知道这对她的未来意味着什么。我读到的很多东西都让我有理由感到担忧。"

"我害怕疼痛，害怕身体变得虚弱。"

"我害怕自己被脊柱侧凸定义，害怕它阻碍我，害怕自己需要依靠拐杖，害怕拐杖成为我的借口。"

"我害怕我无法享受晚年生活，害怕变得行动不便。"

"我害怕我永远无法摆脱这种每天都伴随着我的侵扰性疼痛。"

哦，我有很多脊柱侧凸的恐惧！如果随着年龄增长，情况变得更糟怎么办？如果我的孩子患上脊柱侧凸怎么办？如果我不能再用运动来控制脊柱侧凸怎么办？年轻时的担忧更多，现在有时还是会担心——如果别人觉得我很奇怪怎么办？这件衬衫或衣服会显露出脊柱侧凸吗？"

"总的来说，我很感激在伴随着脊柱侧凸的成长和生活中所拥有的身体意识（从 13 岁开始练瑜伽和普拉提），但当我在运动练习中落后时，我就会变得害怕。我的身体会受到各种负面影响，当疼痛和不适悄悄来袭时，我就会害怕自己的身体受到进一步的伤害，随着年龄的增长，我的骨骼将更难复原。此外，露背连衣裙也很可怕！"

"我害怕未知。"

"我害怕如果我不继续练习普拉提，我的余生会很痛苦。"

- "我害怕当我年纪大了，不能再像以前那样运动时，我会更加疼痛或活动严重受限。"

- "我害怕衰老！"

- "我正在积极锻炼背部肌肉，也在做施罗特运动，但我害怕肌肉失衡，会造成永久性疼痛和肌肉紧张。我现在正为此苦苦挣扎，要消除肌肉紧张相当困难，尤其是当你的运动量已经超过平均水平时。"

- "当我坐得太久，对自己的身体状况做出负面判断时，我感到恐惧。我的脊柱已经完全融合了，但肋骨仍然隆起。我经常感受到社会对美的标准所带来的压力，当我被这一标准误导时，我的感觉最糟糕。"

- "我害怕我不能再做我想做的事。"

- "我的脊柱已经融合了，我害怕自己永远不会好转。已经快 4 年了，疼痛和受到的限制让我难以忍受。我努力保持着乐观和希望。"

- "我感觉自己就像一颗定时炸弹，我不知道情况会恶化到什么程度，什么时候会恶化。我真正害怕的是它会夺走我的部分生活和生命。我害怕无法做自己想做的事情，害怕因为疼痛而错过机会，也害怕随着年龄的增长，它将对我的身体产生未知的影响。"

- "我害怕会遗传给我的孩子。"

- "我的脊柱已经动过手术，但由于背部有钛金属，我害怕过山车和游乐场里的所有娱乐项目。此外，我还害怕怀孕。我害怕怀孕会影响我的背部，尤其是分娩时。不要误解我的意思，我很感谢我的手术，因为它给了我更多的生命。"

- "我害怕因为脊柱侧凸，无法做好母亲的角色。我担心新的疼痛与我的脊柱侧凸有某种联系，而我经过两次融合的脊柱已经没有手术的余地了。我会将每一次身体的疼痛，即便是消化不良、神经刺痛、肌肉痉挛、健忘或是抑郁，与脊柱侧凸的病症联系起来——经过两次融合的脆弱脊柱让我神经高度敏感。即便这些病症显然和脊柱侧凸无关，我都认为我身体上任何疾病都和它有关。我害怕我的未来。"

ィ "我害怕随着年龄的增长，情况会越来越糟。我不想与脊柱侧凸斗争
到死。"

当我重新打出这些评论时，我都能感觉到自己前胸贴后背。恐惧的生理表现是如此真实。

你能在列表里看到自己的恐惧吗？正如生气不是一种坏情绪一样，恐惧也不是。恐惧的目的是帮助我们去实践和做好准备。

有多少勇于在社交媒体上分享自己恐惧的人知道如何照护自己的身体？大多数人都不知道。他们感到恐惧是因为毫无准备，没有照护自己的计划。他们之所以感到恐惧，是因为他们的疼痛，或是计划承受的疼痛，或是他们预期中的身体会垮掉，但他们中的大多数人却没有计划来对抗这些恐惧的发生。他们不知道如何制订计划来防止恐惧的发生。与一位知识渊博的运动专业人士一起制订运动计划，将能够极大地帮助你克服恐惧。

焦虑和不知所措是恐惧的被动障碍。大约 20 年前，我曾患过恐慌症，甚至因此住过院。我完全理解焦虑。我现在明白，恐惧是我与之斗争的一种主要情绪（第六型人格！）。不同的是，现在我可以直呼其名"恐惧"并在它表现为焦虑、占据我的身体之前，立即适当地处理它。

还记得我说过 Angela 的身体在颤抖，那位年轻的中国女孩的身体紧绷着，而那位新的脊柱侧凸客户的身体就像石像一样动弹不得吗？那是恐惧以被动损害的形式在身体上的具体表现。

在我第一次恐慌症发作时，我被发现躺在芭蕾舞工作室的地板上，全身发抖，像胎儿一般，说不出话来。恐惧绝对可以接管和控制人体。

如果你回头看看人们的恐惧清单，你会发现，人们之所以恐惧，是因为他们缺乏控制力，也就是说，他们的恐惧受到了攻击性损害。我目睹了许多客户，他们知道应该为自己的身体做些正确的事情，但他们却把一切都做得过火了。他们每天都在训练，试图控制局面，如果有一天不能训练或出现哪怕一丁点的疼痛，他们就会生气。他们的恐惧表现形式不同，但他们仍然在经历恐惧。

恐惧的好处之一就是希望。当你把希望和风险联系在一起时，你就得到了信念——这是对一个人或一件事的信心或信任。信心和智慧才是恐惧的真正益处。为了举一个现实生活中的例子，我要讲完 Angela 的故事。

当 Angela 告诉我她感到恐惧时，我平静地回答道："只要你不感到身体上的疼痛，我不介意你继续哭泣和感到恐惧。你已经承受了很长时间的痛苦，我现在还不指望你信任我。这需要时间，我必须赢得你的信任。我不保证能治好你，但我对脊柱侧凸和人体非常了解，我有顽强的意志去帮助脊柱侧凸客户。我很乐意帮助你解决这个问题。我很荣幸能和你一起走过这段旅程，但你必须承担风险，希望我能帮助你。那天，她流下的泪水多到可以洗净我工作室的地板，但我们上完第一节课后，没有出现额外的神经疼痛。

在接下来几周的私人课程中〔其中一次她把丈夫也带来了，让他坐在距离训练器械两英尺（约 60 cm）远的地方观看，以确保我的动作不会伤害到她〕，我们面临着两难的境地。她已经没有刚开始时那么痛了，我们也开始消除她肌肉和神经上的疼痛，但她还有几周就要接受手术了。

我发现那些患有脊柱侧凸的人，无论他们在人生道路上走到哪一步，都始终对手术心存恐惧。他们害怕做手术，害怕医生在手术台上会对他们做什么（包括他们是否会醒来并在手术中存活下来——因此他们恐惧的根源往往是死亡），并担心手术后他们的生活不会有所改善。这种巨大的恐惧给他们带来了沉重的负担，严重影响了他们的情绪和身体健康。

在我们上课期间的几次深入交谈中，我说服她推迟手术日期，看看我们能取得什么成果。手术日期一推再推，直到她最终取消了手术。这已经是 3 年前的事情了。

她会不会有一天要动手术？我不知道，但我知道那一天不是今天。她还有跛行吗？是的，但她的神经痛减轻了很多。现在她家里有一些普拉提设备，还在我的工作室上集体课。她晚上睡得很香，她的笑容照亮了整个房间，她能用自己的身体做一些我从未想象过的事情。

最近，当我在工作室听到 Angela 的声音时，有人问她是否要再做一次手术，她说："不！我不会再做手术了！外科医生不能再给脊柱侧凸的人开刀了。你可以用其他方法来控制，手术不是答案。"哇，短短几年时间，她的精神面貌发生了多么大的变化啊。

出乎我意料的是，Angela 宣布她将在 Spiral Spine 普拉提工作室完成整个普拉提教师的培训课程，因为她想帮助人们避免她所经历的一切。听到这个消息，我几乎要哭了。Angela 体验到了恐惧的真正好处：希望。她冒着风险，希望能有更好的结果，这让她对运动和身体产生了信心和智慧。她将这一点提升到了一个全新的高度，并希望与他人分享这种信心和智慧。

羞耻感

羞耻感研究者、著名作家 Brené Brown 将羞耻感定义为："认为自己有缺陷，因此不值得被接纳和归属的一种强烈的痛苦感觉或体验[481]。"

Brown 这样解释内疚和羞耻之间的区别："内疚是我做了坏事，羞耻是我很糟糕[482]。"在与脊柱侧凸社区合作的这些年里，我总结出了一句话："脊柱侧凸令人觉得羞耻，父母对此充满负罪感。"

感到羞耻的是那些脊柱侧凸患者。因为患有脊柱侧凸，他们觉得自己有问题。而感到有罪的是父母。父母会觉得自己做错了什么，导致孩子脊柱侧凸，或许是因为没有及早发现，或许是选择了或没有选择某种治疗、支具或手术。

当一名儿童或青少年在父母的陪同下来到工作室上第一节课时，脊柱侧凸的羞耻感和父母的负罪感是如此明显。孩子因为自己的身体"不对"而不得不接受新的治疗，这让他们感到非常尴尬和羞愧，于是他们会变得沉默寡言。家长则会进入超级攻击模式，在整个课程中不断地说话并纠正孩子的动作，因为他们会为孩子患有脊柱侧凸和在此之前没有接受治疗而有负罪感。

我们的文化塑造了我们的羞耻感，并告诉我们，如果我们没有一根完美的脊柱，那么我们就是不合格的。同样的社会压力也让我们认为，我们必须拥有一口整齐的牙齿、一定的体重，脸上的皮肤也必须有一定的样子。小时候，我们不会有这些想法。我们的文化教导我们什么是正确的，如果我们不"正确"，我们就会感到羞耻。Brown 说："羞耻感与认知有关。羞耻是我们如何通过别人的眼睛来看待自己[483]。"

在脊柱侧凸的世界里，羞耻是一种极为普遍的感觉，但根据我的经验，这种感觉很少被称为羞耻，也很少被当作需要解决的问题来讨论。Brown 指出，她在感到羞耻时会出现一些身体症状，如"口干、时间变慢、视线模糊、脸部发热、心跳加速。我知道，在脑海中反复播放痛苦的慢镜头是一个警告信号[484]。"大多数患有脊柱侧凸的人都会压抑并抑制这种情绪所表现出的身体症状。

虽然每个人都会感到羞耻，但不同文化背景的人对脊柱侧凸的羞耻程度不同。几年前，我应邀在韩国讲授一个脊柱侧凸研讨会。在研讨会的前一天晚上，带我来的人请我和我的丈夫吃了一顿丰盛的韩国晚餐。席间，我问主持人有多少脊柱侧凸患者参加研讨会。他告诉我，他找不到任何患有脊柱侧凸的人。我立刻感到生气和恐惧。我绕了大半个地球，就是为了和脊柱侧凸客户一起工作，而在这个规模庞大的研讨会中，居然没有一个脊柱侧凸患者。

我在举办研讨会时采用的是非常注重实践的教学方式，所以那天晚上我和丈夫花了几个小时整理了一个巨大的幻灯片。我很害怕，因为我从来没有用这种方式讲过课。

尽管主持人告诉我研讨会上不会有脊柱侧凸患者，但我还是问他们是否有人患有脊柱侧凸，能否配合我演示如何分析脊柱侧凸。尴尬的两分钟后，一位勇敢的年轻韩国女性在教室后面举起了手。果然，她患有脊柱侧凸。

午餐结束时，又发现 5 个人患有脊柱侧凸。第一天结束时，有一排与会者想私下与我交谈，告诉我他们患有脊柱侧凸，并请我为他们进行分析。第二天早上，我在工作室里收到了一大堆礼物，都是脊柱侧凸与会者们送给我的，感谢我的到来。

令人惊讶的是，第二天结束时，我得知有大约 20 位脊柱侧凸患者参加了研讨会。我感到非常震惊，完全不知道韩国文化中根深蒂固的羞耻感有这么强。他们的文化羞耻感让他们噤若寒蝉。

他们希望为家庭争光，成为对社会有用的人。他们希望自己光荣完美，能够结婚生子。他们不想成为社会的负担。这与美国人的想法大相径庭，因此我不得不考虑他们所承受的沉重羞耻感，并调整与他们合作的方式。

我花了很多时间倾听每个人的心声，给他们拥抱，擦干湿润的眼睛。研讨会结束时，我为每个人祈祷，他们甚至录下了我祈祷的过程，很多人还把它发到了社交媒体上。这可能是第一次有人承认他们的羞耻感，并帮助他们克服它。那次研讨会让我学到了很多。

仅仅 4 个月后，我就去了哥斯达黎加，在一个美丽、宁静的冲浪小镇教授脊柱侧凸课程。所有参加者都对展示自己的脊柱侧凸持完全开放的态度，并在课堂上穿着比基尼和冲浪短裤，让每个人都能看到他们的脊柱侧凸。虽然他们愿意袒露自己的一切，但他们也感到羞耻，这一点从他们在讲述自己的脊柱侧凸的故事时轻易流出的眼泪就能看出。尽管文化可能不同，但世界各地的人们都经历过脊柱侧凸带来的羞耻感。

当我们为自己的脊柱感到羞耻时，我们就会与其他人断绝关系，因为我们觉得自己不够好，害怕别人会因为我们的脊柱而不爱我们。一旦我们鼓起勇气走出孤独，向一个安全的人讲述我们的故事，我们的羞耻感就会消失。我们意识到自己并不孤独，并且能够通过与其他人在一起谈论自己的故事和心声来克服羞耻感。

羞耻感的秘密在于，只有当你觉得只有你一个人患有脊柱侧凸时，它才会笼罩着你。当你意识到身边有很多人也有脊柱侧凸，而且他们都活得很精彩时，羞耻感就会消失。这也是我开设 Spiral Spine 普拉提工作室的原因之一。脊柱侧凸客户需要在一个健康的环境中与其他患有同样疾病的人一起生活，这样羞耻感就会消失。

研究显示，与社会关系较弱的人相比，社会关系较强的人存活的可能性增加了 50%。研究还指出，社会关系对死亡风险的影响与吸烟和饮酒等公认的死亡风险因素相当，而且超过了缺乏运动和肥胖等其他风险因素的影响 [485]。

脊柱侧凸的羞耻感会让人陷入孤独，这可能比吸烟、酗酒、肥胖和不锻炼对健康更不利。你需要与理解自己的人建立社交关系。努力克服脊柱侧凸的羞耻感，并在社交关系中感到安全，这对你的生活可能比你意识到的还要重要。

Brené Brown 说："羞耻感需要三样东西才能在我们的生活中失控，即秘密、沉默和评判。当羞耻感发生时，我们把它锁起来，它就会发酵、生长。它会吞噬我们。我们需要分享我们的经历。羞耻感发生在人与人之间，也会在人与人之间愈合。如果我们能找到一个倾听我们故事的人，我们就需要把它说出来。当羞耻被说出来时，它就失去了力量 [486]。"

羞耻感告诉我们，我们需要接受上帝创造我们的方式。羞耻感的被动损害是无耻和自卑，而主动损害则是生气（指责）、自我否定和骄傲。

我很容易陷入指责的游戏中，批评别人，而事实上，这个问题是我自己要解决的，这个问题引发了我的羞耻感。现在，我更能看到这一点，并在它发生时抓住它，将其扼杀在摇篮里。

你对什么感到羞耻？是什么让你觉得自己不对——觉得自己有问题，或者觉得自己不好？在这个过程中，第一步就是要能够识别它，并承认它的存在（顺便说一句，我曾有很长一段时间完全否认自己感到羞耻）。无论我们是否愿意承认，我们都体验过羞耻感。

你对自己的看法

有一种叫作身体错误映射的病症，客户会对自己身体上的缺陷耿耿于怀。患有这种病症的人会发现自己的身体有各种各样的缺点，并陷在其中。这种对自己身体的错误认识是一种焦虑症，具有强迫症的特征。其症状包括试图用衣服来掩盖自己的缺陷、通过整容手术来修复缺陷、回避社交场合、坚信自己的外貌有缺陷、让自己显得畸形，以及认为别人对自己的外貌持负面看法[487]。

听起来耳熟吗？脊柱侧凸客户们，你们好。你会注意到一切——肩膀高出一截，背部的一根肋骨突出更多，臀部向一侧突出更多，等等。对，这些都不是编出来的，但你们必须扪心自问："我的想法是否夸大了我所纠结的事情？"

我无法告诉你，有多少人在第一次上脊柱侧凸课时告诉我，他们的脊柱侧凸是如此可怕和扭曲。毫无疑问，他们的脊柱侧凸几乎都很轻微。如果我几乎都看不出来，那么社会大众肯定也看不出来。

有时，人们会通过穿宽松或过大的衣服来掩饰脊柱侧凸。我甚至读过一本关于脊柱侧凸的书，里面有关于如何遮盖脊柱侧凸的服装建议。读到这本书时，我的心在生气地跳动。这无异于给羞耻感和身体畸形问题"火上浇油"。

如果你患有脊柱侧凸，我们的社会就会告诉你，你有畸形，你出了问题。我最近看到一篇新闻报道，宣布一家专门治疗脊柱侧凸的医疗中心盛大开业。这家诊所的名字很像"脊柱畸形中心"。当我读到这个名字时，我张大了嘴巴。我真的不敢相信，那些医生竟然对很多脊柱侧凸客户所面对并为之抗争的身体畸形问题一无所知。

几年前，我偶然看到了一些由 Dove 公司制作的视频。该公司请来了一位法医素描画师，让他根据女性对自己的描述画出素描，然后再根据其他人对这些女性的描述画出素描。

画师无法看到他正在素描的女人的脸，只是让她描述自己，并根据她的描述画了一幅画。然后，另一个人进来了，他只见过刚才那个女人一小会儿，他向画师描述了她。结果令人震惊。

女性描述自己的方式让她们看起来比实际年龄老得多、悲伤得多、丑得多。而别人对她们的描述实际上更符合她们的真实面貌，更美丽、更有活力。

当这些女性看到旁边的素描时，大多数人都开始热泪盈眶，因为她们看到了自己对自己的批评。这次经历改变了她们对自己的看法。她们也看到了别人眼中的自己是多么美丽。我强烈建议大家上网搜索"Dove 素描（Dove Sketches）"并观看这些视频。

许多脊柱侧凸患者的自我认知存在偏差，导致他们在约会和结婚时犹豫不决。我收到了一封来自一位患有脊柱侧凸的 30 岁女性的电子邮件："我最大的问题在我的脑袋里。患有脊柱侧凸，又要与男性见面或约会并非易事。我必须承认，我觉得自己没有吸引力。您有这个问题吗？如果有，您是如何应对的？"

很多人告诉我，他们因为患有脊柱侧凸而不好意思约会。我甚至还与一些人交谈过，他们将自己没有找到配偶的原因归咎于脊柱侧凸。我想和大家分享几个关于脊柱侧凸的约会故事。

有一天，我向丈夫展示了一些最近为健身刊物拍摄的照片，我和一位脊柱侧凸客户的照片被刊登在该刊物上。照片里有一些我客户背部的照片。当他看到这些照片时，他说："我忘了你是和那些脊柱看起来像字母S 的客户一起工作。"

我完全不解，回答道："宝贝，你知道我的背也是这样的。"

我丈夫说："我想我知道，但我就是忘了。"

这就是与我亲密接触了近二十年，并与我同床共枕的男人。我的职业是帮助脊柱侧凸客户，而他却忘了他们和我的背都是弯曲的。天哪，他比世上任何人都更了解我的身体！

我不得不对我丈夫微笑，因为我的脊柱侧凸并没有被他看到。他并没有说他忘记了我的脊柱侧凸是因为他觉得我很可怜，想让我好受些。他真的没有想过这个问题，因为这个问题对他来说真的不重要，他真的没有注意到这个问题。

现在，我说这些并不是为了说我丈夫很了不起（他的确如此）。我这么说是因为，一个值得你和他在一起的人并不会在乎，他们也注意不到这一点。真的。

我的一位脊柱侧凸客户可能有 30°~40° 的曲度，她和一个她非常喜欢的男生约会了几个月。她一直拖延着，害怕告诉男生自己患有脊柱侧凸，直到有一天，她再也瞒不住了。她开始在男友面前冒冷汗，男友问她是否还好。她的恐惧感让她荒谬地脱口而出："我患有脊柱侧凸！"他突然大笑起来，她也尴尬地开始笑，试图掩饰自己的情绪失控。他说："我不在乎！"就这样，他们关于脊柱侧凸的谈话结束了，但他们的关系并没有结束。一年后，他们结婚了。

我的大多数脊柱侧凸客户，无论是否做过融合手术，年龄都在 20 岁以上，他们都在认真地谈恋爱、订婚或结婚。他们的伴侣不会因为他们有脊柱侧凸而怜悯他们，他们就是单纯地相爱！

在我大儿子 5 岁的时候，我正穿着一件漂亮的连衣裙走下楼梯，准备和丈夫去约会。我的小儿子说："下来，妈妈。"我跪下与他平视，他用手捧起我的脸，亲吻我的额头，说："你看起来像个美丽的公主。"

我真想把那一刻永远珍藏起来。没有什么比一个孩子亲吻你的额头，告诉你你看起来像个美丽的公主更美好的了。孩子根本不知道我患有脊柱侧凸，即使他知道那是什么，他也不会在意。这对他来说真的无关紧要，他仍然会认为我是一位美丽的公主。

多年以后，我的小儿子（当时大概 7 岁）注意到我穿了一条有趣的"肌肉裤"去工作室（这是一条氨纶裤子，可以显示腿部所有肌肉的位置）。那天是万圣节，他说："妈妈，你今天是在扮演脊柱侧凸患者吗？"

　　起初，我感到非常羞耻，以为他说了脊柱侧凸这个词，就把我看成了一个不合格的人。他看到我脸上奇怪的表情，马上说："妈妈，你知道吗？你腿上的肌肉向人们展示了你有多么强壮。你和脊柱侧凸患者们一起工作，这就意味着他们都非常强壮。"

　　他不知道脊柱侧凸这个词是什么意思，但他在家里经常听到这个词。因为我处理脊柱侧凸的方式和我所做的工作，他认为脊柱侧凸是件好事。我不知道自己是该哭还是该笑，我亲了亲他的脸说："是的，这正是我今天穿肌肉裤的原因——因为我在假装自己有脊柱侧凸。"尽管我之前多次告诉他我有脊柱侧凸，但他看到我的表现和其他妈妈没什么两样，也就没把我的脊柱侧凸放在心上。

　　我的两个儿子和我的丈夫都不觉得我有什么问题。他们看不出我的身体有任何异样，尽管我确定患有脊柱侧凸。

　　你比自己想象得更美，其他人也能看到你真正的美。承认你的情绪，因为它们是真实的。感受这些情绪，并努力克服它们，因为你也是值得的。

语言的力量

> "真正困住我们的是我们自己，是我们自己脑海中的想法。"
>
> ——Kay Arthur，摘自《主啊，治愈我的伤痛》
>
> （*Lord, Heal My Hurts*）[488]

　　你认为自己是什么样，你就是什么样。它始于心灵，也终于心灵。虽然你可能患有脊柱侧凸，但你并没有畸形或残疾。你身体的左右两侧可能看起来不完全一样，但你并没有畸形。你可能偶尔会有些疼痛，但你没有残疾。

我患有脊柱侧凸，但我没有畸形，也没有残疾。拥有和我完全相同的曲线模式和侧凸程度的人可能会认为自己是畸形的和残疾的。相信我，我曾与这些人进行过丰富多彩的对话。如果我们的身体完全一样，那么有什么不同呢？为什么我没有畸形或残疾，而他们却认为自己有呢？

许多脊柱侧凸客户认为自己是受害者。他们下意识地认为自己的脊柱侧凸是别人造成的，比如父母、医生，或者是上帝。他们因而给自己打上"受害者"的标签。

我曾读过一本很有深度的书——《身体记分》，我之前提到过这本书。作者 Bessell van der Kolk 博士是一位经验丰富的心理学家，曾与遭受创伤的人合作。他明智地指出："诊断标签很可能会伴随人们的一生，并对他们如何看待自己产生深远的影响。我遇到过无数的患者，他们告诉我他们'是'双相情感障碍或边缘型人格，或者他们'患有'创伤后应激障碍，就好像他们被宣判要在地狱中度过余生一样 [489]。"

脊柱侧凸是否决定了你的身份？你是否因为自己的诊断结果而将自己关进了地下牢房？我花了很多年才挣脱情感枷锁，逃离我所处的黑暗深渊。我曾一度觉得自己是受害者。现在，我已经挣脱了枷锁，脊柱侧凸不再能决定我是谁。

我对医学界使用伤害性词语感到悲哀。一篇由医生撰写的题目为《伤害的词语，治愈的词语》（*Words That Harm, Words That Heal*）的论文直面这一话题。作者指出，令人恐惧的隐喻、被误解的行话和技术性语言会消散希望，加重症状，甚至可能对治疗产生不利影响 [490]。作者还进一步指出，医生会将焦虑作为一种手段，以提高客户的依从性或改变客户的行为。有时，医生会说一些复杂的医学术语，这会产生负面影响，因为客户根本不理解医生说的话，并会做出错误的解读。

我想让你们回想一下与医生互动的时光，这些医生本应照顾你们的脊柱侧凸。我相信，我们最初对脊柱侧凸的许多情绪化的想法都源于那时。你的医生对你说了哪些话？它们吓到你了吗？将你的经历和对话记录在日记中，这样你就可以探索自己内心深处的想法。

如果医学界有人说你是畸形的或残疾的，我会告诉你他们错了。你没有畸形，你不是残疾人。你很漂亮。你是值得的。

情感梦之队

我不希望你独自走过这段旅程。在接下来的几个月里，我希望你努力寻找你的脊柱侧凸情感梦之队，让他们和你一起走过这段旅程。你正在扩大你在第五章中开始建立的梦之队。

找一位你可以信赖的睿智的治疗师。如果你不知道从哪里开始，可以问问朋友，或者去你喜欢的教堂，看看那里是否有受过培训的治疗师。知识渊博的治疗师能够帮助你在人生旅途中处理各种问题。多年来，我一直在受两位值得信赖的治疗师的帮助。此外，我的大多数脊柱侧凸客户也会时不时地去向治疗师寻求帮助。

找到一群你可以信赖并一起行动的朋友。Bessell van der Kolk 在《身体记分》一书中，一次又一次地讲述了谈话疗法本身无法为人们的生活带来突破的故事。通过数十年的工作，他发现人们必须明智地活动身体，才能治愈创伤，因为身体会记住创伤。你不能把身体和思想分开，因为身体会记分。在读这本书的时候，我忍不住想起了我所有的脊柱侧凸客户。

正如我所说的，我的大多数客户的社交网络就是我的普拉提工作室。我的员工、客户和我都是人们在私人课程、集体课程和研讨会中的社交网络。你不必参加治疗会议或支持小组，就可以拥有一个值得信赖的社交网络。

Van der Kolk 指出："一旦你开始以好奇心而非恐惧心理来对待自己的身体，一切都会发生转变[491]。"我在我的客户身上一次又一次地看到了这种情况。当我和我的客户从"我们必须修复脊柱侧凸，否则就得动手术"的心态转变为"想要学习身体如何运动、如何以更少的努力帮助它更有效地运动，以及学习它是如何工作"的心态时，身体就开始发生变化。

　　尝试你附近不同的普拉提或瑜伽工作室。试着上舞蹈课或其他类型的集体训练课，也许你可以在课程结束时交个朋友。也许你认识的邻居会成为你在附近经常一起散步的朋友。建立社交网络的方法有很多，但你必须鼓起勇气去尝试。

　　Van der Kolk 接着说："人们可以学会控制和改变自己的行为，但前提是他们必须有足够的安全感来尝试新的解决方案[492]。"在你尝试不同的工作室、课程和运动伙伴时，我希望你问问自己是否感到安全。这将是你在运动过程中要问自己的一个非常重要的问题。

　　Van der Kolk 讲述了他的一位患者最终在治疗中取得突破的故事。她说："我做了两个选择，这两个选择被证明是天赐良机……（我更换了治疗师），我参加了普拉提课程……通过普拉提，我找到了一个更强大的身体核心，以及一个愿意给予接纳和社会支持的女性社区，这在我的生活中一直很遥远。"[493] 找到一个可以一起训练的社交网络，对你来说可能有更多的治疗作用。

　　如果你在当地找不到可以信赖和放心的人，那么你可以尝试在 www.Spiral Spine.com 上与我的员工一起上虚拟课。我们看到许多在世界各地的人无法在自己的城市找到一个良好的社交网络。

　　我经常去看一位住在沙特阿拉伯的十几岁的女孩，为她做训练，同时了解她的情绪。我还经常去看一位住在艾奥瓦州的女士，那里离最近的小镇也要一个多小时的车程。我们每周都会健身和聊天，我很荣幸能成为她的脊柱侧凸梦之队中的一员。

　　最后，把你的日记本放在身边，每天写写画画，写出你的内心世界，开始感受。你必须克服所有这些感受，不过，你值得这么做，所以开始感受吧，把这些感受写在纸上。

第十六章

展翅飞翔

在几年前的一次心理治疗中，我谈到了我生命中一个永远无法完全解决的特殊问题，我问心理医生我应该怎么做。心理医生说："你要像一棵强大的橡树一样坚韧不拔。"

治疗结束后，我思考了很长时间。我查阅了橡树的特点，参考了《圣经》中所有关于橡树的解读，并在网上搜索了更多关于这个隐喻的深层含义。然后我看到了一首让我无比感动的诗——我发现了成为"强大的橡树"的含义。我想和大家分享这首诗。

橡树

Johnny Ray Ryder Jr.

强风日夜刮来

它刮走了橡树的叶子

折断了它的树枝，拉扯着它的树皮

直到橡树筋疲力尽

但橡树仍然站立挺拔

其他的树木都倒下了

疲倦的风放弃了

风说：

橡树，你怎么还能站着？

橡树说：

你能把我的每一根树枝折成两半

把每一片叶子带走

摇动我的四肢，使我摇摆

但是我的根深深地扎在土地里

越来越强壮

你永远也碰不到它们

因为它们是我身体最深处的一部分

直到今天，我都不确定我到底能承受多少

感谢你让我知道了

我比自己想象的更坚强 [494]

你也是一棵强大的橡树，所有患有脊柱侧凸的人都是。我们都承受了非常多的磨砺。

你觉得自己正如橡树一样，树枝被折断了，叶子都被剥光了，你正危险地摇晃着，几乎要倒下。让我帮你站稳足跟，把根深深地扎进泥土里，获得你迫切需要的力量。你能做到的，我知道你一定可以的。

每个人的旅程都是不同的

你的旅程看起来与朋友或其他家庭的旅程都不一样，这没关系。前方的路是独一无二的，所以充分投入这次冒险吧。你不确定哪里才是自己旅程的终点，这没关系。当你不知道之后该做什么的时候，迈出接下来最好的一步，这就是你在旅途中继续前行的方式。

当外面天黑的时候，你看不到路的尽头，但如果你有手电筒，灯光可以清楚地照亮你前方的下一步。只要继续专注前方的下一步就行。

对你来说，未来最好的下一步是什么？是时候去探索它了。这可能会让你觉得害怕，但值得你这么去做。

庆祝你的胜利

如果慢性疼痛在生活中伴随了你多年，在迈出了最好的下一步后，连续几天没有疼痛，那真应该庆祝一下。如果在接下来的 X 线检查中，你脊柱的曲度已经稳定，没有加重，那就庆祝吧。如果你这么多年来第一次连续 5 天关心自己的身体，那就庆祝吧。我不管你的胜利看起来有多大或者多小，它都值得庆祝。

打开音乐几分钟，开个舞会。让自己享受一次按摩。花一个小时做一道非常美味的甜点，然后坐下来使用精美的餐具享用它。（你能告诉我自己是怎么庆祝的吗？）

请与我以及 Spiral Spine 普拉提工作室的其他工作人员分享你的胜利。我们很乐意收到你的消息，并为你和你的胜利庆祝！

记住，你并不孤单

世界上有成千上万的人患有脊柱侧凸，但是我们仍然觉得自己像孤儿。你需要告诉自己，你不是唯一一个这样生活的人。

无论你的胜利多么渺小，请与其他患有脊柱侧凸的人分享。那一丝希望可能是他们迈出第一步所需的动力。

通过帮助其他患有脊柱侧凸的人，我们可以使脊柱侧凸的世界变得更美好。我们都希望被看到，被爱，被确认我们是美丽和有价值的。

每天都照顾好你的身体

让具有修复作用的食物和运动滋养你的身体。允许治疗师将治愈的手放在你的身体上，为你按摩甚至给你拥抱。人与人之间的触摸是很有治疗作用的。

感知你的感受

无论他们承认与否，每个患有脊柱侧凸的人的情绪都是变幻莫测的。说出自己真实的感受。脊柱侧凸不能定义你，但它会塑造你。当你生气的时候，让你的眼泪流出来。当你感到孤独时，去脊柱侧凸群体寻求帮助。如果你还没有找到脊柱侧凸的群体，就来 Spiral Spine 普拉提工作室吧，我们会有空闲时间来倾听你的声音。

脊柱侧凸不能定义你，

但会塑造你。

最后，Reinhold Niebuhr 的《宁静的祈祷》是我最喜欢的针对脊柱侧凸群体的祈祷文之一。我希冀这段祈祷文经常在你的脑海中萦绕。

愿上帝赐予我平静，接受我无法改变的事情；

给我勇气去改变我能改变的；以及有分辨两者的能力[495]。

　　我为你有勇气读这本书而感到骄傲。你迈出了第一步。你想怎么庆祝？你不再是孤单一人，而是世界各地脊柱侧凸大家庭的一员。我现在就给你一个拥抱。请听我说，你比你所了解的自己更有价值，更美丽。我要为你路上的每一步欢呼。

　　爱你的，

　　Erin

参考文献 *

1. Choudhry, M. N., Ahmad, Z., & Verma, R. (2016). Adolescent idiopathic scoliosis. *The Open Orthopaedics Journal*, *10*(1), 143–154.https://doi.org/10.2174/1874325001610010143

2. Konieczny, M. R., Senyurt, H., & Krauspe, R. (2013). Epidemiology of adolescent idiopathic scoliosis. *Journal of Children's Orthopaedics*, *7*(1), 3–9.https://doi.org/10.1007/s11832-012-0457-4

3. Carter, O. D., & Haynes, S. G. (1987). Prevalence rates for scoliosis in US adults: Results from the First National Health and Nutrition Examination Survey. *International Journal of Epidemiology*, *16*(4), 537–544.https://doi.org/10.1093/ije/16.4.537

4. Robin, G. C., Span, Y., Steinberg, R., Makin, M., & Menczel, J. (1982). Scoliosis in the elderly. *Spine*, *7*(4), 355–359.https://doi.org/10.1097/00007632-198207000-00005

5. Pérennou, D., Marcelli, C., Hérisson, C., & Simon, L. (1994). Adult lumbar scoliosis. Epidemiologic aspects in a low-back pain population. *Spine*, *19*(Supplement), 123–128. https://doi.org/10.1097/00007632-199401001-00001

6. Du, Q., Zhou, X., Negrini, S., Chen, N., Yang, X., Liang, J., & Sun, K. (2016). Scoliosis epidemiology is not similar all over the world: A study from a scoliosis school screening on Chongming Island (China). *BMC Musculoskeletal Disorders*, *17*(1). https://doi.org/10.1186/s12891-016-1140-6

7. Hoffman, D. A., Lonstein, J. E., Morin, M. M., Visscher, W., Harris, B. S., & Boice, J. D. (1989). Breast cancer in women with scoliosis exposed to multiple diagnostic x rays. *JNCI Journal of the National Cancer Institute*, *81*(17), 1307–1312. https://doi.org/10.1093/jnci/81.17.1307

8. Ronckers, C. M., Land, C. E., Miller, J. S., Stovall, M., Lonstein, J. E., & Doody, M. M. (2010). Cancer mortality among women frequently exposed to radiographic examinations for spinal disorders. *Radiation Research*, *174*(1), 83–90. https://doi.org/10.1667/rr2022.1

9. Morin Doody, M., Lonstein, J. E., Stovall, M., Hacker, D. G., Luckyanov, N., & Land, C. E. (2000). Breast cancer mortality after diagnostic radiography. *Spine*, *25*(16), 2052–2063. https://doi.org/10.1097/00007632-200008150-00009

注：* 为便于读者查阅，参考文献与原书（个别参考文献存在重复现象）保持一致。

10. Morin Doody, M., Lonstein, J. E., Stovall, M., Hacker, D. G., Luckyanov, N., & Land, C. E. (2000). Breast cancer mortality after diagnostic radiography. *Spine*, *25*(16), 2052–2063. https://doi.org/10.1097/00007632-200008150-00009

11. Yoshinaga, S. (2012). Epidemiological findings on health effects of medical radiation exposures. *Nihon Rinsho*, *70*(3), 410–414.https://www.ncbi.nlm.nih.gov/pubmed/22514917

12. Paolucci, T., Attanasi, C., Cecchini, W., Marazzi, A., Capobianco, S., & Santilli, V. (2018). Chronic low back pain and postural rehabilitation exercise: A literature review. *Journal of Pain Research, Volume 12*, 95–107. https://doi.org/10.2147/jpr.s171729

13. Anwer, S., Alghadir, A., Abu Shaphe, M., & Anwar, D. (2015). Effects of exercise on spinal deformities and quality of life inpatients with adolescent idiopathic scoliosis. *BioMed Research International*, *2015*, 1–15. https://doi.org/10.1155/2015/123848

14. LeBauer, A., Brtalik, R., & Stowe, K. (2008). The effect of myofascial release (MFR) on an adult with idiopathic scoliosis. *Journal of Bodywork and Movement Therapies*, *12*(4), 356–363. https://doi.org/10.1016/j.jbmt.2008.03.008

15. Hawes, M. C. (2009). The use of exercises in the treatment of scoliosis: An evidence-based critical review of the literature. *Pediatric Rehabilitation*, *6*(3-4), 171–182. https://doi.org/10.1080/0963828032000159202

16. Mooney, V., & Brigham, A. (2002). The role of measured resistance exercises in adolescent scoliosis. *The Spine Journal*, *2*(2), 15. https://doi.org/10.1016/s1529-9430(01)00231-5

17. Schreiber, S., Parent, E. C., Moez, E. K., Hedden, D. M., Hill, D., Moreau, M. J., Lou, E., Watkins, E. M., & Southon, S. C. (2015). The effect of Schroth exercises added to the standard of care on the quality of life and muscle endurance in adolescents with idiopathic scoliosis—an assessor and statistician blinded Randomized Controlled Trial: "SOSORT 2015 award winner." *Scoliosis*, *10*(1). https://doi.org/10.1186/s13013-015-0048-5

18. van der Kolk, Bessel. (2015). *The body keeps the score: Brain, mind, and body in the healing of trauma*. Penguin Books, 94.

19. Menard, M. B. (2019). A multimodal approach to scoliosis. *Massage Therapy Journal*, 38–39.

20. (2018). *The Mayo Clinic, Faith, Hope and Science*. Retrieved January 23, 2022,from https://www.imdb.com/title/tt8946352/

21. Negrini, S., Antonini, G., Carabalona, R., & Minozzi, S. (2003). Physical exercises as a treatment for adolescent idiopathic scoliosis. A systematic review. *Pediatric Rehabilitation*, *6*(3-4), 227–235. https://doi.org/10.1080/13638490310001636781

22. Green, B. N., Johnson, C., & Moreau, W. (2009). Is physical activity contraindicated for individuals with scoliosis? A systematic literature review. *Journal of Chiropractic Medicine*, *8*(1), 25–37. https://doi.org/10.1016/j.jcm.2008.11.001

23. Green, B. N., Johnson, C., & Moreau, W. (2009). Is physical activity contraindicated for individuals with scoliosis? A systematic literature review. *Journal of Chiropractic Medicine*, *8*(1), 25–37. https://

doi.org/10.1016/j.jcm.2008.11.001

24. Shen, J., Lin, Y., Luo, J., & Xiao, Y. (2016). Cardiopulmonary exercise testing inpatients with idiopathic scoliosis. *Journal of Bone and Joint Surgery*, *98*(19), 1614–1622. https://doi.org/10.2106/jbjs.15.01403

25. Negrini, S., Antonini, G., Carabalona, R., & Minozzi, S. (2003). Physical exercises as a treatment for adolescent idiopathic scoliosis. A systematic review. *Pediatric Rehabilitation*, *6*(3-4), 227–235. https://doi.org/10.1080/13638490310001636781

26. Negrini, S., Antonini, G., Carabalona, R., & Minozzi, S. (2003). Physical exercises as a treatment for adolescent idiopathic scoliosis. A systematic review. *Pediatric Rehabilitation*, *6*(3-4), 227–235. https://doi.org/10.1080/13638490310001636781

27. Negrini, S., Antonini, G., Carabalona, R., & Minozzi, S. (2003). Physical exercises as a treatment for adolescent idiopathic scoliosis. A systematic review. *Pediatric Rehabilitation*, *6*(3-4), 227–235. https://doi.org/10.1080/13638490310001636781

28. Weizmann Institute of Science. (2020, September 3). How the "Sixth Sense" Shapes the Skeleton [weblog]. Retrieved January 23, 2022,from https://wis-wander.weizmann.ac.il/life-sciences/how-%E2%80%9Csixth-sense%E2%80%9D-shapes-skeleton

29. Morrison, D. G., Chan, A., Hill, D., Parent, E. C., & Lou, E. H. (2014). Correlation between Cobb angle, spinous process angle (SPA) and apical vertebrae rotation (AVR) on posteroanterior radiographs in adolescent idiopathic scoliosis (AIS). *European Spine Journal*, *24*(2), 306–312. https://doi.org/10.1007/s00586-014-3684-1

30. Valentino, B., Maccauro, L., Mango, G., Melito, F., & Fabozzo, A. (1985). Electromyography for the investigation and early diagnosis of scoliosis. *Anatomia Clinica*, *7*(1), 55–59. https://doi.org/10.1007/bf01654630

31. McIntire, K. L., Asher, M. A., Burton, D. C., & Liu, W. (2007). Trunk rotational strength asymmetry in adolescents with idiopathic scoliosis: An observational study. *Scoliosis*, *2*(1). https://doi.org/10.1186/1748-7161-2-9

32. Mooney, V., Gulick, J., & Pozos, R. (2000). A preliminary report on the effect of measured strength training in adolescent idiopathic scoliosis. *Journal of Spinal Disorders*, *13*(2), 102–107. https://doi.org/10.1097/00002517-200004000-00002

33. Morningstar, M. W. (2011). Outcomes for adult scoliosis patients receiving chiropractic rehabilitation: A 24-month retrospective analysis. *Journal of chiropractic medicine*, *10*(3), 179–184. https://doi.org/10.1016/j.jcm.2011.01.006

34. Blecher, R., Krief, S., Galili, T., Biton, I. E., Stern, T., Assaraf, E., Levanon, D., Appel, E., Anekstein, Y., Agar, G., Groner, Y., & Zelzer, E. (2017). The proprioceptive system masterminds spinal alignment: Insight into the mechanism of scoliosis. *Developmental Cell*, *42*(4). https://doi.org/10.1016/j.devcel.2017.07.022

35. Blecher, R., Krief, S., Galili, T., Assaraf, E., Stern, T., Anekstein, Y., Agar, G., & Zelzer, E. (2017).

The proprioceptive system regulates morphologic restoration of fractured bones. *Cell Reports*, *20*(8), 1775–1783. https://doi.org/10.1016/j.celrep.2017.07.073

36. Nault, M.-L., Allard, P., Hinse, S., Le Blanc, R., Caron, O., Labelle, H., & Sadeghi, H. (2002). Relations between standing stability and body posture parameters in adolescent idiopathic scoliosis. *Spine*, *27*(17), 1911–1917. https://doi.org/10.1097/00007632-200209010-00018

37. Tsiligiannis, T., & Grivas, T. (2012). Pulmonary function in children with idiopathic scoliosis. *Scoliosis*, *7*(1). https://doi.org/10.1186/1748-7161-7-7

38. Yaszay, B., Jankowski, P. P., Bastrom, T. P., Lonner, B., Betz, R., Shah, S., Asghar, J., Miyanji, F., Samdani, A., & Newton, P. O. (2019). Progressive decline in pulmonary function 5 years post-operatively in patients who underwent anterior instrumentation for surgical correction of adolescent idiopathic scoliosis. *European Spine Journal*, *28*(6), 1322–1330. https://doi.org/10.1007/s00586-019-05923-4

39. McIntire, K. L., Asher, M. A., Burton, D. C., & Liu, W. (2007). Trunk rotational strength asymmetry in adolescents with idiopathic scoliosis: An observational study. *Scoliosis*, *2*(1). https://doi.org/10.1186/1748-7161-2-9

40. Mooney, V., & Brigham, A. (2002). The role of measured resistance exercises in adolescent scoliosis. *The Spine Journal*, *2*(2), 15. https://doi.org/10.1016/s1529-9430(01)00231-5

41. Mooney, V., & Brigham, A. (2002). The role of measured resistance exercises in adolescent scoliosis. *The Spine Journal*, *2*(2), 15. https://doi.org/10.1016/s1529-9430(01)00231-5

42. *What are the ehlers-danlos syndromes?* The Ehlers Danlos Society (n.d.). Retrieved February 17, 2022,from https://www.ehlers-danlos.com/what-is-eds/

43. Beuerlein, M. J., Raso, V. J., Hill, D. L., Moreau, M. J., & Mahood, J. K. (2003). Changes in alignment of the scolioticspine in response to lateral bending. *Spine*, *28*(7), 693–698. https://doi.org/10.1097/01.brs.0000051921.29087.c1

44. Hawes, M. C. (2009). The use of exercises in the treatment of scoliosis: An evidence-based critical review of the literature. *Pediatric Rehabilitation*, *6*(3-4), 171–182. https://doi.org/10.1080/0963828032000159202

45. Yagci, G., & Yakut, Y. (2019). Core stabilization exercises versus scoliosis-specific exercises in moderate idiopathic scoliosis treatment. *Prosthetics & Orthotics International*, *43*(3), 301–308. https://doi.org/10.1177/0309364618820144

46. Gür, G., Ayhan, C., & Yakut, Y. (2017). The effectiveness of core stabilization exercise in adolescent idiopathic scoliosis. *Prosthetics & Orthotics International*, *41*(3), 303–310. https://doi.org/10.1177/0309364616664151

47. Kim, K., Ahn, S., & Jeon, K. (2020). Asymmetry improvement on core training for adolescent idiopathic scoliosis. *Iranian Journal of Public Health*. https://doi.org/10.18502/ijph.v49i11.4742

48. Kim, K., Ahn, S., & Jeon, K. (2020). Asymmetry improvement on core training for adolescent idiopathic scoliosis. *Iranian Journal of Public Health*. https://doi.org/10.18502/ijph.v49i11.4742

49. St. John, Nora. *Mat 1 Pilates Instructor Training Manual*. Balanced Body, Inc., 2007.

50. Pasha, S. (2019). 3D deformation patterns of s shaped elastic rods as a pathogenesis model for spinal deformity in adolescent idiopathic scoliosis. *Scientific Reports*, *9*(1). https://doi.org/10.1038/s41598-019-53068-7

51. van Loon, P. J., Kühbauch, B. A., & Thunnissen, F. B. (2008). Forced lordosis on the thoracolumbar junction can correct coronal plane deformity in adolescents with double major curve pattern idiopathic scoliosis. *Spine*, *33*(7), 797–801. https://doi.org/10.1097/brs.0b013e3181694ff5

52. Glassman, S., Bridwell, K., Berven, S., Horton, W., & Schwab, F. (2004). P90. the impact of positive sagittal balance in adult spinal deformity. *The Spine Journal*, *4*(5). https://doi.org/10.1016/j.spinee.2004.05.231

53. Beuerlein, M. J., Raso, V. J., Hill, D. L., Moreau, M. J., & Mahood, J. K. (2003). Changes in alignment of the scolioticspine in response to lateral bending. *Spine*, *28*(7), 693–698. https://doi.org/10.1097/01.brs.0000051921.29087.c1

54. Hawes, M. C. (2009). The use of exercises in the treatment of scoliosis: An evidence-based critical review of the literature. *Pediatric Rehabilitation*, *6*(3-4), 171–182. https://doi.org/10.1080/0963828032000159202

55. Maruyama, T., Takeshita, K., & Kitagawa, T. (2008). Side-shift exercise and hitch exercise. *Studies in health technology and informatics*, *135*, 246–249.

56. Lao, L.-F., Shen, J.-X., Chen, Z.-G., Wang, Y.-P., Wen, X.-S., & Qiu, G.-X. (2010). Uncoupled neuro-osseous growth in adolescent idiopathic scoliosis? A preliminary study of 90 adolescents with whole-spine three-dimensional magnetic resonance imaging. *European Spine Journal*, *20*(7), 1081–1086. https://doi.org/10.1007/s00586-010-1471-1

57. Mooney, V., Gulick, J., & Pozos, R. (2000). A preliminary report on the effect of measured strength training in adolescent idiopathic scoliosis. ***Journal of Spinal Disorders***, *13*(2), 102–107. https://doi.org/10.1097/00002517-200004000-00002

58. Swany, L., Larson, A. N., Shah, S. A., Grabala, P., Milbrandt, T., & Yaszemski, M. J. (2020). Outcomes of pregnancy inoperative vs. nonoperative adolescent idiopathic scoliosis patients at mean 30-year follow-up. *Spine Deformity*, *8*(6), 1169–1174. https://doi.org/10.1007/s43390-020-00158-6

59. Wang, H., Tetteroo, D., Arts, J. J., Markopoulos, P., & Ito, K. (2020). Quality of life of adolescent idiopathic scoliosis patients under brace treatment: A brief communication of literature review. *Quality of Life Research*, *30*(3), 703–711. https://doi.org/10.1007/s11136-020-02671-7

60. Misterska, E., Głowacki, J., Okręt, A., Laurentowska, M., & Głowacki, M. (2017). Back and neck pain and function in females with adolescent idiopathic scoliosis: A follow-up at least 23 years after conservative treatment with a Milwaukee brace. *PLOS ONE*, *12*(12). https://doi.org/10.1371/journal.pone.0189358

61. Gutman, G., Benoit, M., Joncas, J., Beauséjour, M., Barchi, S., Labelle, H., Parent, S., & Mac-Thiong, J.-M. (2016). The effectiveness of the spinecor brace for the conservative treatment of adolescent

idiopathic scoliosis. comparison with the Boston Brace. *The Spine Journal*, *16*(5), 626–631. https://doi.org/10.1016/j.spinee.2016.01.020

62.　Weiss, H. R., Lehnert-Schroth, C., & Moramarco, M. (2015). *Schroth therapy: Advancements in conservative scoliosis treatment.* Lap Lambert Academic Publishing.

63.　Kim, K., Ahn, S., & Jeon, K. (2020). Asymmetry improvement on core training for adolescent idiopathic scoliosis. *Iranian Journal of Public Health*, *49*(11), 2219–2221. https://doi.org/10.18502/ijph.v49i11.4742

64.　Mooney, V., Gulick, J., & Pozos, R. (2000). A preliminary report on the effect of measured strength training in adolescent idiopathic scoliosis. *Journal of Spinal Disorders*, *13*(2), 102–107. https://doi.org/10.1097/00002517-200004000-00002

65.　Zheng, Y., Dang, Y., Yang, Y., Li, H., Zhang, L., Lou, E. H., He, C., & Wong, M. (2018). Whether orthotic management and exercise are equally effective to the patients with adolescent idiopathic scoliosis in mainland China? *Spine*, *43*(9), 494–503. https://doi.org/10.1097/brs.0000000000002412

66.　Noonan, K. J., Dolan, L. A., Jacobson, W. C., & Weinstein, S. L. (1997). Long-term psychosocial characteristics of patients treated for idiopathic scoliosis. *Journal of pediatric orthopedics*, *17*(6), 712–717.

67.　Hawes, M. C. (2009). The use of exercises in the treatment of scoliosis: An evidence-based critical review of the literature. *Pediatric Rehabilitation*, *6*(3-4), 171–182. https://doi.org/10.1080/0963828032000159202

68.　Hawes, M. C. (2009). The use of exercises in the treatment of scoliosis: An evidence-based critical review of the literature. *Pediatric Rehabilitation*, *6*(3-4), 171–182. https://doi.org/10.1080/0963828032000159202

69.　Hawes, M. C. (2009). The use of exercises in the treatment of scoliosis: An evidence-based critical review of the literature. *Pediatric Rehabilitation*, *6*(3-4), 171–182. https://doi.org/10.1080/0963828032000159202

70.　Mac-Thiong, J. M., Remondino, R., Joncas, J., Parent, S., & Labelle, H. (2019). Long-term follow-up after surgical treatment of adolescent idiopathic scoliosis using high-density pedicle screw constructs: Is 5-year routine visit required? *European Spine Journal*, *28*(6), 1296–1300. https://doi.org/10.1007/s00586-019-05887-5

71.　Yao, Z., Li, H., Zhang, X., Li, C., & Qi, X. (2018). Incidence and risk factors for instrumentation-related complications after scoliosis surgery in pediatric patients with NF-1. *Spine*, *43*(24), 1719–1724. https://doi.org/10.1097/brs.0000000000002720

72.　Hoernschemeyer, D. G., Boeyer, M. E., Robertson, M. E., Loftis, C. M., Worley, J. R., Tweedy, N. M., Gupta, S. U., Duren, D. L., Holzhauser, C. M., & Ramachandran, V. M. (2020). Anterior vertebral body tethering for adolescent scoliosis with growth remaining. *Journal of Bone and Joint Surgery*, *102*(13), 1169–1176. https://doi.org/10.2106/jbjs.19.00980

73.　Erwin, J., Carlson, B. B., Bunch, J., Jackson, R. S., & Burton, D. C. (2019). Untreated adolescent idiopathic scoliosis in adulthood: How often do these patients require surgery? *The Spine Journal*, *19*(9). https://doi.org/10.1016/j.spinee.2019.05.037

74. *Untreated AIS patients report low scores for pain, self-image and function*. Spinal News International. (2020, February 12). Retrieved February 14, 2022, from https://spinalnewsinternational.com/untreated-ais-patients-report-low-scores-for-pain-self-image-and-function/

75. Kelly, M. P., Lurie, J. D., Yanik, E. L., Shaffrey, C. I., Baldus, C. R., Boachie-Adjei, O., Buchowski, J. M., Carreon, L. Y., Crawford, C. H., 3rd, Edwards, C., 2nd, Errico, T. J., Glassman, S. D., Gupta, M. C., Lenke, L. G., Lewis, S. J., Kim, H. J., Koski, T., Parent, S., Schwab, F. J., Smith, J. S., . . . Bridwell, K. H. (2019). Operative versus nonoperative treatment for adult symptomatic lumbar scoliosis. *The Journal of Bone and Joint Surgery. American volume, 101*(4), 338–352. https://doi.org/10.2106/JBJS.18.00483

76. Malcolm, E. (2020, August 26). *Things to consider before scoliosis surgery for EDS*. Ehlers-Danlos News. Retrieved February 14, 2022, from https://ehlersdanlosnews.com/2020/08/26/things-to-consider-before-scoliosis-surgery-for-eds/

77. Dunaway Young, S., Montes, J., Salazar, R., Glanzman, A. M., Pasternak, A., Mirek, E., Martens, W., Finkel, R. S., Darras, B. T., & De Vivo, D. C. (2020). Scoliosis surgery significantly impacts motor abilities in higher-functioning individuals with spinal muscular ATROPHY1. *Journal of Neuromuscular Diseases, 7*(2), 183–192. https://doi.org/10.3233/jnd-190462

78. Adams, J. (2018, November 3). *Kelly Orgeron, Ed's wife: 5 fast facts you need to know*. Heavy.com. Retrieved February 14, 2022, from https://heavy.com/sports/2018/11/ed-orgeron-wife-kelly-orgeron/

79. Bennett, M. (2021, May 19). *Paralyzed teenager surprised with new master bedroom*. WWAYTV3. Retrieved February 14, 2022, from https://www.wwaytv3.com/paralyzed-teenager-surprised-with-new-master-bedroom/

80. Australian Broadcasting Corporation. (2019). *Defying the odds after being airlifted for emergency surgery*. Heywire. Retrieved February 16, 2022, from https://www.abc.net.au/heywire/heywire-winner-chloe-bethune-sale/11685664.

81. Isama, A. (2019). *Nnedi Okorafor's highly-anticipated memoir, "broken places & outer spaces," is here*. OkayAfrica. Retrieved February 16, 2022, from https://www.okayafrica.com/nnedi-okorafor-memoir-broken-places-outer-spaces-is-here/

82. Hein, A. (2018, July 3). *Patient paralyzed in botched scoliosis surgery gets $135m*. Fox News. Retrieved February 16, 2022, from https://www.foxnews.com/health/patient-paralyzed-in-botched-scoliosis-surgery-gets-135m

83. von Heideken, J., Iversen, M. D., & Gerdhem, P. (2017). Rapidly increasing incidence in scoliosis surgery over 14 years in a nationwide sample. *European Spine Journal, 27*(2), 286–292. https://doi.org/10.1007/s00586-017-5346-6

84. Sugawara, R., Takeshita, K., Inomata, Y., Arai, Y., Takaso, M., Takahashi, J., Hosoe, H., & Itou, M. (2019). The Japanese scoliosis society morbidity and mortality survey in 2014: The complication trends of spinal deformity surgery from 2012 to 2014. *Spine Surgery and Related Research, 3*(3), 214–

221. https://doi.org/10.22603/ssrr.2018-0067

85.　Nakayama, K., Kotani, T., Sakuma, T., Kishida, S., Muramatsu, Y., Sasaki, Y., Ueno, K., Iijima, Y., Akazawa, T., Yamazaki, M., & Minami, S. (2019).　Rapid progression of scoliosis requiring re-instrumentation after implant removal due to infection following posterior spinal fusion and instrumentation. *Spine Surgery and Related Research*, *3*(1), 102–105. https://doi.org/10.22603/ssrr.2018-0039

86.　Hanscom, D. (2019). *Do you really need spine surgery?: Take control with a spine surgeon's advice.* Vertus Press.

87.　Yohe, N., Ciminero, M., Solomito, M., & Lee, M. C. (2020). Impact of pediatric subspecialty training on perioperative complications in adolescent idiopathic scoliosis surgery. *Orthopedics*, *43*(5). https://doi.org/10.3928/01477447-20200721-11

88.　Vokes, J., Menga, E., & Mesfin, A. (2021). A 43-year follow-up of unilateral Harrington rod instrumentation and limited fusion for adolescent idiopathic scoliosis. *Cureus*, *13*(4). https://doi.org/10.7759/cureus.14299

89.　Chalmers, V. (2019, January 7). *Robot which can perform more accurately than humanely possible could revolutionise spinal surgery.* Daily Mail Online. Retrieved February 16, 2022, from https://www.dailymail.co.uk/health/article-6565763/Robot-perform-accurately-humanely-possible-revolutionise-spinal-surgery.html

90.　Antonacci, M. D. (n.d.). *10 helpful facts about anterior scoliosis correction ASC.* Institute for Spine & Scoliosis. Retrieved February 19, 2022, from https://spineandscoliosis.com/anterior-scoliosis-correction-asc/

91.　Mount Sinai. (n.d.). *Non-fusion corrective scoliosis surgery.* Scoliosis and Spine Associates. Retrieved February 16, 2022, from https://www.scoliosisassociates.com/treatments/non-fusion-corrective-surgery/

92.　Hoernschemeyer, D. G., Boeyer, M. E., Robertson, M. E., Loftis, C. M., Worley, J. R., Tweedy, N. M., Gupta, S. U., Duren, D. L., Holzhauser, C. M., & Ramachandran, V. M. (2020). Anterior vertebral body tethering for adolescent scoliosis with growth remaining. *Journal of Bone and Joint Surgery*, *102*(13), 1169–1176. https://doi.org/10.2106/jbjs.19.00980

93.　*FDA approves first of its kind device to treat pediatric patients with progressive idiopathic scoliosis.* (2019, August 16). U.S. Food & Drug Administration. Retrieved February 18, 2022, from https://www.fda.gov/news-events/press-announcements/fda-approves-first-its-kind-device-treat-pediatric-patients-progressive-idiopathic-scoliosis.

94.　*1 FDA executive summary prepared for the spring 2021, meeting of the FDA's pediatric advisory committee H190005 The Tether™ – vertebral body tethering system.* (2021) U.S. Food & Drug Administration. Retrieved February 18, 2022, from https://www.fda.gov/media/147902/download#:~:text=The%20Tether%E2% 84%A2%20%E2%80%93%20Vertebral%20Body%20 Tethering%20System%20 received%20Humanitarian%20Use,and%20Drug%20Administration%20

(H19 0005)

95. Hofheinz, E. (2021, August 30). *New patent/breakthrough status for Auctus' vertebral tethering*. Orthopedics This Week. Retrieved February 17, 2022, from https://ryortho.com/breaking/new-patent-breakthrough-status-for-auctus-vertebral-tethering/

96. Wang, Y., Hai, Y., Liu, Y., Guan, L., & Liu, T. (2019). Risk factors for postoperative pulmonary complications in the treatment of non-degenerative scoliosis by posterior instrumentation and fusion. *European Spine Journal, 28*(6), 1356–1362. https://doi.org/10.1007/s00586-019-05968-5

97. Louer, C., Yaszay, B., Cross, M., Bartley, C., Bastrom, T., Shah, S., Lonner, B., Cahill, P., Samdani, A., Upasani, V., & Newton, P. (2019). Ten-year outcomes of selective fusions for adolescent idiopathic scoliosis. *The Journal of Bone and Joint Surgery, 101*(9), 761–770. https://doi.org/10.2106/JBJS.18.01013

98. Yaszay, B., Jankowski, P. P., Bastrom, T. P., Lonner, B., Betz, R., Shah, S., Asghar, J., Miyanji, F., Samdani, A., & Newton, P. O. (2019). Progressive decline in pulmonary function 5 years post-operatively in patients who underwent anterior instrumentation for surgical correction of adolescent idiopathic scoliosis. *European Spine Journal, 28*(6), 1322–1330. https://doi.org/10.1007/s00586-019-05923-4

99. Stadhouder, A., Holewijn, R. M., Haanstra, T. M., van Royen, B. J., Kruyt, M. C., & de Kleuver, M. (2021). High Failure Rates of a Unilateral Posterior Peri-Apical Distraction Device (ApiFix) for Fusionless Treatment of Adolescent Idiopathic Scoliosis. *The Journal of bone and joint surgery. American volume, 103*(19), 1834–1843. https://doi.org/10.2106/JBJS.20.02176

100. Rong, T., Shen, J., Kwan, K., Zhang, J., Wang, Y., Li, S., Li, Z., Chen, C., Lin, Y., & Tan, H. (2019). Vertebral growth around distal instrumented vertebra inpatients with early-onset scoliosis who underwent traditional dual growing rod treatment. *Spine, 44*(12), 855–865. https://doi.org/10.1097/brs.0000000000002957

101. Chaffin, E. T. (2021, August 12). *Magec system implants for scoliosis may still cause issues, even after previous recall*. Pittsburgh Injury Law News. Retrieved February 17, 2022, from https://pittsburgh.legalexaminer.com/legal/magec-system-implants-for-scoliosis-may-still-cause-issues-even-after-previous-recall/

102. Behm, C. (2021, July 6). *Why 4 spine and orthopedic products were recalled in the last 18 months*. Becker's Spine Review. Retrieved February 17, 2022, from https://www.beckersspine.com/spinal-tech/item/52145-why-3-spine-and-orthopedic-products-were-recalled-in-the-last-18-months.html

103. Park, A. (2021, July 19). *Nuvasive pares down family of scoliosis implants amid FDA safety warning*. Fierce Biotech. Retrieved February 17, 2022, from https://www.fiercebiotech.com/medtech/nuvasive-pares-down-magec-family-scoliosis-implants-amid-fda-safety-warning

104. Condon, A. (2021, July 15). *Nuvasive lifts hold on scoliosis rods recalled in 2020*. Becker's Spine Review. Retrieved February 17, 2022, from https://www.beckersspine.com/spinal-tech/item/52226-nuvasive-lifts-hold-on-scoliosis-rods-recalled-in-2020.html

105. Taylor, N. P., & Zipp, R. (2021, July 16). *Nuvasive's scoliosis system gets reinstated CE mark, new instructions for use.* MedTech Dive. Retrieved February 17, 2022,from https://www.medtechdive.com/news/nuvasive-magec-devices-ce-mark-safety-update-fda/603448/

106. Llamas, M. (n.d.). *Nuvasive Magec lawsuits: Rod failure leads to complications, infection.* Drugwatch. com. Retrieved February 17, 2022, from https://www.drugwatch.com/nuvasive-magec/lawsuits/

107. Gravitas Market Insights. (2021). *Future of scoliosis treatment market |Remain lucrative during 2021-2028.* The Japan Herald. Retrieved February 19, 2022, from https://thejapanherald.com/news/427/future-of-scoliosis-treatment-market-remain-lucrative-during-2021-2028-by-boston-orthotics-prosthetics-chaneco-charleston-bending-brace/

108. Admin. (2022, February 16). *Scoliosis treatment market to display lucrative growth trends over 2021-2026.* Hunter Womens Chronicle. Retrieved February 26, 2022, from https://womenschronicle.com.au/2022/02/16/scoliosis-treatment-market-3/

109. Admin. (2022, February 15). *Pediatric scoliosis treatment market potential & growth trends highlighted until 2027.* Hunter Woman's Chronicle. Retrieved February 27, 2022, from https://womenschronicle.com.au/2022/02/15/pediatric-scoliosis-treatment-market-2/

110. MK. (2022, February 11). *Scoliosis braces market expected to reach at USD 12.04 billion by 2029: Size, revenue, growth rate, restraints, forecast analysis by 2028.* Hunter Woman's Chronicle. Retrieved February 27, 2022, from https://thetalkingdemocrat.com/uncategorized/89096/scoliosis-braces-market-expected-to-reach-at-usd-12-04-billon-by-2029-size-revenue-growth-rate-restraints-forecast-analysis-by-2028/

111. CBS Interactive. (n.d.). *Men expose billion-dollar back surgery scam involving doctor kickbacks and fake hardware.* CBS News. Retrieved February 26, 2022, from https://www.cbsnews.com/news/whistleblowers-expose-billion-dollar-back-surgery-scam/

112. California DOJ. (2021, June 11). *Attorney General Bonta announces $2 million national settlement against Medicrea to resolve alleged kickback scheme.* State of California Department of Justice Office of the Attorney General. Retrieved February 17, 2022, from https://oag.ca.gov/news/press-releases/attorney-general-bonta-announces-2-million-national-settlement-against-medicrea.

113. Grzincic, B. (2019, January 25). *Fed circuit affirms $20 mln patent verdict against Medtronic for scoliosis device.* Reuters. Retrieved February 17, 2022,from https://www.reuters.com/article/medtronic-patent/fed-circuit-affirms-20-mln-patent-verdict-against-medtronic-for-scoliosis-device-idUSL1N1ZP0D6

114. Elsamadicy, A. A., Freedman, I. G., Koo, A. B., David, W. B., Havlik, J., Kundishora, A. J., Hong, C. S., Sciubba, D. M., Kahle, K. T., & DiLuna, M. (2021). Impact of Preoperative anemia on outcomes after posterior spinal fusion for adolescent idiopathic scoliosis. *World neurosurgery, 146*, e214– e224. https://doi.org/10.1016/j.wneu.2020.10.074

115. National Scoliosis Foundation. (n.d.). *Information and support.* National Scoliosis Foundation. Retrieved January 25, 2022, from http://www.scoliosis.org/info.php

116. Latalski, M., Danielewicz-Bromberek, A., Fatyga, M., Latalska, M., Kröber, M., & Zwolak, P. (2017). Current insights into the aAetiology of adolescent idiopathic scoliosis. *Archives of Orthopaedic and Trauma Surgery*, *137*(10), 1327–1333. https://doi.org/10.1007/s00402-017-2756-1

117. Borysiak, K., Janusz, P., Andrusiewicz, M., Chmielewska, M., Kozinoga, M., Kotwicki, T., & Kotwicka, M. (2020). CHD7 gene polymorphisms in female patients with idiopathic scoliosis. *BMC Musculoskeletal Disorders*, *21*(1). https://doi.org/10.1186/s12891-019-3031-0

118. Otomo, N., Lu, H. F., Koido, M., Kou, I., Takeda, K., Momozawa, Y., Kubo, M., Kamatani, Y., Ogura, Y., Takahashi, Y., Nakajima, M., Minami, S., Uno, K., Kawakami, N., Ito, M., Sato, T., Watanabe, K., Kaito, T., Yanagida, H., . . . Terao, C. (2021). Polygenic risk score of adolescent idiopathic scoliosis for potential clinical use. *Journal of Bone and Mineral Research*, *36*(8), 1481– 1491. https://doi.org/10.1002/jbmr.4324

119. Watanabe, K., Michikawa, T., Yonezawa, I., Takaso, M., Minami, S., Soshi, S., Tsuji, T., Okada, E., Abe, K., Takahashi, M., Asakura, K., Nishiwaki, Y., & Matsumoto, M. (2017). Physical activities and lifestyle factors related to adolescent idiopathic scoliosis. *Journal of Bone and Joint Surgery*, *99*(4), 284–294. https://doi.org/10.2106/jbjs.16.00459

120. Saccucci, M., Tettamanti, L., Mummolo, S., Polimeni, A., Festa, F., Salini, V., & Tecco, S. (2011). Scoliosis and dental occlusion: A review of the literature. *Scoliosis*, *6*(1). Ben-Bassat, Y., Yitschaky, M., Kaplan, L., & Brin, I. (2006). Occlusal patterns inpatients with idiopathic scoliosis. *American Journal of Orthodontics and Dentofacial Orthopedics*, *130*(5), 629–633. https://doi.org/10.1016/j.ajodo.2005.01.032

121. Laskowska, M., Olczak-Kowalczyk, D., Zadurska, M., Czubak, J., Czubak-Wrzosek, M., Walerzak, M., & Tyrakowski, M. (2019). Evaluation of a relationship between malocclusion and idiopathic scoliosis in children and adolescents. *Journal of Children's Orthopaedics*, *13*(6), 600–606. https://doi.org/10.1302/1863-2548.13.190100

122. Tobias, J. H., Fairbank, J., Harding, I., Taylor, H. J., & Clark, E. M. (2018). Association between physical activity and scoliosis: A prospective cohort study. *International Journal of Epidemiology*, *48*(4), 1152–1160. https://doi.org/10.1093/ije/dyy268

123. Lao, L.-F., Shen, J.-X., Chen, Z.-G., Wang, Y.-P., Wen, X.-S., & Qiu, G.-X. (2010). Uncoupled neuro-osseous growth in adolescent idiopathic scoliosis? A preliminary study of 90 adolescents with whole-spine three-dimensional magnetic resonance imaging. *European Spine Journal*, *20*(7), 1081–1086. https://doi.org/10.1007/s00586-010-1471-1

124. Hawes, M. C. (2009). The use of exercises in the treatment of scoliosis: An evidence-based critical review of the literature. *Pediatric Rehabilitation*, *6*(3-4), 171–182. https://doi.org/10.1080/0963828032000159202

125. Azegami, Hideyuki, et al. (n.d.) Etiology of idiopathic scoliosis: Computational study. *Clinical Orthopaedics and Related Research*, *357*, 229-236. journals/lww.com/clinorthop/Abstract/1998/12000/Etiology_of_Idiopathic_S coliosis_Computational.29.aspx

126. Konieczny, M. R., Senyurt, H., & Krauspe, R. (2013). Epidemiology of adolescent idiopathic scoliosis. *Journal of Children's Orthopaedics*, *7*(1), 3–9. https://doi.org/10.1007/s11832-012-0457-4

127. Xu, W., Zhang, X., Zhu, Y., Zhu, X., Li, Z., Li, D., Jia, J., Chen, L., Wang, S., Bai, Y., & Li, M. (2020). An analysis of clinical risk factors for adolescent scoliosis caused by spinal cord abnormalities in China: Proposal for a selective whole-spine MRI examination scheme. *BMC Musculoskeletal Disorders*, *21*(1). https://doi.org/10.1186/s12891-020-3182-z

128. Beuerlein, M. J., Raso, V. J., Hill, D. L., Moreau, M. J., & Mahood, J. K. (2003). Changes in alignment of the scolioticspine in response to lateral bending. *Spine*, *28*(7), 693–698. https://doi.org/10.1097/01. brs.0000051921.29087.c1

129. Pan, X.-X., Huang, C.-A., Lin, J.-L., Zhang, Z.-J., Shi, Y.-F., Chen, B.-D., Zhang, H.-W., Dai, Z.-Y., Yu, X.-P., & Wang, X.-Y. (2020). Prevalence of the thoracic scoliosis in children and adolescent candidates for strabismus surgery: Results from a 1935-patient cross-sectional study in China. *European Spine Journal*, *29*(4), 786–793. https://doi.org/10.1007/s00586-020-06341-7

130. Bosley, T. M., Salih, M. A. M., Jen, J. C., Lin, D. D. M., Oystreck, D., Abu-Amero, K. K., MacDonald, D. B., al Zayed, Z., alDhalaan, H., Kansu, T., Stigsby, B., & Baloh, R. W. (2005). Neurologic features of horizontal gaze palsy and progressive scoliosis with mutations in ROBO3. *Neurology*, *64*(7), 1196–1203. https://doi.org/10.1212/01.wnl.0000156349.01765.2b

131. Jen, J. C., Chan, W.-M., Bosley, T. M., Wan, J., Carr, J. R., RübUdo, Shattuck, D., Salamon, G., Kudo, L. C., Ou, J., Lin, D. D., Salih, M. A., Kansu Tülay,alDhalaan, H., al Zayed, Z., MacDonald, D. B., Stigsby, B., Plaitakis, A., Dretakis, E. K., . . . Engle, E. C. (2004). Mutations in a human robo gene disrupt hindbrain axon pathway crossing and morphogenesis. *Science*, *304*(5676), 1509–1513. https://doi.org/10.1126/science.1096437

132. Azegami, H., Murachi, S., Kitoh, J., Ishida, Y., Kawakami, N., & Makino, M. (1998). Etiology of idiopathic scoliosis. *Clinical Orthopaedics and Related Research*, *357*, 229–236. https://doi.org/10.1097/00003086-199812000-00029

133. Myers, Thomas. (2010). *Anatomy trains: Myofascial meridians for manual and movement therapists*. Elsevier.

134. Latalski, M., Danielewicz-Bromberek, A., Fatyga, M., Latalska, M., Kröber, M., & Zwolak, P. (2017). Current insights into the aetiology of adolescent idiopathic scoliosis. *Archives of Orthopaedic and Trauma Surgery*, *137*(10), 1327–1333. https://doi.org/10.1007/s00402-017-2756-1

135. Burwell, R. G., Aujla, R. K., Grevitt, M. P., Dangerfield, P. H., Moulton, A., Randell, T. L., & Anderson, S. I. (2009). Pathogenesis of adolescent idiopathic scoliosis in girls -a double neuro-osseous theory involving disharmony between two nervous systems, somatic and autonomic expressed in the spine and trunk: Possible dependency on sympathetic nervous system and hormones with implications for medical therapy. *Scoliosis*, *4*(1). https://doi.org/10.1186/1748-7161-4-24

136. Peng, Y., Wang, S.-R., Qiu, G.-X., Zhang, J.-G., & Zhuang, Q.-Y. (2020). Research progress on the etiology and pathogenesis of adolescent idiopathic scoliosis. *Chinese Medical Journal*, *133*(4), 483–

493. https://doi.org/10.1097/cm9.0000000000000652

137. Zheng, S., Zhou, H., Gao, B., Li, Y., Liao, Z., Zhou, T., Lian, C., Wu, Z., Su, D., Wang, T., Su, P., & Xu, C. (2018). Estrogen promotes the onset and development of idiopathic scoliosis via disproportionate endochondral ossification of the anterior and posterior column in a bipedal rat model. *Experimental & Molecular Medicine, 50*(11), 1–11. https://doi.org/10.1038/s12276-018-0161-7

138. Lynch, B. (2018). *Dirty genes: A breakthrough program to treat the root cause of illness and optimize your health*. HarperOne, 3.

139. Ogura, Y., Kou, I., Miura, S., Takahashi, A., Xu, L., Takeda, K., Takahashi, Y., Kono, K., Kawakami, N., Uno, K., Ito, M., Minami, S., Yonezawa, I., Yanagida, H., Taneichi, H., Zhu, Z., Tsuji, T., Suzuki, T., Sudo, H., . . . Ikegawa, S. (2015). A functional SNP in BNC2 is associated with adolescent idiopathic scoliosis. *The American Journal of Human Genetics, 97*(2), 337– 342. https://doi.org/10.1016/j.ajhg.2015.06.012

140. Giampietro, P. F. (2015). SNPping away at the genetic basis of adolescent idiopathic scoliosis. *Annals of Translational Medicine, 3*(1). https://doi.org/10.3978/j.issn.2305-5839.2015.02.34

141. Stitzel, C., Morningstar, M., Dovorany, B., & Siddiqui, A. (n.d.). *Testing and nutrient therapy is essential to treating scoliosis in kids*. ScoliSMART. Retrieved January 31, 2022, from https://www.treatingscoliosis.com/testing-nutrient-therapies-kids/#dna-testing

142. Stitzel, C., Morningstar, M., Dovorany, B., & Siddiqui, A. (n.d.). *Testing and nutrient therapy is essential to treating scoliosis in kids*. ScoliSMART. Retrieved January 31, 2022, from https://www.treatingscoliosis.com/testing-nutrient-therapies-kids/#dna-testing

143. Liang, Z. T., Guo, C. F., Li, J., & Zhang, H. Q. (2021). The role of endocrine hormones in the pathogenesis of adolescent idiopathic scoliosis. *The FASEB Journal, 35*(9). https://doi.org/10.1096/fj.202100759r

144. Grivas, T. B., Vasiliadis, E., Mouzakis, V., Mihas, C., & Koufopoulos, G. (2006). Association between adolescent idiopathic scoliosis prevalence and age at menarche in different geographic latitudes. *Scoliosis, 1*(1). https://doi.org/10.1186/1748-7161-1-9

145. American Academy of Orthopaedic Surgeons. (n.d.). *Idiopathic scoliosis in children and adolescents -orthoinfo -aaos*. OrthoInfo. Retrieved January 31, 2022,from https://orthoinfo.aaos.org/en/diseases--conditions/idiopathic-scoliosis-in-children-and-adolescents/

146. Dimeglio, A., & Canavese, F. (2013). Progression or not progression? How to deal with adolescent idiopathic scoliosis during puberty. *Journal of Children's Orthopaedics, 7*(1), 43–49. https://doi.org/10.1007/s11832-012-0463-6

147. Kulis, A., Goidzialska, A., Drąg, J., Jaśkiewicz, J., Knapik-Czajka, M., Lipik, E., & Zarzycki, D. (2015). Participation of sex hormones in multifactorial pathogenesis of adolescent idiopathic scoliosis. *International Orthopaedics, 39*(6), 1227–1236. https://doi.org/10.1007/s00264-015-2742-6

148. Mao, S.-hu, Jiang, J., Sun, X., Zhao, Q., Qian, B.-ping, Liu, Z., Shu, H., & Qiu, Y. (2010). Timing of menarche in Chinese girls with and without adolescent idiopathic scoliosis: Current results and review

of the literature. *European Spine Journal, 20*(2), 260–265. https://doi.org/10.1007/s00586-010-1649-6

149. Drake, V. (2012, July). *Micronutrient requirements of adolescents ages 14 to 18 years*. Adolescents. Retrieved January 31, 2022, from https://lpi.oregonstate.edu/book/export/html/561

150. Green, S., & Shallal, K. (2020). Nutrition through the lifecycle – puberty – adolescence. In A. Gessinger (Ed.), *Nutrition Essentials*. Maricopa Community Colleges. Retrieved January 31, 2022, from https://open.maricopa.edu/nutritionessentials/chapter/nutrition-through-the-lifecycle-adolescence/

151. DiMeglio, G. (2000). Nutrition in adolescence. *Pediatrics in Review, 21*(1), 32–33. https://doi.org/10.1542/pir.21.1.32

152. Soliman, A., Sanctis, V. D., & Elalaily, R. (2014). Nutrition and pubertal development. *Indian Journal of Endocrinology and Metabolism, 18*(7), 39. https://doi.org/10.4103/2230-8210.145073

153. DiMeglio, G. (2000). Nutrition in adolescence. *Pediatrics in Review, 21*(1), 32–33. https://doi.org/10.1542/pir.21.1.32

154. DiMeglio, G. (2000). Nutrition in adolescence. *Pediatrics in Review, 21*(1), 32–33. https://doi.org/10.1542/pir.21.1.32

155. Soliman, A., Sanctis, V. D., & Elalaily, R. (2014). Nutrition and pubertal development. *Indian Journal of Endocrinology and Metabolism, 18*(7), 39. https://doi.org/10.4103/2230-8210.145073

156. U.S. Department of Health and Human Services. (n.d.). *Endocrine disruptors*. National Institute of Environmental Health Sciences. Retrieved January 31, 2022, from https://www.niehs.nih.gov/health/topics/agents/endocrine/index.cfm

157. Tuli, M. (2021, February 27). *Hormonal imbalances in teenage girls: Things to know*. The Indian Express. Retrieved January 31, 2022, from https://indianexpress.com/article/parenting/health-fitness/hormonal-imbalances-in-teenage-girls-things-to-know-7206231/

158. Huizen, J. (n.d.). *Hormonal imbalance: Symptoms, causes, and treatment*. Medical News Today. Retrieved January 31, 2022, from https://www.medicalnewstoday.com/articles/321486

159. *Hormones as you age*. Rush University Medical Center. (n.d.). Retrieved February 10, 2022, from https://www.rush.edu/news/hormones-you-age

160. Kulis, A., Goidzialska, A., Drąg, J., Jaśkiewicz, J., Knapik-Czajka, M., Lipik, E., & Zarzycki, D. (2015). Participation of sex hormones in multifactorial pathogenesis of adolescent idiopathic scoliosis. *International Orthopaedics, 39*(6), 1227–1236. https://doi.org/10.1007/s00264-015-2742-6

161. The Nemours Foundation. (n.d.). *Blood test: Estradiol (for parents) - nemours kidshealth*. KidsHealth. Retrieved January 31, 2022, from https://kidshealth.org/en/parents/blood-test-estradiol.html

162. The Nemours Foundation. (n.d.). *Blood test: Estradiol (for parents) - Nemours kids health*. KidsHealth. Retrieved January 31, 2022, from https://kidshealth.org/en/parents/blood-test-estradiol.html

163. Leboeuf, D., Letellier, K., Alos, N., Edery, P., & Moldovan, F. (2009). Do estrogens impact adolescent

idiopathic scoliosis? *Trends in Endocrinology & Metabolism*, *20*(4), 147–152. https://doi.org/10.1016/j.tem.2008.12.004

164. Kulis, A., Goidzialska, A., Drąg, J., Jaśkiewicz, J., Knapik-Czajka, M., Lipik, E., & Zarzycki, D. (2015). Participation of sex hormones in multifactorial pathogenesis of adolescent idiopathic scoliosis. *International Orthopaedics*, *39*(6), 1227–1236. https://doi.org/10.1007/s00264-015-2742-6

165. Moldovan, F., Letellier, K., Azeddine, F. B., Lacroix, G., Wang, D. S., Turgeon, I., Grimard, G., Labelle, H., & Moreau, A. (2018, February 21). *The role of estrogens and estrogen receptors in the pathogenesis of adolescent idiopathic scoliosis (AIS)*. Orthopaedic Proceedings. Retrieved January 31, 2022, from https://online.boneandjoint.org.uk/doi/abs/10.1302/0301-620X.90BSUPP_III.0900431a

166. U.S. Department of Health and Human Services. (n.d.). *Melatonin: What you need to know*. National Center for Complementary and Integrative Health. Retrieved January 31, 2022, from https://www.nccih.nih.gov/health/melatonin-what-you-need-to-know

167. Girardo, M., Bettini, N., Dema, E., & Cervellati, S. (2011). The role of melatonin in the pathogenesis of adolescent idiopathic scoliosis (AIS). *European Spine Journal*, *20*(S1), 68–74. https://doi.org/10.1007/s00586-011-1750-5

168. Grivas, T. B., & Savvidou, O. D. (2007). Melatonin the "light of night" in human biology and adolescent idiopathic scoliosis. *Scoliosis*, *2*(1). https://doi.org/10.1186/1748-7161-2-6

169. Machida, M., Dubousset, J., Yamada, T., & Kimura, J. (2009). Serum melatonin levels in adolescent idiopathic scoliosis prediction and prevention for curve progression-a prospective study. *Journal of Pineal Research*, *46*(3), 344–348. https://doi.org/10.1111/j.1600-079x.2009.00669.x

170. Grivas, T. B., & Savvidou, O. D. (2007). Melatonin the "light of night" in human biology and adolescent idiopathic scoliosis. *Scoliosis*, *2*(1). https://doi.org/10.1186/1748-7161-2-6

171. Moreau, A., Wang, D. S., Forget, S., Azeddine, B., Angeloni, D., Fraschini, F., Labelle, H., Poitras, B., Rivard, C.-H., & Grimard, G. (2004). Melatonin signaling dysfunction in adolescent idiopathic scoliosis. *Spine*, *29*(16), 1772– 1781. https://doi.org/10.1097/01.brs.0000134567.52303.1a

172. Grivas, T. B., & Savvidou, O. D. (2007). Melatonin the "light of night" in human biology and adolescent idiopathic scoliosis. *Scoliosis*, *2*(1). https://doi.org/10.1186/1748-7161-2-6

173. Negriff, S., & Dorn, L. D. (2009). Morningness/eveningness and menstrual symptoms in adolescent females. *Journal of Psychosomatic Research*, *67*(2), 169–172. https://doi.org/10.1016/j.jpsychores.2009.01.011

174. Baltaci, A.K., Mogulkoc, R., & Baltaci, S.B. (2019). Review: The role of zinc in the endocrine system. *Pakistan Journal of Pharmaceutical Sciences, 32*(1), 231-239.

175. Baltaci, A.K., Mogulkoc, R., & Baltaci, S.B. (2019). Review: The role of zinc in the endocrine system. *Pakistan Journal of Pharmaceutical Sciences, 32*(1), 231-239.

176. Favier, A. E. (1992). The role of zinc in reproduction. *Biological Trace Element Research*, *32*(1-3), 363–382. https://doi.org/10.1007/bf02784623

177. Anne, M. (n.d.). *Zinc & puberty*. LIVESTRONG.COM. Retrieved January 31, 2022, from https://

www.livestrong.com/article/500735-zinc-puberty/

178. Prasad, A. S. (1985). Clinical, endocrinological and biochemical effects of zinc deficiency. *Clinics in Endocrinology and Metabolism, 14*(3), 567–589. https://doi.org/10.1016/s0300-595x(85)80007-4

179. Nasiadek, M., Stragierowicz, J., Klimczak, M., & Kilanowicz, A. (2020). The role of zinc in selected female reproductive system disorders. *Nutrients, 12*(8), 2464. https://doi.org/10.3390/nu12082464

180. Bailey, J. (n.d.). *How to take copper with zinc.* LIVESTRONG.COM. Retrieved January 31, 2022, from https://www.livestrong.com/article/511087-how-to-take-copper-with-zinc/

181. *Copper and zinc balance.* Alaska Functional Medicine + Spa. (2017, July 27). Retrieved January 31, 2022, from https://akfunctionalmed.com/blog/copper-and-zinc-balance

182. Stuck, R. (n.d.). *Gut Health and nutrient absorption.* Ixcela. Retrieved February 9, 2022, from https://ixcela.com/resources/gut-health-and- nutrient-absorption.html

183. Stuck, R. (n.d.). *Gut Health and nutrient absorption.* Ixcela. Retrieved February 9, 2022, from https://ixcela.com/resources/gut-health-and- nutrient-absorption.html

184. Morowitz, M. J., Carlisle, E. M., & Alverdy, J. C. (2011). Contributions of intestinal bacteria to nutrition and metabolism in the critically ill. *Surgical Clinics of North America, 91*(4), 771–785. https://doi.org/10.1016/j.suc.2011.05.001

185. Stuck, R. (n.d.). *Gut health and nutrient absorption.* Ixcela. Retrieved February 9, 2022, from https://ixcela.com/resources/gut-health-and-nutrient-absorption.html

186. Shen, N., Chen, N., Zhou, X., Zhao, B., Huang, R., Liang, J., Yang, X., Chen, M., Song, Y., & Du, Q. (2019). Alterations of the gut microbiome and plasma proteome in Chinese patients with adolescent idiopathic scoliosis. *Bone, 120*, 364–370. https://doi.org/10.1016/j.bone.2018.11.017

187. Murray, T. S., & Cassese, T. (2016). Bacteriology of the head and neck regions. *Head, Neck, and Orofacial Infections*, 27–37. https://doi.org/10.1016/b978-0-323-28945-0.00002-8

188. Rabus, R., Venceslau, S. S., Wöhlbrand, L., Voordouw, G., Wall, J. D., & Pereira, I. A. C. (2015). A post-genomic view of the ecophysiology, catabolism and biotechnological relevance of sulphate-reducing prokaryotes. *Advances in Microbial Physiology*, 55–321. https://doi.org/10.1016/bs.ampbs.2015.05.002

189. Larsen, J. M. (2017). The immune response to prevotella bacteria in chronic inflammatory disease. *Immunology, 151*(4), 363–374. https://doi.org/10.1111/imm.12760

190. Baker, J. M., Al-Nakkash, L., & Herbst-Kralovetz, M. M. (2017). Estrogen– gut microbiome axis: Physiological and clinical implications. *Maturitas, 103*, 45–53. https://doi.org/10.1016/j.maturitas.2017.06.025

191. He, S., Li, H., Yu, Z., Zhang, F., Liang, S., Liu, H., Chen, H., & Lü, M. H. (2021). The gut microbiome and sex hormone-related diseases. *Frontiers in Microbiology, 12*. https://doi.org/10.3389/fmicb.2021.711137

192. Flores, R., Shi, J., Fuhrman, B., Xu, X., Veenstra, T. D., Gail, M. H., Gajer, P., Ravel, J., & Goedert, J. J. (2012). Fecal microbial determinants of fecal and systemic estrogens and estrogen metabolites: A

cross-sectional study. *Journal of Translational Medicine, 10*(1). https://doi.org/10.1186/1479-5876-10-253

193.   Vandergriendt, C. (n.d.). *What's the difference between dopamine and serotonin?* Healthline. Retrieved February 9, 2022, from https://www.healthline.com/health/dopamine-vs-serotonin

194.   Brummert, D. (2021, April 26). *Gut health: Why it matters*. Orlando Health. Retrieved February 9, 2022, from https://www.orlandohealth.com/content-hub/gut-health-why-it-matters

195.   Northrup, C. (n.d.). *How to improve your gut microbiome in a day*. Christiane Northrup, M.D. Retrieved February 10, 2022, from https://www.drnorthrup.com/how-to-improve-your-gut-microbiome-in-a-day/

196.   Calderón-Ospina, C. A., & Nava-Mesa, M. O. (2019). B vitamins in the nervous system: Current knowledge of the biochemical modes of action and synergies of thiamine, pyridoxine, and cobalamin. *CNS Neuroscience & Therapeutics, 26*(1), 5–13. https://doi.org/10.1111/cns.13207

197.   *What is methylation?: MTHFR*. Revolution Health & Wellness. (n.d.). Retrieved February 1, 2022, from https://www.revolutionhealth.org/what-is-methylation-and-why-should-you-care/

198.   Kresser, C. (2017, June 21). *Treating methylation: Are we over-supplementing?* Kresser Institute. Retrieved February 2, 2022, from https://kresserinstitute.com/treating-methylation-supplementing/

199.   Moll, S., & Varga, E. A. (2015). Homocysteine and MTHFR mutations. *Circulation, 132*(1). https://doi.org/10.1161/circulationaha.114.013311

200.   Morningstar, M. W., Strauchman, M. N., J. Stitzel, C., Dovorany, B., & Siddiqui, A. (2017). Methylenetetrahydrofolate reductase (MTHFR) gene mutations inpatients with IDIOPATHIC SCOLIOSIS: A clinical chart review. *Open Journal of Genetics, 07*(01), 62–67. https://doi.org/10.4236/ojgen.2017.71006

201.   Moll, S., & Varga, E. A. (2015). Homocysteine and MTHFR mutations. *Circulation, 132*(1). https://doi.org/10.1161/circulationaha.114.013311

202.   Filippova, A. N., Baindurashvili, A. G., Sogoyan, M. V., Khalchitsky, S. E., Kokushin, D. N., & Khardikov, M. A. (2018). Association of spine deformation progression in children with idiopathic scoliosis and folate cycle gene polymorphism. *Pediatric Traumatology, Orthopaedics and Reconstructive Surgery, 6*(2), 5–11. https://doi.org/10.17816/ptors625-11

203.   Munoz, T., Patel, J., Badilla-Porras, R., Kronick, J., & Mercimek-Mahmutoglu, S. (2015). Severe scoliosis in a patient with severe methylenetetrahydrofolate reductase deficiency. *Brain and Development, 37*(1), 168–170. https://doi.org/10.1016/j.braindev.2014.03.003

204.   *Physical signs of methylation problems*. Beyond MTHFR. (2013, September 9). Retrieved February 1, 2022, from https://www.beyondmthfr.com/physical-signs-of-methylation-problems/

205.   Levy, J. (2018, July 27). *MTHFR mutation symptoms, diagnoses & natural remedies*. Dr. Axe. Retrieved February 1, 2022, from https://draxe.com/health/mthfr-mutation/

206.   Al-Batayneh, K. M., Zoubi, M. S., Shehab, M., Al-Trad, B., Bodoor, K., Khateeb, W. A., Aljabali, A. A., Hamad, M. A., & Eaton, G. (2018). Association between mthfr 677C>T polymorphism and vitamin

B12 deficiency: A case-control study. *Journal of Medical Biochemistry, 37*(2), 141–147. https://doi. org/10.1515/jomb-2017-0051

207. Li, H.-Z., Wang, W., Liu, Y.-L., & He, X.-F. (2015). Association between the methylenetetrahydrofolate reductase c.677c>T polymorphism and bone mineral density: An updated meta-analysis. *Molecular Genetics and Genomics, 291*(1), 169–180. https://doi.org/10.1007/s00438-015-1101-z

208. Harvard School of Public Health. (n.d.). *Folate (folic acid) – vitamin B9.* The Nutrition Source. Retrieved February 1, 2022, from https://www.hsph.harvard.edu/nutritionsource/folic-acid/

209. Debé, J. (2017, October 19). *L-5-MTHF: New supplement that could save your life.* Dr. Joseph Debé | Board Certified Nutritionist. Retrieved February 1, 2022, from https://www.drdebe.com/articles/l-5-mthf-new-supplement-that-could-save-your-life

210. Mayer, G. (1996). Effects of vitamin B12 on performance and circadian rhythm in normal subjects. *Neuropsychopharmacology, 15*(5), 456–464. https://doi.org/10.1016/s0893-133x(96)00055-3

211. Ruggeri, C. (2020, September 5). *Vitamin B12 benefits that you're probably missing.* Dr. Axe. Retrieved February 1, 2022, from https://draxe.com/nutrition/vitamin-b12-benefits/

212. Kresser, C. (2011, May 6). *A silent epidemic with serious consequences— What you need to know about B12 deficiency.* Chris Kresser. Retrieved February 1, 2022, from https://chriskresser.com/b12-deficiency-a-silent-epidemic-with-serious-consequences/

213. *Importance of vitamin B12 and MTHFR.* MTHFR Gene Support. (2020, March 9). Retrieved February 1, 2022, from https://mthfrgenesupport.com/2018/12/importance-of-vitamin-b12-and-mthfr/

214. Pressman, P. (n.d.). *Vitamin deficiencies that can damage the spine.* Verywell Health. Retrieved February 1, 2022, from https://www.verywellhealth.com/vitamin-deficiencies-and-the-spinal-cord-2488882

215. Breus, M. (2019, February 12). *5 vitamin deficiencies that can affect your sleep.* The Sleep Doctor. Retrieved February 1, 2022, from https://thesleepdoctor.com/2019/02/12/5-vitamin-deficiencies-that-can-affect-your-sleep/?cn-reloaded=1

216. Kresser, C. (2011, May 6). *A silent epidemic with serious consequences— What you need to know about B12 deficiency.* Chris Kresser. Retrieved February 1, 2022, from https://chriskresser.com/b12-deficiency-a-silent-epidemic-with-serious-consequences/

217. Kresser, C. (2011, May 6). *A silent epidemic with serious consequences— What you need to know about B12 deficiency.* Chris Kresser. Retrieved February 1, 2022, from https://chriskresser.com/b12-deficiency-a-silent-epidemic-with-serious-consequences/

218. Melina, V., Craig, W., & Levin, S. (2016). Position of the Academy of Nutrition and Dietetics: Vegetarian diets. *Journal of the Academy of Nutrition and Dietetics, 116*(12), 1970–1980. https://doi. org/10.1016/j.jand.2016.09.025

219. U.S. Department of Health and Human Services. (n.d.). *Vitamin B12.* NIH Office of Dietary Supplements. Retrieved February 2, 2022, from https://ods.od.nih.gov/factsheets/VitaminB12-HealthProfessional/#h3

220. Cagle, S., & Song, S. (2019). Does long-term use of proton pump inhibitors cause B12 deficiency? *Evidence-Based Practice*, *22*(5), 23–24. https://doi.org/10.1097/ebp.0000000000000229

221. Sternberg, J. R., Prendergast, A. E., Brosse, L., Cantaut-Belarif, Y., Thouvenin, O., Orts-Del' Immagine, A., Castillo, L., Djenoune, L., Kurisu, S., McDearmid, J. R., Bardet, P.-L., Boccara, C., Okamoto, H., Delmas, P., & Wyart, C. (2018). PKD2L1 is required for mechanoception in cerebrospinal fluid-contacting neurons and maintenance of spine curvature. *Nature Communications*, *9*(1). https://doi.org/10.1038/s41467-018-06225-x

222. Van Gennip, J. L., Boswell, C. W., & Ciruna, B. (2018). Neuroinflammatory signals drive spinal curve formation in zebrafish models of idiopathic scoliosis. *Science Advances*, *4*(12). https://doi.org/10.1126/sciadv.aav1781

223. Van Gennip, J. L., Boswell, C. W., & Ciruna, B. (2018). Neuroinflammatory signals drive spinal curve formation in zebrafish models of idiopathic scoliosis. *Science Advances*, *4*(12). https://doi.org/10.1126/sciadv.aav1781

224. WebMD. (n.d.). *Health benefits of NAC*. Nourish by WebMD. Retrieved February 2, 2022, from https://www.webmd.com/diet/health-benefits-nac#1

225. Kiecolt-Glaser, J. K., Belury, M. A., Andridge, R., Malarkey, W. B., & Glaser, R. (2011). Omega-3 supplementation lowers inflammation and anxiety in medical students: A randomized controlled trial. *Brain, Behavior, and Immunity*, *25*(8), 1725–1734. https://doi.org/10.1016/j.bbi.2011.07.229

226. Kruger, M. C., & Horrobin, D. F. (1997). Calcium metabolism, osteoporosis and essential fatty acids: A review. *Progress in Lipid Research*, *36*(2-3), 131–151. https://doi.org/10.1016/s0163-7827(97)00007-6

227. Ciubotaru, I., Lee, Y.-S., & Wander, R. C. (2003). Dietary fish oil decreases C-reactive protein, interleukin-6, and triacylglycerol to HDL-cholesterol ratio in postmenopausal women on HRT. *The Journal of Nutritional Biochemistry*, *14*(9), 513–521. https://doi.org/10.1016/s0955-2863(03)00101-3

228. Grosso, G., Galvano, F., Marventano, S., Malaguarnera, M., Bucolo, C., Drago, F., & Caraci, F. (2014). Omega-3 fatty acids and depression: Scientific evidence and biological mechanisms. *Oxidative Medicine and Cellular Longevity*, *2014*, 1–16. https://doi.org/10.1155/2014/313570

229. University of California -Los Angeles. (2008, July 11). Scientists learn how food affects the brain: Omega 3 especially important. *ScienceDaily*. Retrieved February 2, 2022 from www.sciencedaily.com/releases/2008/07/080709161922.htm

230. Chang, C. Y., Ke, D. S., & Chen, J. Y. (2009). Essential fatty acids and the human brain. *Acta neurologica Taiwanica*, *18*(4), 231–241.

231. U.S. Department of Health and Human Services. (n.d.). *Vitamin B12*. NIH Office of Dietary Supplements. Retrieved February 2, 2022, from https://ods.od.nih.gov/factsheets/VitaminB12-HealthProfessional/#h3

232. Balioglu, M. B., Aydin, C., Kargin, D., Albayrak, A., Atici, Y., Tas, S. K., & Kaygusuz, M. A. (2017). Vitamin-D measurement inpatients with adolescent idiopathic scoliosis. *Journal of Pediatric Orthopaedics B*, *26*(1), 48–52. https://doi.org/10.1097/bpb.0000000000000320

233. Ng, S.-Y., Bettany-Saltikov, J., Cheung, I. Y., & Chan, K. K. (2018). The role of vitamin D in the pathogenesis of adolescent idiopathic scoliosis. *Asian Spine Journal*, *12*(6), 1127–1145. https://doi.org/10.31616/asj.2018.12.6.1127

234. Zhang, J., Wang, Y., Cheng, C., Lam, T.-ping, Ng, B. K. W., Cheng, J. C. Y., & Lee, W. Y. W. (2018). Vitamin D enhanced cellular responses of AIS patients derived primary osteoblasts and osteocytes to mechanical stimulation. *Scoliosis and Spinal Disorders*, *13*(1).

235. Yip, B. H., Yu, F. W., Wang, Z., Hung, V. W., Lam, T. P., Ng, B. K., Zhu, F., & Cheng, J. C. (2016). Prognostic value of bone mineral density on curve progression: A longitudinal cohort study of 513 girls with adolescent idiopathic scoliosis. *Scientific Reports*, *6*(1). https://doi.org/10.1038/srep39220

236. Abstracts of the International Research Society on Spinal Deformities (IRSSD) meeting 2018: Utrecht, the Netherlands. 14-16 June 2018. (2018). *Scoliosis and Spinal Disorders*, *13*(Suppl 1), 8. https://doi.org/10.1186/s13013-018-0154-2

237. Pourabbas Tahvildari, B., Erfani, M.-A., Nouraei, H., & Sadeghian, M. (2014). Evaluation of bone mineral status in adolescent idiopathic scoliosis. *Clinics in Orthopedic Surgery*, *6*(2), 180. https://doi.org/10.4055/cios.2014.6.2.180

238. Cheng, J. C., Tang, S. P., Guo, X., Chan, C. W., & Qin, L. (2001). Osteopenia in adolescent idiopathic scoliosis: a histomorphometric study. *Spine*, *26*(3). https://doi.org/10.1097/00007632-200102010-00002

239. Cheng, J. C., & Guo, X. (1997). Osteopenia in adolescent idiopathic scoliosis. A primary problem or secondary to the spinal deformity? *Spine*, *22*(15), 1716–1721. https://doi.org/10.1097/00007632-199708010-00006

240. Hampton, M., Evans, O., Armstrong, S., Naylor, B., Breakwell, L., Cole, A., & Rex Michael, A. L. (2016). Prevalence and significance of vitamin D deficiency in patients with adolescent idiopathic scoliosis requiring corrective surgery. *The Spine Journal*, *16*(4). https://doi.org/10.1016/j.spinee.2015.12.062

241. Hung, V. W. Y., Qin, L., Cheung, C. S. K., Lam, T. P., Ng, B. K. W., Tse, Y. K., Guo, X., Lee, K. M., & Cheng, J. C. Y. (2005). Osteopenia: A new prognostic factor of curve progression in adolescent idiopathic scoliosis. *The Journal of Bone & Joint Surgery*, *87*(12), 2709–2716. https://doi.org/10.2106/jbjs.d.02782

242. Harvard Health Publishing. (2021, September 16). *Osteopenia: When you have weak bones, but not osteoporosis*. Harvard Medical School. Retrieved February 2, 2022, from https://www.health.harvard.edu/womens-health/osteopenia-when-you-have-weak-bones-but-not-osteoporosis

243. Cheng, J. C. Y., Guo, X., & Sher, A. H. L. (1999) Persistent osteopeniain adolescent idiopathic scoliosis. *Spine*, *24*(12), 1218-1222.

244. Healey, J. H., & Lane, J. M. (1985). Structural scoliosis in osteoporotic women. *Clinical Orthopaedics and Related Research*, *195*, 216–223.

245. *Are you taking vitamin K2 with your vitamin D?* Murray Avenue Apothecary. (2016, February 4).

Retrieved February 2, 2022, from https://maapgh.com/blog/2016/02/are-you-taking-vitamin-k2-with-your-vitamin-d/

246. Vukovic, D. (2021, August 18). *Vitamin K2: The most important yet underrated vitamin for your heart and bones*. PlenteousVeg. Retrieved February 2, 2022, from https://plenteousveg.com/vitamin-k2/

247. U.S. Department of Health and Human Services. (n.d.). *Iron*. NIH Office of Dietary Supplements. Retrieved February 2, 2022, from https://ods.od.nih.gov/factsheets/Iron-Consumer/

248. UCSF Health. (n.d.). *Hemoglobin and functions of iron*. UCSF Health. Retrieved February 2, 2022, from https://www.ucsfhealth.org/education/hemoglobin-and-functions-of-iron

249. Toxqui, L., & Vaquero, M. (2015). Chronic iron deficiency as an emerging risk factor for osteoporosis: A hypothesis. *Nutrients*, *7*(4), 2324–2344. https://doi.org/10.3390/nu7042324

250. Pradita, D. K., Dieny, F. F., Kurniawati, D. M., Tsani, A. F. A., Widyastuti, N., Fitranti, D. Y., & Rahadiyanti, A. (2020). The relationship between iron deficiency and bone mineral density in young female athletes. *Food Research*, *4*(S3), 99–108. https://doi.org/10.26656/fr.2017.4(s3).s24

251. *Minerals for bone health*. American Bone Health. (2016, September 28). Retrieved February 2, 2022, from https://americanbonehealth.org/nutrition/minerals-for-bone-health/

252. Toxqui, L., & Vaquero, M. (2015). Chronic iron deficiency as an emerging risk factor for osteoporosis: A hypothesis. *Nutrients*, *7*(4), 2324–2344. https://doi.org/10.3390/nu7042324

253. McArthur, J. O., Petocz, P., Caterson, I. D., & Samman, S. (2012). A randomized controlled trial in young women of the effects of consuming pork meat or iron supplements on nutritional status and feeling of well-being. *Journal of the American College of Nutrition*, *31*(3), 175–184. https://doi.org/10.1080/07315724.2012.10720025

254. The importance of iron in your diet. (2021, October 20). [weblog]. Retrieved February 2, 2022, from https://www.kelsey-seybold.com/your-health-resources/blog/the-importance-of-iron-in-your-diet

255. UCSF Health. (n.d.). *Hemoglobin and functions of Iron*. UCSF Health. Retrieved February 2, 2022, from https://www.ucsfhealth.org/education/hemoglobin-and-functions-of-iron

256. UCSF. (n.d.). *Fanconi anemia*. Benioff Childrens Hospitals. Retrieved February 2, 2022, from https://www.ucsfbenioffchildrens.org/conditions/fanconi-anemia

257. U.S. Department of Health and Human Services. (n.d.). *Iron*. NIH Office of Dietary Supplements. Retrieved February 2, 2022, from https://ods.od.nih.gov/factsheets/Iron-Consumer/

258. Mayo Clinic Staff. (n.d.). *Iron deficiency anemia*. Mayo Clinic. Retrieved February 2, 2022, from https://www.mayoclinic.org/diseases-conditions/iron-deficiency-anemia/symptoms-causes/syc-20355034

259. The importance of iron in your diet. (2021, October 20). [weblog]. Retrieved February 2, 2022, from https://www.kelsey-seybold.com/your-health-resources/blog/the-importance-of-iron-in-your-diet

260. Faheem, A. (2020, April 13). *Effect of ultra-short-term treatment of patients with iron deficiency or anemia undergoing adolescent scoliosis correction-full text view*. ClinicalTrials.gov. Retrieved February 10, 2022, from https://clinicaltrials.gov/ct2/show/NCT04343170

261. Marcin, A. (n.d.). *Pagophagia: Causes, treatment, and more*. Healthline. Retrieved February 10, 2022, from https://www.healthline.com/health/pagophagia

262. Khan, Y., & Tisman, G. (2010). Pica in iron deficiency: A case series. *Journal of Medical Case Reports*, *4*(1). https://doi.org/10.1186/1752-1947-4-86

263. Mitchell, F. (2012). High body iron stores lead to bone loss. *Nature Reviews Endocrinology*, *8*(9), 506–506. https://doi.org/10.1038/nrendo.2012.127

264. Mitchell, F. (2012). High body iron stores lead to bone loss. *Nature Reviews Endocrinology*, *8*(9), 506–506. https://doi.org/10.1038/nrendo.2012.127

265. Huang, X., Xu, Y., & Partridge, N. C. (2013). Dancing with sex hormones, could iron contribute to the gender difference in osteoporosis? *Bone*, *55*(2), 458–460. https://doi.org/10.1016/j.bone.2013.03.008

266. Jian, J., Pelle, E., & Huang, X. (2009). Iron and menopause: Does increased iron affect the health of postmenopausal women? *Antioxidants & Redox Signaling*, *11*(12), 2939–2943. https://doi.org/10.1089/ars.2009.2576

267. Vescini, F., Chiodini, I., Palermo, A., Cesareo, R., De Geronimo, V., Scillitani, A., Gennari, L., & Falchetti, A. (2021). Selenium: A trace element for a healthy skeleton-A narrative review. *Endocrine, Metabolic & Immune Disorders Drug Targets*, *21*(4), 577–585. https://doi.org/10.2174/1871530320666200628030913

268. Levy, J. (2019, August 22). *The mineral that lowers heart disease risk*. Dr. Axe. Retrieved February 10, 2022, from https://draxe.com/nutrition/selenium-benefits/

269. Dastych, M., & Cienciala, J. (2002). Idiopathic scoliosis and concentrations of zinc, copper, and selenium in blood plasma. *Biological Trace Element Research*, *89*(2), 105–110. https://doi.org/10.1385/BTER:89:2:105

270. Dastych, M., Cienciala, J., & Krbec, M. (2008). Changes of selenium, copper, and zinc content in hair and serum of patients with idiopathic scoliosis. *Journal of Orthopaedic Research: Official Publication of the Orthopaedic Research Society*, *26*(9), 1279–1282. https://doi.org/10.1002/jor.20629

271. Rayman M. P. (2012). Selenium and human health. *Lancet (London, England)*, *379*(9822), 1256–1268. https://doi.org/10.1016/S0140-6736(11)61452-9

272. Bhandari, T. (2018, October 9). *Scoliosis linked to essential mineral*. Washington University School of Medicine in St. Louis. Retrieved February 10, 2022, from https://medicine.wustl.edu/news/scoliosis-linked-to-essential-mineral/

273. Bhandari, T. (2018, October 9). *Scoliosis linked to essential mineral*. Washington University School of Medicine in St. Louis. Retrieved February 10, 2022, from https://medicine.wustl.edu/news/scoliosis-linked-to-essential-mineral/

274. Yazdi, P. (n.d.). *Manganese deficiency symptoms & causes + food sources*. SelfDecode Labs. Retrieved February 10, 2022, from https://labs.selfdecode.com/blog/manganese-deficiency/

275. Yazdi, P. (n.d.). *Manganese deficiency symptoms & causes + food sources*. SelfDecode Labs. Retrieved February 10, 2022, from https://labs.selfdecode.com/blog/manganese-deficiency/

276.   Nakata, T., Creasey, E. A., Kadoki, M., Lin, H., Selig, M. K., Yao, J., Lefkovith, A., Daly, M. J., Graham, D. B., & Xavier, R. J. (2020). A missense variant in slc39a8 confers risk for crohn's disease by disrupting manganese homeostasis and intestinal barrier integrity. *Proceedings of the National Academy of Sciences, 117*(46), 28930–28938. https://doi.org/10.1073/pnas.2014742117

277.   *Manganese*. Mount Sinai Health System. (n.d.). Retrieved February 10, 2022, from https://www.mountsinai.org/health-library/supplement/manganese

278.   Bhandari, T. (2018, October 9). *Scoliosis linked to essential mineral*. Washington University School of Medicine in St. Louis. Retrieved February 10, 2022, from https://medicine.wustl.edu/news/scoliosis-linked-to-essential-mineral/

279.   Yazdi, P. (n.d.). *Manganese deficiency symptoms & causes + food sources*. SelfDecode Labs. Retrieved February 10, 2022, from https://labs.selfdecode.com/blog/manganese-deficiency/

280.   Parmalee, N. L., & Aschner, M. (2016). Manganese and aging. *Neurotoxicology, 56*, 262–268. https://doi.org/10.1016/j.neuro.2016.06.006

281.   Yazdi, P. (n.d.). *Manganese deficiency symptoms & causes + food sources*. SelfDecode Labs. Retrieved February 10, 2022, from https://labs.selfdecode.com/blog/manganese-deficiency/

282.   Haller, G., McCall, K., Jenkitkasemwong, S., Sadler, B., Antunes, L., Nikolov, M., Whittle, J., Upshaw, Z., Shin, J., Baschal, E., Cruchaga, C., Harms, M., Raggio, C., Morcuende, J. A., Giampietro, P., Miller, N. H., Wise, C., Gray, R. S., Solnica-Krezel, L., Knutson, M., . . . Gurnett, C. A. (2018). A missense variant in SLC39A8 is associated with severe idiopathic scoliosis. *Nature Communications, 9*(1), 4171. https://doi.org/10.1038/s41467-018-06705-0

283.   Haller, G., McCall, K., Jenkitkasemwong, S., Sadler, B., Antunes, L., Nikolov, M., Whittle, J., Upshaw, Z., Shin, J., Baschal, E., Cruchaga, C., Harms, M., Raggio, C., Morcuende, J. A., Giampietro, P., Miller, N. H., Wise, C., Gray, R. S., Solnica-Krezel, L., Knutson, M., . . . Gurnett, C. A. (2018). A missense variant in SLC39A8 is associated with severe idiopathic scoliosis. *Nature Communications, 9*(1), 4171. https://doi.org/10.1038/s41467-018-06705-0

284.   *NutrEval® FMV: A comprehensive test for identifying functional nutritional deficiencies and insufficiencies*. Genova Diagnostics. (n.d.). Retrieved February 10, 2022, from https://www.gdx.net/product/nutreval-fmv-nutritional-test-blood-urine

285.   SeekingHealth. (n.d.). *Strategic genetic testing*. StrateGene®. Retrieved February 10, 2022, from https://strategene.me/

286.   *Scoliosis DNA test kit*. ScoliSMART. (n.d.). Retrieved February 11, 2022, from https://shop.treatingscoliosis.com/scoliosis-dna-test-kit/

287.   *Saliva testing*. ZRT Laboratory. (n.d.). Retrieved January 31, 2022, from https://www.zrtlab.com/sample-types/saliva/

288.   *Hormone levels*. Mount Sinai Health System. (n.d.). Retrieved January 31, 2022, from https://www.mountsinai.org/health-library/tests/hormone-levels

289.   *Saliva testing vs. blood testing for hormone levels*. Coyle Institute. (n.d.). Retrieved January 31, 2022,

from https://coyleinstitute.com/saliva-testing-vs-blood-testing-for-hormone-levels/

290. *At home women's hormone level test*. Everlywell. (n.d.). Retrieved February 11, 2022, from https://www.everlywell.com/products/womens-health-test/

291. The Nemours Foundation. (n.d.). *Blood test: Estradiol (for parents) -nemours kidshealth*. KidsHealth. Retrieved January 31, 2022, from https://kidshealth.org/en/parents/blood-test-estradiol.html

292. *Mayo Clinic laboratories: Estradial, serum*. Mayo Clinic Laboratories | Pediatric Catalog. (n.d.). Retrieved February 1, 2022, from https://pediatric.testcatalog.org/show/EEST

293. *Estradiol test*. UCSF Health. (n.d.). Retrieved February 1, 2022, from https://www.ucsfhealth.org/medical-tests/estradiol-blood-test

294. *One day hormone check*. Genova Diagnostics. (n.d.). Retrieved February 1, 2022, from http://drdnadiagnostics.com/wp-content/uploads/2015/10/One- Day-Hormone-Check-Sample-Report.pdf

295. Terzieva, D., Mateva, N., & Vladimirova-Kitova, L. (2009). Melatonin reference limits at 3:00 AM and 8:00 AM in healthy adults. *Clinical Laboratory*, 55, 359–361.

296. *Comprehensive melatonin profile*. Genova Diagnostics. (n.d.). Retrieved February 1, 2022, from https://www.gdx.net/product/comprehensive-melatonin-test-saliva

297. *Sleep test*. Thorne. (n.d.). Retrieved February 1, 2022, from https://www.thorne.com/products/dp/sleep-test

298. *Melatonin*. BÜHLMANN Laboratories AG. (n.d.). Retrieved February 1, 2022, from https://www.buhlmannlabs.ch/products-solutions/chronobiology/melatonin/

299. *Zinc*. Health Testing Centers. (n.d.). Retrieved February 1, 2022, from https://www.healthtestingcenters.com/test/zinc/

300. Metagenics -PhytoMulti® without iron . . . Amazon.com. Accessed February 28, 2022. https://www.amazon.com/Metagenics-Phytomulti-Without-Tablets-Count/dp/B00BKNSV2A.

301. Zinc test ™ . Standard Process. Accessed February 26, 2022. https://www.standardprocess.com/products/zinc-test.

302. *Gut zoomer*. Vibrant Wellness. (n.d.). Retrieved February 11, 2022, from https://www.vibrant-wellness.com/tests/gut-zoomer/

303. *Gut health test*. Thorne. (n.d.). Retrieved February 11, 2022, from https://www.thorne.com/products/dp/gut-health-kit?gclid=EAIaIQobChMIgvXJoJHn9QIVGHeGCh3hYQnnEAAYBCAAEgJI yPD_BwE

304. *Floré stool sample test kit*. Sun Genomics. (n.d.). Retrieved February 11, 2022, from https://flore.com/products/flore-stool-sample-test-kit

305. *Vitamin B12*. Testing.com. (n.d.). Retrieved February 2, 2022, from https://www.testing.com/tests/vitamin-b12/

306. University of Rochester Medical Center. (n.d.). *Homocysteine*. Health Encyclopedia. Retrieved February 2, 2022, from https://www.urmc.rochester.edu/encyclopedia/content.aspx?ContentTypeID=167&ContentID=homocysteine

307. Kresser, C. (n.d.). *Why B12 deficiency is significantly underdiagnosed*. Chris Kresser. Retrieved February 2, 2022, from https://chriskresser.com/why-b12-deficiency-is-significantly-underdiagnosed/

308. *Homocysteine*. Cleveland Clinic. (n.d.). Retrieved February 2, 2022, from https://my.clevelandclinic.org/health/articles/21527-homocysteine

309. Kresser, C. (n.d.). *Why B12 deficiency is significantly underdiagnosed*. Chris Kresser. Retrieved February 2, 2022, from https://chriskresser.com/why-b12-deficiency-is-significantly-underdiagnosed/

310. Lynch, B. (2018). *Dirty genes: A breakthrough program to treat the root cause of illness and optimize your health*. HarperOne.

311. Lynch, B. (2018). *Dirty genes: A breakthrough program to treat the root cause of illness and optimize your health*. HarperOne.

312. Snyder, K. (n.d.). The inside scoop on B12 & why you need it! [weblog]. Retrieved February 2, 2022, from https://mysolluna.com/2018/02/28/the-inside-scoop-on-b12-why-you-need-it/.

313. Sun, A. L., Ni, Y. H., Li, X. B., Zhuang, X. H., Liu, Y. T., Liu, X. H., & Chen, S. H. (2014). Urinary methylmalonic acid as an indicator of early vitamin B12 deficiency and its role in polyneuropathy in type 2 diabetes. *Journal of Diabetes Research*, *2014*, 921616. https://doi.org/10.1155/2014/921616

314. Kresser, C. (n.d.). *Why B12 deficiency is significantly underdiagnosed*. Chris Kresser. Retrieved February 2, 2022, from https://chriskresser.com/why-b12-deficiency-is-significantly-underdiagnosed/

315. Novkovic, B. (n.d.). *Methylmalonic acid (MMA) test: Normal & high levels*. SelfDecode Labs. Retrieved February 11, 2022, from https://labs.selfdecode.com/blog/methylmalonic-acid/

316. Nardin, R. A., Amick, A. N., & Raynor, E. M. (2007). Vitamin B(12) and methylmalonic acid levels inpatients presenting with polyneuropathy. *Muscle & Nerve*, *36*(4), 532–535. https://doi.org/10.1002/mus.20845

317. Kresser, C. (n.d.). *Why B12 deficiency is significantly underdiagnosed*. Chris Kresser. Retrieved February 2, 2022, from https://chriskresser.com/why-b12-deficiency-is-significantly-underdiagnosed/

318. *Methylmalonic acid*. Quest Diagnostics: Test Directory. (n.d.). Retrieved February 11, 2022, from https://testdirectory.questdiagnostics.com/test/test-detail/34879/methylmalonic-acid?cc=MASTER

319. *Methylmalonic acid, serum or plasma*. Labcorp. (n.d.). Retrieved February 11, 2022, from https://www.labcorp.com/tests/706961/methylmalonic-acid-serum-or-plasma

320. *Methylmalonic acid, urine*. Labcorp. (n.d.). Retrieved February 11, 2022, from https://www.labcorp.com/tests/716365/methylmalonic-acid-urine

321. *Urinary methylmalonic acid (MMA) urine test*. Life Extension. (n.d.). Retrieved February 2, 2022, from https://www.lifeextension.com/lab-testing/itemlc716365/urinary-methylmalonic-acid-mma-blood-test

322. Sobczyń ska-Malefora, A., & Harrington, D. J. (2018). Laboratory assessment of Folate (vitamin B9) status. *Journal of Clinical Pathology*, *71*(11), 949–956. https://doi.org/10.1136/jclinpath-2018-205048

323. Ghadban, R., Almourani, R., Mahmood, E., & Anastasopoulou, C. (n.d.). *Folate (folic acid)*. Medscape. Retrieved February 2, 2022, from https://emedicine.medscape.com/article/2085523-

overview?ecd=ppc_google_rlsa-traf_mscp_emed-hdle-cohort_md_us

324. Ghadban, R., Almourani, R., Mahmood, E., & Anastasopoulou, C. (n.d.). *Folate (folic acid)*. Medscape. Retrieved February 2, 2022, from https://emedicine.medscape.com/article/2085523-overview?ecd=ppc_google_rlsa-traf_mscp_emed-hdle-cohort_md_us

325. OmegaQuant. (2018, July 9). *What is the omega-3 index?* OmegaQuant. Retrieved February 11, 2022, from https://omegaquant.com/what-is-the-omega-3-index/

326. Walker, R. E., Jackson, K. H., Tintle, N. L., Shearer, G. C., Bernasconi, A., Masson, S., Latini, R., Heydari, B., Kwong, R. Y., Flock, M., Kris-Etherton, P. M., Hedengran, A., Carney, R. M., Skulas-Ray, A., Gidding, S. S., Dewell, A., Gardner, C. D., Grenon, S. M., Sarter, B., . . . Harris, W. S. (2019). Predicting the effects of supplemental EPA and DHA on the omega-3 index. *The American Journal of Clinical Nutrition*, *110*(4), 1034–1040. https://doi.org/10.1093/ajcn/nqz161

327. *OmegaCheck*. Quest Diagnostics: Test Directory. (n.d.). Retrieved February 11, 2022, from https://testdirectory.questdiagnostics.com/test/test-guides/TS_OmegaCheck/omegacheck

328. *Omega-3 index complete*. OmegaQuant. (n.d.). Retrieved February 11, 2022, from https://omegaquant.com/omega-3-index-complete/

329. *Dexa scan (DXA): Bone density test, what is it & how it's done*. Cleveland Clinic. (n.d.). Retrieved February 11, 2022, from https://my.clevelandclinic.org/health/diagnostics/10683-dexa-dxa-scan-bone-density-test

330. Bergeson Becco, L. (2017, November 27). *Vitamin D: What you need to know*. Experience Life. Retrieved February 5, 2022, from https://experiencelife.lifetime.life/article/vitamin-d-what-you-need-to-know/

331. *Vitamin D deficiency blood test*. True Health Labs. (n.d.). Retrieved February 11, 2022, from https://truehealthlabs.com/product/vitamin-d-test/

332. UCLA Health. (n.d.). *Normal calcium levels*. UCLA Endocrine Center. Retrieved February 5, 2022, from https://www.uclahealth.org/endocrine-center/normal-calcium-levels

333. *Comprehensive nutritional panel*. True Health Labs. (n.d.). Retrieved February 11, 2022, from https://truehealthlabs.com/product/comprehensive-nutritional-panel-micronutrient-panel/

334. Mayo Foundation for Medical Education and Research. (n.d.). *Iron deficiency anemia*. Mayo Clinic. Retrieved February 5, 2022, from https://www.mayoclinic.org/diseases-conditions/iron-deficiency-anemia/diagnosis-treatment/drc-20355040

335. Mayo Foundation for Medical Education and Research. (n.d.). *Iron deficiency anemia*. Mayo Clinic. Retrieved February 5, 2022, from https://www.mayoclinic.org/diseases-conditions/iron-deficiency-anemia/diagnosis-treatment/drc-20355040

336. Mayo Foundation for Medical Education and Research. (n.d.). *Iron deficiency anemia*. Mayo Clinic. Retrieved February 5, 2022, from https://www.mayoclinic.org/diseases-conditions/iron-deficiency-anemia/diagnosis-treatment/drc-20355040

337. Mayo Foundation for Medical Education and Research. (n.d.). *Iron deficiency anemia*. Mayo Clinic.

Retrieved February 5, 2022, from https://www.mayoclinic.org/diseases-conditions/iron-deficiency-anemia/diagnosis-treatment/drc-20355040

338. *Selenium, serum*. Mayo Clinic Laboratories. (n.d.). Retrieved February 5, 2022, from https://www.mayocliniclabs.com/test-catalog/overview/9765

339. CDC. (n.d.). (rep.). *National report on biochemical indicators of diet and nutrition in the U.S. population 1999-2002*. Retrieved February 5, 2022, from https://www.cdc.gov/nutritionreport/pdf/nr_ch4b.pdf.

340. *Selenium blood test*. Walk-in-Lab (n.d.). Retrieved February 28, 2022, from https://www.walkinlab.com/products/view/selenium-serum-or-plasma-test

341. *Trace minerals*. Labcorp (n.d.) Retrieved February 28, 2022 from https://www.labcorp.com/help/patient-test-info/trace-minerals

342. Choi, Y., Park, J. K., Park, N. H., Shin, J. W., Yoo, C. I., Lee, C. R., Lee, H., Kim, H. K., Kim, S. R., Jung, T., Park, J., Yoon, C. S., & Kim, Y. (2005). Whole blood and red blood cell manganese reflected signal intensities of t1-weighted magnetic resonance images better than plasma manganese in liver cirrhotics. *Journal of Occupational Health*, *47*(1), 68–73. https://doi.org/10.1539/joh.47.68

343. *SLC39A8 single gene test*. Blueprint Genetics. (n.d.). Retrieved February 11, 2022, from https://blueprintgenetics.com/tests/single-gene-tests/slc39a8-single-gene-test-2/

344. Yazdi, P. (n.d.). *Manganese deficiency symptoms & causes + food sources*. SelfDecode Labs. Retrieved February 5, 2022, from https://labs.selfdecode.com/blog/manganese-deficiency/

345. Martinez-Finley, E. J., Gavin, C. E., Aschner, M., & Gunter, T. E. (2013). Manganese neurotoxicity and the role of reactive oxygen species. *Free Radical Biology and Medicine*, *62*, 65–75. https://doi.org/10.1016/j.freeradbiomed.2013.01.032

346. Afonso, R. F., Kozasa, E. H., Rodrigues, D., Leite, J. R., Tufik, S., & Hachul, H. (2016). Yoga increased serum estrogen levels in postmenopausal women—A case report. *Menopause*, *23*(5), 584–586. https://doi.org/10.1097/gme.0000000000000593

347. Kiran, G., Gumusalan, Y., Ekerbicer, H. C., Kiran, H., Coskun, A., & Arikan, D. C. (2013). A randomized pilot study of acupuncture treatment for primary dysmenorrhea. *European Journal of Obstetrics & Gynecology and Reproductive Biology*, *169*(2), 292–295. https://doi.org/10.1016/j.ejogrb.2013.02.016

348. Axe, J. (2021, March 30). *6 steps to balance hormones naturally*. Dr. Axe. Retrieved February 1, 2022, from https://draxe.com/health/10-ways-balance-hormones-naturally/

349. Axe, J. (2021, March 30). *6 steps to balance hormones naturally*. Dr. Axe. Retrieved February 1, 2022, from https://draxe.com/health/10-ways-balance-hormones-naturally/

350. Lynch, B. (2018). *Dirty genes: A breakthrough program to treat the root cause of illness and optimize your health*. HarperOne, 292.

351. Axe, J. (2021, March 30). *6 steps to balance hormones naturally*. Dr. Axe. Retrieved February 1, 2022, from https://draxe.com/health/10-ways-balance-hormones-naturally/

352. Axe, J. (2021, March 30). *6 steps to balance hormones naturally*. Dr. Axe. Retrieved February 1, 2022, from https://draxe.com/health/10-ways-balance-hormones-naturally/

353. Campbell, B. (n.d.). *How to improve estrogen imbalance naturally*. Dr. Becky Campbell. Retrieved February 11, 2022, from https://drbeckycampbell.com/how-to-improve-estrogen-imbalance-naturally/

354. Axe, J. (2021, March 30). *6 steps to balance hormones naturally*. Dr. Axe. Retrieved February 1, 2022, from https://draxe.com/health/10-ways-balance-hormones-naturally/

355. Razzak, Z. A., Khan, A. A., & Farooqui, S. I. (2019). Effect of aerobic and anaerobic exercise on estrogen level, fat mass, and muscle mass among postmenopausal osteoporotic females. *International Journal of Health Sciences*, *13*(4), 10–16.

356. Campbell, B. (n.d.). *How to improve estrogen imbalance naturally*. Dr. Becky Campbell. Retrieved February 1, 2022, from https://drbeckycampbell.com/how-to-improve-estrogen-imbalance-naturally/

357. Axe, J. (2021, March 30). *6 steps to balance hormones naturally*. Dr. Axe. Retrieved February 1, 2022, from https://draxe.com/health/10-ways-balance-hormones-naturally/

358. Sturgeon, S. R., Heersink, J. L., Volpe, S. L., Bertone-Johnson, E. R., Puleo, E., Stanczyk, F. Z., Sabelawski, S., Wähälä, K., Kurzer, M. S., & Bigelow, C. (2008). Effect of dietary flaxseed on serum levels of estrogens and androgens in postmenopausal women. *Nutrition and Cancer*, *60*(5), 612–618. https://doi.org/10.1080/01635580801971864

359. Rodriguez, H. (2021, May 12). *Maca, wonder herb for fertility*. Natural Fertility Info.com. Retrieved February 1, 2022, from https://natural-fertility-info.com/maca

360. Campbell, B. (n.d.). *How to improve estrogen imbalance naturally*. Dr. Becky Campbell. Retrieved February 1, 2022, from https://drbeckycampbell.com/how-to-improve-estrogen-imbalance-naturally/

361. Axe, J. (2021, March 30). *6 steps to balance hormones naturally*. Dr. Axe. Retrieved February 1, 2022, from https://draxe.com/health/10-ways-balance-hormones-naturally/

362. Axe, J. (2021, March 30). *6 steps to balance hormones naturally*. Dr. Axe. Retrieved February 1, 2022, from https://draxe.com/health/10-ways-balance-hormones-naturally/

363. Goodson, A. (2018, July 30). *Red raspberry leaf tea: Pregnancy, benefits and side effects*. Healthline. Retrieved February 1, 2022, from https://www.healthline.com/nutrition/red-raspberry-leaf-tea#benefits

364. Axe, J. (2021, March 30). *6 steps to balance hormones naturally*. Dr. Axe. Retrieved February 1, 2022, from https://draxe.com/health/10-ways-balance-hormones-naturally/

365. Campbell, B. (n.d.). *How to improve estrogen imbalance naturally*. Dr. Becky Campbell. Retrieved February 1, 2022, from https://drbeckycampbell.com/how-to-improve-estrogen-imbalance-naturally/

366. Clark, S. (2018, October). *A non-hormone approach to menopause management*. Life Extension. Retrieved February 1, 2022, from https://www.lifeextension.com/magazine/2018/10/menopause-relief-without-hormones

367. Campbell, B. (n.d.). *How to improve estrogen imbalance naturally*. Dr. Becky Campbell. Retrieved February 1, 2022, from https://drbeckycampbell.com/how-to-improve-estrogen-imbalance-naturally/

368. Axe, J. (2021, March 30). *6 steps to balance hormones naturally*. Dr. Axe. Retrieved February 1, 2022,

from https://draxe.com/health/10-ways-balance-hormones-naturally/

369. Axe, J. (2021, March 30). *6 steps to balance hormones naturally*. Dr. Axe. Retrieved February 1, 2022, from https://draxe.com/health/10-ways-balance-hormones-naturally/

370. Petre, A. (2019, August 9). *Which benefits of chasteberry are backed by science?* Healthline. Retrieved February 1, 2022, from https://www.healthline.com/nutrition/vitex 371. Eftekhari, M. H., Rostami, Z. H., Emami, M. J., & Tabatabaee, H. R. (2014).

371. Effects of "vitex agnus castus" extract and magnesium supplementation, alone and in combination, on osteogenicandangiogenic factors and fracture healing in women with long bone fracture. *Journal of Research* in Medical Sciences: The Official Journal of Isfahan University of Medical Sciences, 19(1), 1–7.

372. Afonso, R. F., Kozasa, E. H., Rodrigues, D., Leite, J. R., Tufik, S., & Hachul, H. (2016). Yoga increased serum estrogen levels in postmenopausal women: A case report. *Menopause (New York, N.Y.)*, *23*(5), 584–586. https://doi.org/10.1097/GME.0000000000000593

373. Harvard Health Publishing. (2020, July 7). *Blue Light has a dark side*. Harvard Health. Retrieved February 1, 2022, from https://www.health.harvard.edu/staying-healthy/blue-light-has-a-dark-side

374. West, K. E., Jablonski, M. R., Warfield, B., Cecil, K. S., James, M., Ayers, M. A., Maida, J., Bowen, C., Sliney, D. H., Rollag, M. D., Hanifin, J. P., & Brainard, G. C. (2011). Blue light from light-emitting diodes elicits a dose-dependent suppression of melatonin in humans. *Journal of Applied Physiology*, *110*(3), 619–626. https://doi.org/10.1152/japplphysiol.01413.2009

375. *Oyster extract: Oystermax: Premium supplement: Immune booster*. Marine Healthfoods. (n.d.). Retrieved February 1, 2022, from https://marinehealthfoods.com/product/oystermax/

376. Lynch, B. (2018). *Dirty genes: A breakthrough program to treat the root cause of illness and optimize your health*. HarperOne.

377. Harvard School of Public Health. (n.d.). *Folate (folic acid) – vitamin B9*. The Nutrition Source. Retrieved February 1, 2022, from https://www.hsph.harvard.edu/nutritionsource/folic-acid/

378. *Quatrefolic strikes again*. Nutraceutical Business Review. (2016, April 21). Retrieved February 2, 2022, from https://nutraceuticalbusinessreview.com/news/article_page/Quatrefolic_stri kes_ again/117505

379. Kresser, C. (2011, May 6). *A silent epidemic with serious consequences— What you need to know about B12 deficiency*. Chris Kresser. Retrieved February 1, 2022, from https://chriskresser.com/b12-deficiency-a-silent-epidemic-with-serious-consequences/

380. Link, R. (2020, May 11). *Methylcobalamin vs. cyanocobalamin: What's the difference?* Healthline. Retrieved February 2, 2022, from https://www.healthline.com/nutrition/methylcobalamin-vs-cyanocobalamin#synthetic-vs-natural

381. Kira, J.-ichi, Tobimatsu, S., & Goto, I. (1994). Vitamin B12 metabolism and massive-dose methyl vitamin B12 therapy in Japanese patients with multiple sclerosis. *Internal Medicine*, *33*(2), 82–86. https://doi.org/10.2169/internalmedicine.33.82

382. Paul, C., & Brady, D. M. (2017). Comparative bioavailability and utilization of particular forms of B12 supplements with potential to mitigate B12-related genetic polymorphisms. *Integrative Medicine (Encinitas, Calif.)*, *16*(1), 42–49.

383. Kresser, C. (2011, May 6). *A silent epidemic with serious consequences— What you need to know about B12 deficiency*. Chris Kresser. Retrieved February 1, 2022, from https://chriskresser.com/b12-deficiency-a-silent-epidemic-with-serious-consequences/

384. Axe, J. (2021, December 10). *Top 11 omega-3 benefits and how to get more in your diet*. Dr. Axe. Retrieved February 2, 2022, from https://draxe.com/nutrition/omega-3-benefits-plus-top-10-omega-3-foods-list/

385. OmegaQuant. (2018, July 9). *What is the omega-3 index?* OmegaQuant. Retrieved February 2, 2022,from https://omegaquant.com/what-is-the-omega-3-index/

386. Bolland, M. J., Avenell, A., Baron, J. A., Grey, A., MacLennan, G. S., Gamble, G. D., & Reid, I. R. (2010). Effect of calcium supplements on risk of myocardial infarction and cardiovascular events: Meta-analysis. *BMJ*, *341*(Jul29 1), c3691–c3691. https://doi.org/10.1136/bmj.c3691

387. Greger, M. (2015, November 18). *Are calcium supplements effective?* NutritionFacts.org. Retrieved February 5, 2022, from https://nutritionfacts.org/video/are-calcium-supplements-effective/

388. Lam, T. P., Yip, B. H. K., Yu, F. W. P., Tang, N. L. S., To, K. K. W., Lee, K. M., Lee, W. Y. W., Ng, B. K. W., Hung, A. L. H., Qiu, Y., & Yeng, J. C. Y. (2018). The 12th meeting of International Research Society on Spinal Deformities (IRSSD). In *Scoliosis and Spinal Disorders*. Utrecht. Retrieved February 5, 2022, from https://aims.cuhk.edu.hk/converis/portal/detail/Publication/78022768?auxfun=&lang=en_GB.

389. *Calcium supplements may damage the heart*. Johns Hopkins Medicine. (2016, October 11). Retrieved February 5, 2022, from https://www.hopkinsmedicine.org/news/media/releases/calcium_supplemen ts_may_damage_the_heart

390. Harvard Health Publishing Staff. (2020, February 28). *Could too much calcium cause heart disease?* Harvard Health. Retrieved February 6, 2022, from https://www.health.harvard.edu/blog/study-links-too-much-calcium- to-heart-disease-20100812204

391. *Iron in your diet*. Cleveland Clinic. (n.d.). Retrieved February 6, 2022, from https://my.clevelandclinic.org/health/drugs/12871-iron-in-your-diet

392. Society for the Advancement of Blood Management, Inc. (2018, December). A physician's guide to oral iron supplements. Englewood. https://www.sabm.org/wp-content/uploads/2019/01/2A2-PhysiciansGuideOralIron.pdf

393. *Iron in your diet*. Cleveland Clinic. (n.d.). Retrieved February 6, 2022, from https://my.clevelandclinic.org/health/drugs/12871-iron-in-your-diet

394. American Bone Health. (2016, September 28). *Minerals for bone health*. American Bone Health. Retrieved February 6, 2022, from https://americanbonehealth.org/nutrition/minerals-for-bone-health/

395. Society for the Advancement of Blood Management, Inc. (2018). *A Physician's Guide to Oral Iron*

Supplements. https://www.sabm.org/wp-content/uploads/2019/01/2A2-PhysiciansGuideOralIron.pdf

396. Society for the Advancement of Blood Management, Inc. (2018). *A Physician's Guide to Oral Iron Supplements*. https://www.sabm.org/wp-content/uploads/2019/01/2A2-PhysiciansGuideOralIron.pdf

397. Harvard School of Public Health. (n.d.). *Iron*. The Nutrition Source. Retrieved February 6, 2022, from https://www.hsph.harvard.edu/nutritionsource/iron/

398. Harvard School of Public Health. (n.d.). *Iron*. The Nutrition Source. Retrieved February 6, 2022, from https://www.hsph.harvard.edu/nutritionsource/iron/

399. Alves, C., Saleh, A., & Alaofè, H. (2019). Iron-containing cookware for the reduction of iron deficiency anemia among children and females of reproductive age in low-and middle-income countries: A systematic review. *PLOS ONE, 14*(9). https://doi.org/10.1371/journal.pone.0221094

400. Iliades, C. (2021, January 13). *Does cooking in cast iron help iron deficiency?* University Health News Daily. Retrieved February 6, 2022, from https://universityhealthnews.com/daily/energy-fatigue/use-cast-iron-cookware-as-an-iron-deficiency-treatment/

401. Park, J. H., Hogrebe, M., Fobker, M., Brackmann, R., Fiedler, B., Reunert, J., Rust, S., Tsiakas, K., Santer, R., Grüneberg, M., & Marquardt, T. (2018). SLC39A8 deficiency: Biochemical correction and major clinical improvement by manganese therapy. *Genetics in Medicine, 20*(2), 259–268. https://doi.org/10.1038/gim.2017.106

402. Bonaventura, E., Barone, R., Sturiale, L., Pasquariello, R., Alessandrì, M. G., Pinto, A. M., Renieri, A., Panteghini, C., Garavaglia, B., Cioni, G., & Battini, R. (2021). Clinical,molecular and glycophenotype insights in SLC39A8-CDG. *Orphanet Journal of Rare Diseases, 16*(1). https://doi.org/10.1186/s13023-021-01941-y

403. Park, J. H., Hogrebe, M., Grüneberg, M., DuChesne, I., von der Heiden, A. L., Reunert, J., Schlingmann, K. P., Boycott, K. M., Beaulieu, C. L., Mhanni, A. A., Innes, A. M., Hörtnagel, K., Biskup, S., Gleixner, E. M., Kurlemann, G., Fiedler, B., Omran, H., Rutsch, F., Wada, Y., Tsiakas, K., . . . Marquardt, T. (2015). SLC39A8 Deficiency: A disorder of manganese transport and glycosylation. *American Journal of Human Genetics, 97*(6), 894–903. https://doi.org/10.1016/j.ajhg.2015.11.003

404. RxList. (n.d.). *Manganese*. RxList. Retrieved February 12, 2022, from https://www.rxlist.com/manganese/supplements.htm

405. Calcaterra, V., Verduci, E., Magenes, V. C., Pascuzzi, M. C., Rossi, V., Sangiorgio, A., Bosetti, A., Zuccotti, G., & Mameli, C. (2021). The role of pediatric nutrition as a modifiable risk factor for precocious puberty. *Life, 11*(12), 1353. https://doi.org/10.3390/life11121353

406. Campbell, B. (2021, April 7). *How to improve estrogen imbalance naturally*. Dr. Becky Campbell. Retrieved February 1, 2022, from https://drbeckycampbell.com/how-to-improve-estrogen-imbalance-naturally/

407. Axe, J. (2021, March 30). *6 steps to balance hormones naturally*. Dr. Axe. Retrieved February 1, 2022, from https://draxe.com/health/10-ways-balance-hormones-naturally/

408. *The best anti-inflammatory diets*. Harvard Health. (2020, October 21). Retrieved February 12, 2022,

from https://www.health.harvard.edu/staying-healthy/the-best-anti-inflammatory-diets

409. Mastroianni, B. (2019, January 30). *Paleo diet for autoimmune diseases: Can it help with MS, psoriasis, and IBD?* EverydayHealth. Retrieved February 12, 2022, from https://www.everydayhealth. com/diet-nutrition/paleo-diet/paleo-diet-autoimmune-diseases-can-it-help-with-ms-psoriasis-ibd/

410. Harvard Health Publishing. (2021, November 16). *Foods that fight inflammation.* Harvard Health. Retrieved February 12, 2022, from https://www.health.harvard.edu/staying-healthy/foods-that-fight-inflammation

411. Wong, C. (n.d.). *What should you eat for an anti-inflammatory diet?* Verywell Health. Retrieved February 12, 2022, from https://www.verywellhealth.com/anti-inflammatory-diet-88752

412. Oregon State University. (n.d.). *Indole-3-carbinol.* Linus Pauling Institute. Retrieved February 1, 2022, from https://lpi.oregonstate.edu/mic/dietary-factors/phytochemicals/indole-3-carbinol#food-sources

413. Axe, J. (2021, March 30). *6 steps to balance hormones naturally.* Dr. Axe. Retrieved February 1, 2022, from https://draxe.com/health/10-ways-balance-hormones-naturally/

414. Brighten, J. (2019, January 9). *Seed cycling for hormone balance.* Dr. Jolene Brighten. Retrieved February 1, 2022, from https://drbrighten.com/seed-cycling-for-hormone-balance/

415. Wszelaki, M. (n.d.). *Seed cycling diet: How to increase progesterone & regulate your period.* Annmarie Skin Care. Retrieved February 1, 2022, from https://www.annmariegianni.com/the-seed-rotation-diet/?cn-reloaded=1

416. WebMD Editorial Contributors. (n.d.). *6 foods high in melatonin and why you need it.* WebMD. Retrieved February 1, 2022, from https://www.webmd.com/diet/foods-high-in-melatonin

417. Meng, X., Li, Y., Li, S., Zhou, Y., Gan, R.-Y., Xu, D.-P., & Li, H.-B. (2017). Dietary sources and bioactivities of melatonin. *Nutrients, 9*(4), 367. https://doi.org/10.3390/nu9040367

418. Howatson, G., Bell, P. G., Tallent, J., Middleton, B., McHugh, M. P., & Ellis, J. (2011). Effect of tart cherry juice (prunus cerasus) on melatonin levels and enhanced sleep quality. *European Journal of Nutrition, 51*(8), 909–916. https://doi.org/10.1007/s00394-011-0263-7

419. Pereira, N., Naufel, M. F., Ribeiro, E. B., Tufik, S., & Hachul, H. (2019). Influence of dietary sources of melatonin on sleep quality: A review. *Journal of Food Science, 85*(1), 5–13. https://doi. org/10.1111/1750-3841.14952

420. WebMD Editorial Contributors. (n.d.). *6 foods high in melatonin and why you need it.* WebMD. Retrieved February 1, 2022, from https://www.webmd.com/diet/foods-high-in-melatonin

421. U.S. Department of Health and Human Services. (n.d.). *Zinc.* NIH Office of Dietary Supplements. Retrieved February 1, 2022, from https://ods.od.nih.gov/factsheets/Zinc-HealthProfessional/

422. U.S. Department of Health and Human Services. (n.d.). *Zinc.* NIH Office of Dietary Supplements. Retrieved February 1, 2022, from https://ods.od.nih.gov/factsheets/Zinc-HealthProfessional/

423. Harvard School of Public Health. (n.d.). *The microbiome.* The Nutrition Source. Retrieved February 12, 2022, from https://www.hsph.harvard.edu/nutritionsource/microbiome/#role-probiotics

424. Harvard School of Public Health. (n.d.). *The microbiome.* The Nutrition Source. Retrieved February

12, 2022, from https://www.hsph.harvard.edu/nutritionsource/microbiome/#role-probiotics

425. Lynch, B. (2018). *Dirty genes: A breakthrough program to treat the root cause of illness and optimize your health*. HarperOne.

426. Levy, J. (2018, July 27). *MTHFR mutation symptoms, diagnoses & natural remedies*. Dr. Axe. Retrieved February 2, 2022, from https://draxe.com/health/mthfr-mutation/

427. U.S. Department of Health and Human Services. (n.d.). *Vitamin B12*. NIH Office of Dietary Supplements. Retrieved February 2, 2022, from https://ods.od.nih.gov/factsheets/VitaminB12-HealthProfessional/#h3

428. Semeco, A. (n.d.). *Top 12 foods that are high in vitamin B12*. Healthline. Retrieved February 2, 2022, from https://www.healthline.com/nutrition/vitamin-b12-foods#top-foods

429. Koyyalamudi, S. R., Jeong, S.-C., Cho, K. Y., & Pang, G. (2009). Vitamin B12 is the active corrinoid produced in cultivated white button mushrooms (agaricusbisporus). *Journal of Agricultural and Food Chemistry*, *57*(14), 6327–6333. https://doi.org/10.1021/jf9010966

430. Watanabe, F., Takenaka, S., Katsura, H., Masumder, S. A., Abe, K., Tamura, Y., & Nakano, Y. (1999). Dried green and purple lavers (nori) contain substantial amounts of biologically active vitamin B12 but less of dietary iodine relative to other edible seaweeds. *Journal of Agricultural and Food Chemistry*, *47*(6), 2341–2343. https://doi.org/10.1021/jf981065c

431. Greger, M. (2020, December 15). *What vegan foods have vitamin B12 & how can vegans get B12?* NutritionFacts.org. Retrieved February 2, 2022, from https://nutritionfacts.org/questions/what-foods-contain-vitamin-b12/

432. U.S. Department of Health and Human Services. (n.d.). *Vitamin B12*. NIH Office of Dietary Supplements. Retrieved February 2, 2022, from https://ods.od.nih.gov/factsheets/VitaminB12-HealthProfessional/#h3

433. Greger, M. (2020, December 15). *What vegan foods have vitamin B12 & how can vegans get B12?* NutritionFacts.org. Retrieved February 2, 2022, from https://nutritionfacts.org/questions/what-foods-contain-vitamin-b12/

434. U.S. Department of Health and Human Services. (n.d.). *Vitamin B12*. NIH Office of Dietary Supplements. Retrieved February 2, 2022, from https://ods.od.nih.gov/factsheets/VitaminB12-HealthProfessional/#h3

435. Semeco, A. (n.d.). *Top 12 foods that are high in vitamin B12*. Healthline. Retrieved February 2, 2022, from https://www.healthline.com/nutrition/vitamin-b12-foods#top-foods

436. Axe, J. (2021, December 10). *Top 11 omega-3 benefits and how to get more in your diet*. Dr. Axe. Retrieved February 2, 2022, from https://draxe.com/nutrition/omega-3-benefits-plus-top-10-omega-3-foods-list/

437. U.S. Department of Health and Human Services. (n.d.). *Vitamin D*. NIH Office of Dietary Supplements. Retrieved February 12, 2022, from https://ods.od.nih.gov/factsheets/VitaminD-HealthProfessional/

438. McCracken, S. (n.d.). Nutrition and Scoliosis [weblog]. Retrieved February 13, 2022, from https://

hollywoodhomestead.com/nutrition-and-scoliosis/.

439.　Scoliotrack. (2013, July 11). *Beyond calcium and vitamin D—How to really build strong bones*. Health Is in Your Hands. Retrieved February 13, 2022, from https://scoliotrack.com/article.php?art_id=279

440.　Vukovic, D. (2021, August 18). *Vitamin K2: The most important yet underrated vitamin for your heart and bones*. PlenteousVeg. Retrieved February 13, 2022, from https://plenteousveg.com/vitamin-k2/

441.　Greger, M. (2014, November 20). *How beans help our bones*. NutritionFacts.org. Retrieved February 13, 2022, from https://nutritionfacts.org/2014/11/20/how-beans-help-our-bones/

442.　*Calcium and strong bones*. Physicians Committee for Responsible Medicine. (n.d.). Retrieved February 13, 2022, from https://www.pcrm.org/good-nutrition/nutrition-information/health-concerns-about-dairy/calcium-and-strong-bones

443.　McCracken, S. (n.d.). Nutrition and Scoliosis [weblog]. Retrieved February 13, 2022,from https://hollywoodhomestead.com/nutrition-and-scoliosis/.

444.　U.S. Department of Health and Human Services. (n.d.). *Iron*. NIH Office of Dietary Supplements. Retrieved February 2, 2022, from https://ods.od.nih.gov/factsheets/Iron-Consumer/

445.　*Iron in your diet*. Cleveland Clinic. (n.d.). Retrieved February 13, 2022, from https://my.clevelandclinic.org/health/drugs/12871-iron-in-your-diet

446.　Kaufman, C. (2020, January 23). *Foods to fight iron deficiency*. EatRight. Retrieved February 13, 2022, from https://www.eatright.org/health/wellness/preventing-illness/iron-deficiency

447.　Carneglia, E. (2020, September 11). *5 plant-based iron-rich foods*. Nutrition Stripped® . Retrieved February 13, 2022, from https://nutritionstripped.com/plant-based-iron-rich-foods/

448.　Conde Nast. (n.d.). *Tomatoes, sun-dried nutrition facts & calories*. Nutrition Data. Retrieved February 13, 2022, from https://nutritiondata.self.com/facts/vegetables-and-vegetable-products/3021/2

449.　U.S. Department of Health and Human Services. (n.d.). *Iron*. NIH Office of Dietary Supplements. Retrieved February 2, 2022, from https://ods.od.nih.gov/factsheets/Iron-Consumer/

450.　Chen, L., Liu, R., Zhao, Y., & Shi, Z. (2020). High consumption of soft drinks is associated with an increased risk of fracture: A 7-year follow-up study. *Nutrients*, *12*(2), 530. https://doi.org/10.3390/nu12020530

451.　Tucker, K. L., Morita, K., Qiao, N., Hannan, M. T., Cupples, L. A., & Kiel, D. P. (2006). Colas, but not other carbonated beverages, are associated with low bone mineral density in older women: The Framingham osteoporosis study. *The American Journal of Clinical Nutrition*, *84*(4), 936–942. https://doi.org/10.1093/ajcn/84.4.936

452.　Tufts University. (2016, November). Drinking lots of cola raises risk for osteoporosis. *Tufts Journal*. Retrieved February 13, 2022, from http://tuftsjournal.tufts.edu/archive/2006/november/briefs/index.shtml.

453.　López-González, A. A., Grases, F., Roca, P., Mari, B., Vicente-Herrero, M. T., & Costa-Bauzá, A. (2008). Phytate (myo-inositol hexaphosphate) and risk factors for osteoporosis. *Journal of Medicinal food*, *11*(4), 747–752. https://doi.org/10.1089/jmf.2008.0087

454. Gupta, R. C., Mostrom, M., & Evans, T. J. (2011). Phytoestrogens. *Reproductive and Developmental Toxicology*. (707–722). Elsevier/Academic Press.

455. Greger, M. (2014, November 20). *How beans help our bones*. NutritionFacts.org. Retrieved February 13, 2022, from https://nutritionfacts.org/2014/11/20/how-beans-help-our-bones/

456. Greger, M. (2015). *Is milk good for our bones?* NutritionFacts.org. Retrieved February 13, 2022, from https://nutritionfacts.org/video/is-milk-good-for-our-bones/.

457. Kassi, E., Papoutsi, Z., Fokialakis, N., Messari, I., Mitakou, S., & Moutsatsou, P. (2004). Greek plant extracts exhibit selective estrogen receptor modulator (SERM)-like properties. *Journal of Agricultural and Food Chemistry*, *52*(23), 6956–6961. https://doi.org/10.1021/jf0400765

458. *Chamomile and calcium*. Nutrition Breakthroughs. (2019, November 28). Retrieved February 13, 2022, from https://www.nutritionbreakthroughs.com/tag/chamomile-and-calcium/

459. Filip, R., Possemiers, S., Heyerick, A., Pinheiro, I., Raszewski, G., Davicco, M. J., & Coxam, V. (2015). Twelve-month consumption of a polyphenol extract from olive (Olea europaea) in a double blind, randomized trial increases serum totalosteocalcin levels and improves serum lipid profiles in postmenopausal women with osteopenia. *The Journal of Nutrition, Health & Aging*, *19*(1), 77–86. https://doi.org/10.1007/s12603-014-0480-x

460. Chin, K. Y., & Ima-Nirwana, S. (2016). Olives and bone: A green osteoporosis prevention option. *International Journal of Environmental Research and Public Health*, *13*(8), 755. https://doi.org/10.3390/ijerph13080755

461. Straith, M. (2017, November 10). *The bone health benefits of tea*. AlgaeCal. Retrieved February 13, 2022,from https://www.algaecal.com/expert-insights/bone-health-benefits-of-tea/

462. Shen, C. L., Yeh, J. K., Cao, J. J., & Wang, J. S. (2009). Green tea and bone metabolism. *Nutrition Research (New York, N.Y.)*, *29*(7), 437–456. https://doi.org/10.1016/j.nutres.2009.06.008

463. Barrell, A. (2021, May 5). *15 high selenium foods: Why we need them, and more*. Medical News Today. Retrieved February 13, 2022, from https://www.medicalnewstoday.com/articles/foods-with-selenium

464. WebMD Editorial Contributors. (n.d.). *Brazil nuts: Health benefits, nutrients per serving,preparation information, and more*. WebMD. Retrieved February 13, 2022,from https://www.webmd.com/diet/health-benefits-brazil-nuts

465. Yazdi, P. (n.d.). *Manganese deficiency symptoms & causes + food sources*. SelfDecode Labs. Retrieved February 10, 2022, from https://labs.selfdecode.com/blog/manganese-deficiency/

466. The Institute for Functional Medicine. (n.d.). Retrieved February 13, 2022, from https://www.ifm.org/

467. Medical Academy of Pediatric Special Needs. (n.d.). Retrieved February 13, 2022,from https://www.medmaps.org/

468. American Association of Naturopathic Physicians. (n.d.). Retrieved February 13, 2022,from https://www.naturopathic.org/

469. van der Kolk, Bessel. (2015). *The body keeps the score: Brain, mind, and body in the healing of trauma*. Penguin Books, 121.

470. Payne, W. K., Ogilvie, J. W., Resnick, M. D., Kane, R. L., Transfeldt, E. E., & Blum, R. W. (1997). Does scoliosis have a psychological impact and does gender make a difference? *Spine*, *22*(12), 1380–1384. https://doi.org/10.1097/00007632-199706150-00017

471. Carrasco, M. I., & Ruiz, M. C. (2014). Perceived self-image in adolescent idiopathic scoliosis: An integrative review of the literature. *Revista Da Escola De Enfermagem Da USP*, *48*(4), 748–757. https://doi.org/10.1590/s0080-623420140000400024

472. Anastasio, A. T., Farley, K. X., & Rhee, J. M. (2020). Depression and anxiety as emerging contributors to increased hospital length of stay after posterior spinal fusion inpatients with adolescent idiopathic scoliosis. *North American Spine Society Journal (NASSJ)*, *2*, 100012. https://doi.org/10.1016/j.xnsj.2020.100012

473. Payne, W. K., Ogilvie, J. W., Resnick, M. D., Kane, R. L., Transfeldt, E. E., & Blum, R. W. (1997). Does scoliosis have a psychological impact and does gender make a difference? *Spine*, *22*(12), 1380–1384. https://doi.org/10.1097/00007632-199706150-00017

474. Disabled girl commits suicide after being bullied on Twitter – She was told she is still ugly after a decade challenge. (2019, December 19). *IReport South Africa*. Retrieved January 25, 2022, from https://ireportsouthafrica.co.za/2019/12/20/watch-disabled-girl-commits-suicide-after-being-bullied-on-twitter-she-was-told-she-is-still-ugly-after-a-decade-challenge/.

475. Freidel, K., Petermann, F., Reichel, D., Steiner, A., Warschburger, P., & Weiss, H. R. (2002). Quality of life in women with idiopathic scoliosis. *Spine*, *27*(4). https://doi.org/10.1097/00007632-200202150-00013

476. Albay, C., & Kaygusuz, M. A. (2021). Effect of instrumentation level on mental health subscale of Scoliosis Research Society outcomes questionnaire in adolescent idiopathic scoliosis. *Cureus*. https://doi.org/10.7759/cureus.14234

477. Albay, C., & Kaygusuz, M. A. (2021). Effect of instrumentation level on mental health subscale of Scoliosis Research Society outcomes questionnaire in adolescent idiopathic scoliosis. *Cureus*. https://doi.org/10.7759/cureus.14234

478. Hanscom, David. (2017). *Back in control: A surgeon's roadmap out of chronic pain*. Vertus Press.

479. Hanscom, David. (2019). *Do you really need spine surgery?: Take control with a surgeon's advice*. Vertus Press.

480. Dodd, C. (2014). *The voice of the heart: A call to full living*. Sage Hill Resources, 80.

481. Brown, Brené. (2008). *I thought it was just me (but it isn't): Telling the truth about perfectionism, inadequacy, and power*. Gotham Books, 5.

482. Brown, Brené. (2010). *The gifts of imperfection: Let go of who you think you're supposed to be and embrace who you are*. Hazelden Publishing, 41.

483. Brown, Brené. (2008). *I thought it was just me (but it isn't): Telling the truth about perfectionism, inadequacy, and power*. Gotham Books, 82.

484. Brown, Brené. (2010). *The gifts of imperfection: Let go of who you think you're supposed to be and

embrace who you are. Hazelden Publishing, 9.

485. Holt-Lunstad, J., Smith, T. B., & Layton, J. B. (2010). Social relationships and mortality risk: A meta-analytic review. *PLoS Medicine*, *7*(7). https://doi.org/10.1371/journal.pmed.1000316

486. Brown, Brené. (2010). *The gifts of imperfection: Let go of who you think you're supposed to be and embrace who you are*. Hazelden Publishing.

487. Mayo Foundation for Medical Education and Research. (2019, October 29). *Body dysmorphic disorder*. Mayo Clinic. Retrieved January 25, 2022, from https://www.mayoclinic.org/diseases-conditions/body-dysmorphic-disorder/symptoms-causes/syc-20353938

488. Arthur, Kay. (2003). *Lord, heal my hurts: A devotional study on God's care and deliverance*. WaterBrook Press, 130.

489. van der Kolk, Bessel. (2015). *The body keeps the score: Brain, mind, and body in the healing of trauma*. Penguin Books, 139.

490. Bedell, S. E., Graboys, T. B., Bedell, E., & Lown, B. (2004). Words that harm, words that heal. *Archives of Internal Medicine*, *164*(13), 1365. https://doi.org/10.1001/archinte.164.13.1365

491. van der Kolk, Bessel. (2015). *The body keeps the score: Brain, mind, and body in the healing of trauma*. Penguin Books.

492. van der Kolk, Bessel. (2015). *The body keeps the score: Brain, mind, and body in the healing of trauma*. Penguin Books.

493. van der Kolk, Bessel. (2015). *The body keeps the score: Brain, mind, and body in the healing of trauma*. Penguin Books.

494. Ryder, Johnny Ray. (n.d.). *The oak tree -a self-esteem poem*. Ellen Bailey Poems. Retrieved February 4, 2022, from https://www.ellenbailey.com/poems/ellen_143.htm

495. Niebuhr, R. (n.d.). *Serenity prayer*. Wikipedia. Retrieved February 14, 2022, from https://en.wikipedia.org/wiki/Serenity_Prayer